全国医学高等专科教育"十三五"规划教材

供护理、助产等专业使用

护理心理学

汪启荣　乔　瑜　主编

化学工业出版社

·北京·

《护理心理学》内容分为基础篇和实践篇,基础篇包括绪论、心理过程、人格、心理健康与发展心理共 4 章,重点介绍护理心理学的基本概念和基本理论;实践篇包括心理应激与心身疾病、心理评估、心理干预、患者心理与护患沟通、心理护理和护士职业心理健康共 6 章,重点介绍心理学在临床护理中的应用的基本技能和常用技术。本教材每章前有学习目标,正文设有案例导入,章后有思考题,并辅以一定的知识拓展,使教材内容更加完整、合理和实用,有利于教学与学习。

本教材贴近学生、贴近岗位,强调实用性和普及型,融知识性、科学性、先进性于一体,可供护理专业高等专科、高等职业教育学生使用,也可供护理专业各类成人高等教育学生及广大临床护理工作者使用和参考。

图书在版编目(CIP)数据

护理心理学/汪启荣,乔瑜主编. —北京:化学工业出版社,2018.6
全国医学高等专科教育"十三五"规划教材
ISBN 978-7-122-31769-8

Ⅰ.①护⋯ Ⅱ.①汪⋯ ②乔⋯ Ⅲ.①护理学-医学心理学-医学院校-教材 Ⅳ.①R471

中国版本图书馆 CIP 数据核字(2018)第 053061 号

责任编辑:邱飞婵 郎红旗　　　　　　装帧设计:关　飞
责任校对:王　静

出版发行:化学工业出版社(北京市东城区青年湖南街 13 号　邮政编码 100011)
印　　装:北京市白帆印务有限公司
787mm×1092mm　1/16　印张 13¼　字数 329 千字　2018 年 7 月北京第 1 版第 1 次印刷

购书咨询:010-64518888(传真:010-64519686)　售后服务:010-64518899
网　　址:http://www.cip.com.cn
凡购买本书,如有缺损质量问题,本社销售中心负责调换。

定　　价:36.00 元　　　　　　　　　　　　　　　　　　　　版权所有　违者必究

全国医学高等专科教育"十三五"规划教材编审委员会

主 任 委 员 温茂兴　乔跃兵　陈国忠
副主任委员（按姓氏笔画排序）
　　　　　　 马　敏　王　卉　牛兴旺　刘　扬　闫冬菊
　　　　　　 孙国庆　李玉红　李远珍　周文一　景文莉
常 务 委 员（按姓氏笔画排序）
　　　　　　 于爱霞　王垣芳　王高峰　刘士生　江　勇
　　　　　　 李祖成　李辉芳　吴义春　吴晓璐　张　庆
　　　　　　 季　诚　金昌洙　郎红旗　袁金勇　康凤河
　　　　　　 韩景新

出版说明

为服务于我国医学高等专科教育护理专业高素质技能型人才的培养，贯彻教育部对"十三五"期间高职高专医药卫生类教材建设的要求，适应现代社会对护理人才岗位能力和职业素质的需要，遵照国家卫生和计划生育委员会关于职业资格考试大纲修订的要求，化学工业出版社作为国家规划教材重要出版基地，在对各院校护理专业的教学情况进行了大量调研和论证的基础上，于2016年12月组织60多所医学高等院校和高职高专院校，共同研讨并编写了这套高等专科教育护理专业"十三五"规划教材。

本套教材包括基础课程、专业课程和公共课程27种，其编写特点如下：

① 在全国广泛、深入调研的基础上，总结和汲取"十二五"教材的编写经验和成果，顺应"十三五"数字化教材的特色，充分体现科学性、权威性，同时考虑其全国范围的代表性和适用性。

② 遵循教材编写的"三基""五性""三特定"的原则。

③ 充分借鉴了国内外有关护理专业的最新研究成果，汲取国内不同版本教材的精华，打破了传统空洞、不实用的研究性知识写作思想，做到基础课程与专业课程紧密结合，临床课程与实践课程紧密对接，充分体现行业标准、规范和程序，把培养高素质技能型人才的宗旨落到实处。

④ 适应教学改革要求。本套教材大部分配有数字资源，部分学科还配有微课，以二维码形式与纸质版教材同期出版。

⑤ 教材出版后，化学工业出版社通过教学资源网（www.cipedu.com.cn）同期配有数字化教学内容（如电子教案、教学素材等），并定期更新。

⑥ 本套教材注重系统性和整体性，力求突出专业特色，减少学科交叉，避免相应学科间出现内容重复甚至表述不一致的情况。

⑦ 各科教材根据院校实际教学学时数编写，精炼文字，压缩篇幅，利于学生对重要知识点的掌握。

⑧ 在不增加学生负担的前提下，提高印刷装帧质量，根据学科需要部分教材采用彩色印刷，以提高教材的质量和可读性。

本套教材的编写与出版，得到了广大医学高等院校和高职高专院校的大力支持，作者均来自全国各学科一线，具有丰富的临床、教学、科研和写作经验。希望本套教材的出版，能够推动我国高职高专护理专业教学改革与人才培养的进步。

附：全国医学高等专科教育"十三五"规划教材书目

书 名	主 编		
《人体解剖学与组织胚胎学》	刘 扬	乔跃兵	金昌洙
《医用化学》	江 勇	郭梦金	
《生物化学》	梁金环	徐坤山	王晓凌
《生理学》	景文莉	董泽飞	
《病理学与病理生理学》	吴义春	付玉环	
《病原生物学与免疫学》	栾希英	马春玲	
《药理学》	王 卉	王垣芳	张 庆
《护理学导论》	张连辉	徐志钦	
《基础护理学》	田芬霞	高 玲	
《健康评估》	孙国庆	刘士生	宋长平
《内科护理学》	余红梅	吕云玲	
《外科护理学》	李远珍	吕广梅	李佳敏
《妇产科护理学》	王巧英	冯 蓉	张 露
《儿科护理学》	董荣芹	陈 梅	
《急救与灾难护理学》	储媛媛	许 敏	
《眼耳鼻喉口腔科护理学》	唐丽玲		
《中医护理学》	温茂兴	康凤河	
《社区护理学》	闫冬菊	杨 明	马连娣
《老年护理学》	刘 珊	王秀清	
《精神科护理学》	雷 慧	孙亚丽	
《康复护理学》	姜贵云	李文忠	
《护理心理学》	汪启荣	乔 瑜	
《护理礼仪与人际沟通》	季 诚		
《预防医学》	王祥荣		
《护理管理学》	唐园媛		
《医学统计学》	郭秀花		
《就业指导》	袁金勇	周文一	

全国医学高等专科教育"十三五"规划教材
编审委员会

《护理心理学》编写人员名单

主 编 汪启荣 乔 瑜
副主编 许 燕 聂艳霞
编 委（以姓氏笔画为序）

田云霞（宁夏医科大学）

乔 瑜（邢台医学高等专科学校）

许 燕（首都医科大学燕京医学院）

杨 阳（沧州医学高等专科学校）

汪启荣（沧州医学高等专科学校）

祝伟娜（唐山职业技术学院）

聂艳霞（唐山职业技术学院）

童 放（邢台医学高等专科学校）

秘 书 杨 阳

前言

本教材的编写以高职高专医学院校护理专业学生毕业从事的临床护理工作岗位对护理心理学知识和技能的需求为依据,兼顾学生自我心理保健及可持续发展的需要和护士执业资格考试需求等,构建了护理心理学的课程。教材内容分为基础篇和实践篇,基础篇包括绪论、心理过程、人格、心理健康与发展心理共4章,重点介绍护理心理学的基本概念和基本理论;实践篇包括心理应激与心身疾病、心理评估、心理干预、患者心理与护患沟通、心理护理和护士职业心理健康共6章,重点介绍心理学在临床护理中的应用的基本技能和常用技术。

教材编写具有以下特色:注重案例的应用,以提升教材的临床适用性;将心理干预分为心理咨询、心理治疗和心理危机干预三部分,提升心理干预技术在心理护理中的实用性;在心理护理中将相关内容整合为常见临床身心问题的心理护理,从情绪、认知和行为三个方面阐述,更符合学习者的认知习惯;增加"历年护士执业资格考试护理心理学真题和强化试题"部分,满足护士执业资格考试对课程的需求。

本教材在编写中淡化心理学的学科性,强调其在临床护理中的实用性和普及性,坚持"岗位需求为前提,能力培养为重点"的原则,在体现"五性(思想性、科学性、先进性、启发性、适用性)"的基本要求下,更突出知识的应用和能力的培养。通过本课程的学习,可系统掌握护理心理学的基础理论、基本知识和基本技能,为今后做好临床护理工作奠定良好的心理护理理论与技能基础。本教材在编写时有相关的知识拓展内容,为学习者提供了知识延伸的空间和方向。

在教材的编写过程中,全体编者精诚团结,齐心协力,但鉴于编者水平,难免存在疏漏和不足之处,敬请各院校师生和广大读者多提宝贵意见,以便日后修订。

编 者

2018年4月

目录

上篇　基础篇

第一章　绪论 ... 1

第一节　心理学与护理学 ... 1
一、医学模式的转变 ... 2
二、护理心理学的定义 ... 2
三、护理心理学相关学科 ... 3

第二节　基本研究方法 ... 4
一、观察法 ... 4
二、调查法 ... 4
三、实验法 ... 4
四、心理测验法 ... 5
五、个案法 ... 5

第三节　心理现象及其本质 ... 5
一、心理现象 ... 5
二、心理的本质 ... 5

第四节　心理学重要理论 ... 7
一、精神分析理论 ... 7
二、行为主义理论 ... 9
三、人本主义理论 ... 11
四、认知理论 ... 11

第二章　心理过程 ... 13

第一节　感觉与知觉 ... 13
一、感觉 ... 13
二、知觉 ... 15
三、感觉与知觉的关系 ... 16

第二节　记忆与遗忘 ... 16
一、记忆 ... 16
二、遗忘 ... 18

第三节　思维与想象 ... 19

  一、思维 ·· 19
  二、想象 ·· 22
 第四节 注意 ·· 23
  一、注意的概念 ··· 23
  二、注意的特征 ··· 23
  三、注意的种类 ··· 23
  四、注意的品质 ··· 24
 第五节 情绪与情感 ··· 25
  一、情绪和情感的概述 ··· 25
  二、情绪和情感的外部表现 ·· 25
  三、情绪和情感的种类 ··· 26
  四、情绪和情感的功能 ··· 28
 第六节 意志 ·· 29
  一、意志概述 ··· 29
  二、意志行动的基本阶段 ·· 29
  三、意志品质 ··· 31

第三章 人格 ·· 32

 第一节 人格概述 ·· 32
  一、人格的概念 ··· 32
  二、人格的特征 ··· 33
  三、人格形成的影响因素 ·· 33
 第二节 需要和动机 ··· 34
  一、需要 ·· 34
  二、动机 ·· 36
 第三节 能力 ·· 37
  一、能力与智力概述 ·· 37
  二、能力发展的一般趋势与个体差异 ·· 37
 第四节 气质 ·· 39
  一、气质的概念 ··· 39
  二、气质类型学说 ··· 39
  三、气质的临床意义 ·· 40
 第五节 性格 ·· 41
  一、性格的概念 ··· 41
  二、性格的类型 ··· 41

第四章 心理健康与发展心理 ·· 43

 第一节 心理健康 ·· 43
  一、健康的概念 ··· 43
  二、心理健康的概念 ·· 44

  三、心理健康的标准 ··· 44
第二节 发展心理 ··· 46
  一、发展心理概述 ··· 46
  二、发展心理学重要理论 ·· 47
第三节 各年龄阶段心理发展与心理健康 ·· 50
  一、婴儿期心理发展与心理健康 ·· 50
  二、幼儿期心理发展与心理健康 ·· 53
  三、童年期的心理发展与心理健康 ·· 54
  四、青少年期心理发展与心理健康 ·· 55
  五、成年早期心理发展与心理健康 ·· 57
  六、成年中期心理发展与心理健康 ·· 57
  七、成年晚期心理发展与心理健康 ·· 59

下篇 实践篇

第五章 心理应激与心身疾病 ··· 61

第一节 概述 ··· 62
  一、应激和心理应激的概念 ·· 62
  二、心理应激的特征 ··· 63
  三、应激源 ··· 63
第二节 心理应激的中介因素 ··· 65
  一、认知评价 ··· 65
  二、应对方式 ··· 65
  三、社会支持 ··· 66
  四、个性特征 ··· 66
  五、身体健康状况 ··· 66
第三节 心理应激的反应 ··· 67
  一、心理应激的生理反应 ·· 67
  二、心理应激的心理反应 ·· 68
  三、心理应激与健康 ··· 70
第四节 心理防御机制 ··· 71
  一、心理防御机制的概念和作用 ·· 71
  二、心理防御机制的分类 ·· 72
  三、常见的心理防御机制 ·· 72
第五节 心身疾病 ··· 75
  一、概述 ··· 75
  二、心身疾病的发病原因 ·· 76
  三、临床常见的心身疾病 ·· 77

第六章 心理评估 82

第一节 心理评估概述 82
一、心理评估的任务 82
二、心理评估的方法 83
三、心理评估在护理工作中的实施过程 84
四、心理评估在护理工作中的意义 84
五、护理工作中实施心理评估的原则及注意事项 85

第二节 心理测验 85
一、心理测验的概念 85
二、心理测验的分类 85
三、心理测验的基本要求 86
四、心理测验在临床护理工作中的应用 87

第三节 智力测验 88
一、智力测验概述 88
二、韦克斯勒智力量表 89
三、中国比内测验 91

第四节 人格测验 91
一、明尼苏达多项人格问卷 91
二、卡特尔16种人格因素问卷 93
三、艾森克人格问卷 94

第五节 临床评定量表 94
一、症状自评量表 95
二、焦虑自评量表 96
三、抑郁自评量表 96
四、生活事件量表 96
五、A型行为类型评定量表 97

第七章 心理干预 98

第一节 心理咨询 98
一、心理咨询概述 98
二、心理咨询的形式和程序 100
三、心理咨询中的咨访关系 102
四、心理咨询常用技术 105
五、心理咨询师的基本要求 109
六、心理咨询案例分析 109

第二节 心理治疗 111
一、心理治疗的概念 111
二、行为治疗 112
三、精神分析治疗 114

四、人本主义治疗 ··· 115
　　五、理性情绪行为疗法 ·· 116
　　六、暗示疗法和催眠疗法 ·· 117
第三节　心理危机干预 ·· 119
　　一、心理危机概述 ··· 119
　　二、心理危机干预概述 ·· 121
　　三、心理危机的评估 ·· 122
　　四、心理危机干预的模式和步骤 ··· 123
　　五、心理危机干预技术 ·· 125
　　六、常见心理危机的干预 ·· 128

第八章　患者心理与护患沟通 ·· 131

第一节　患者心理 ··· 131
　　一、概述 ·· 132
　　二、患者的角色 ··· 132
　　三、患者的求医行为与遵医行为 ··· 135
第二节　护患沟通 ··· 137
　　一、人际沟通概述 ··· 137
　　二、护患沟通 ··· 141

第九章　心理护理 ·· 145

第一节　心理护理概述 ·· 145
　　一、心理护理的概念 ·· 145
　　二、心理护理的基本要素 ·· 146
　　三、心理护理的原则 ·· 146
　　四、心理护理的程序 ·· 146
第二节　不同患者的心理特点 ··· 148
　　一、不同年龄阶段患者的心理特点 ······································· 148
　　二、不同疾病阶段患者的心理特点 ······································· 150
　　三、不同疾病患者的心理特点 ··· 152
第三节　常见临床身心问题的心理护理 ····································· 155
　　一、情绪问题 ··· 155
　　二、认知问题 ··· 159
　　三、行为问题 ··· 162

第十章　护士职业心理健康 ·· 167

第一节　护士的职业角色 ·· 167
　　一、角色相关概念 ··· 168
　　二、护士职业角色及其适应 ·· 168

第二节 护士职业心理素质及其培养 ··· 170
　一、护士的职业心理素质 ··· 170
　二、护士职业心理素质的培养 ··· 172
第三节 护士职业心理健康与维护 ··· 173
　一、心理健康的概念 ··· 173
　二、护士常见的应激源 ··· 173
　三、护士常见的心理健康问题 ··· 174
　四、护士的心理健康维护 ··· 175

附录 ·· 177

附录一 常用心理测验量表 ··· 177
　一、症状自评量表（SCL-90） ··· 177
　二、焦虑自评量表（SAS） ··· 180
　三、抑郁自评量表（SDS） ··· 181
　四、A型行为类型评定量表（TABP） ··· 182
附录二 放松训练指导语 ··· 185
附录三 实践指导 ·· 187
　实践一 常用临床心理测验实践 ·· 187
　实践二 会使用放松训练 ·· 187
　实践三 会使用理性情绪行为疗法 ·· 187
附录四 历年护士执业资格考试护理心理学真题和强化试题 ····················· 189

参考文献 ··· 196

上篇 基础篇

第一章 绪论

【学习目标】
1. 掌握心理学、护理心理学的概念及区别与联系。
2. 熟悉心理现象的组成内容及心理的本质;现代医学模式的主要内容;精神分析理论、行为主义理论和人本主义理论的重要观点。
3. 了解护理心理学的基本研究方法。

护理心理学是护理学与心理学相结合的一门交叉学科,在近代护理学发展中占有重要地位,随着医学模式的转变、护理理论研究的深入、护理实践的发展和护理服务范围的拓展,护理心理学逐渐受到护理工作者、护理科研及护理继续教育人员的关注和重视。

案例导入

案例回放:两岁半的小伊伊是某动车追尾事故中最后一名获救者,在接受了小腿切开减压手术后,医院表示,孩子有望保住左腿,无须截肢,目前生命体征良好。遗憾的是,她的父母已被证实在车祸中双双遇难。

思考问题:如何根据患者的心理和生理的发展特点,对其进行心理护理?

第一节 心理学与护理学

心理学(psychology)英文来源于希腊文"psyche"和"logos",意思为灵魂和讲述,

"对心灵或灵魂的解说"是心理学最早的定义；1879年德国心理学家冯特（Wilhelm Wundt）在莱比锡大学创立了世界上第一个心理学实验室，标志着心理学成为一门独立的学科。现在，我们将心理学定义为："心理学是研究心理现象的科学，以人的心理现象为主要的研究对象。"

而早在100多年前，护理学的先驱南丁格尔（Nightingale F.，1820—1910）就指出："护理工作的对象，不是冷冰冰的石块、木头和纸片，而是有热血和生命的人类"，已经意识到对患者进行护理时，不仅要进行生理护理，还要进行心理护理。但当时由于生物医学模式正占主流地位，护理实践偏离了南丁格尔的思想，心理活动在疾病当中的作用完全被忽视了。

一、医学模式的转变

（一）医学模式

医学模式（medical model）是指一定时期内人们对疾病和健康的总体认识，并成为医学发展的指导思想。也可以说是一种哲学观在医学上的反映。人类对健康需求的不断变化与提高，使医学模式不断发展和完善，其终极目标是运用医学模式思想，不断充实、发展、深化和完善医学理论与实践，以满足人类对健康的追求。近代的两种主要医学模式是生物医学模式和生物-心理-社会医学模式。

（二）生物医学模式

生物医学模式（biological medical model）是指仅从生物学角度看待健康和疾病及其相互转化关系。生物医学模式认为，健康就是各器官生理功能正常和生物细胞没有损伤；疾病就是微生物侵入人体或组织细胞受到损伤产生病变，可通过测定偏离正常的生物学变量来加以诊断和治疗。在这种模式下就形成了"以疾病为中心"的护理概念，护士是医生的助手，护理工作就是执行医嘱，完成护理常规。随着医学的发展，生物医学模式逐渐暴露了其忽略人具有整体性和社会性特点的片面性。

（三）生物-心理-社会医学模式

生物-心理-社会医学模式（biopsychosocial medical model）是一种系统论和整体观的医学模式，是指从生物、心理、社会三轴系统综合看待健康与疾病，认为健康是躯体（生物）、心理、社会适应和道德品质都处于良好状态；疾病发生和三种因素都有关系；心身是统一的，相互影响的；对任何一种疾病的诊断、治疗、预防、康复和护理都应当从三轴系统全面加以考虑。护理概念也随着医学模式的变化逐步过渡到"以人的健康为中心"。

当前医学正处于从生物医学模式向生物-心理-社会医学模式的转变阶段，护理心理学这门学科也应运而生。

二、护理心理学的定义

（一）护理心理学

护理心理学（nursing psychology）是研究如何运用心理学理论、方法和技术，来解决护理实践中的心理问题，以实施最佳护理的一门应用学科，是医学心理学在护理工作中的分支，也是护理学的重要组成部分。护理心理学的研究对象主要是护理工作中的心理问题，包括护理人员、护理对象的心理问题，护理环境对他们的影响以及如何对患者进行心理护理等。

(二) 医学、护理学与心理学的联系

心理学是研究心理现象或大脑运动规律的学科，医学、护理学和心理学之间的重要共同之处就是其研究和服务的对象都是人。一般认为，医学侧重人的生理方面的研究，心理学侧重人的心理现象的研究，但是根据"心身统一"的观点，人的心理活动与生理活动是相互联系、相互影响的，即所有的心理活动都是生理活动，生理活动也伴随着心理活动。这一点是医学、护理学和心理学之间相互联系的重要基础。

三、护理心理学相关学科

(一) 精神病学

世界卫生组织（WHO）1987年曾指出：精神病学（psychiatry）研究精神疾病的诊断、治疗和预防，主要在临床条件下进行，研究对象为个体及其相关的直接环境（如家庭）等。

(二) 神经心理学

神经心理学（neuropsychology）研究大脑与心理活动的具体关系，如心理现象的脑机制问题。它可分为实验神经心理学、认知神经心理学和临床神经心理学。神经心理学为医学心理学提供了许多基础理论，如大脑功能定位与脑功能损伤后代偿的研究等。

(三) 生理心理学

生理心理学（physiological psychology）是研究心理现象的生理机制，主要内容包括神经系统的结构和功能，内分泌系统的作用，情绪和情感、需求与动机、学习与记忆等心理和行为活动的生理机制。同神经心理学一样，生理心理学也是构成医学心理学的基础学科之一。一般认为，两者都是独立于医学心理学的心理学分支学科。

(四) 临床心理学和咨询心理学

临床心理学（clinical psychology）主要研究和直接解决医学心理学的临床问题，包括心理评估和心理治疗，以及心理测验等具体工作。咨询心理学（consulting psychology）主要是正常人处理婚姻、家庭、教育、职业及生活习惯等方面的心理学问题进行帮助，也包括对心身疾病、神经症和恢复期的精神病患者及其亲属就疾病的护理与康复问题进行指导。咨询心理学与医学心理学有部分重叠或交叉，可看作是医学心理学的应用分支学科或者交叉学科。

(五) 行为医学

行为医学（behavioral medicine）是研究行为因素与健康和疾病发生相互关系的学科，其理论基础有社会科学、生物科学、心理科学和行为科学。主要研究行为治疗的方法如何应用于医学领域，其理论归属为医学心理学的行为主义学派。

(六) 心身医学

心身医学（psychosomatic medicine）是研究心理与病理关系的科学，又称生理心理医学，研究疾病或体残对心理的影响。

（七）健康心理学

健康心理学（health psychology）是利用心理学知识促进和维护健康、预防和治疗疾病，帮助疾病康复，并促进健康服务体系和健康政策形成的科学。

（八）变态心理学

变态心理学（abnormal psychology）或称病理心理学（pathological psychology），是研究行为的偏异，揭示异常心理现象的种类、原因、机制及规律的学科。变态心理学与精神病学关系密切，其研究成果是某些医学心理学理论和证据的重要来源。

第二节 基本研究方法

研究方法是护理心理学科研的核心，掌握科学的研究方法是科研成功的关键。护理心理学的研究方法很多，主要有观察法、调查法、实验法、心理测验法、个案法等。

一、观察法

观察法（observation method）是指通过科学观察，了解观察对象心理现象的表现，研究和分析群体或个体心理行为活动特点、心理活动规律的方法。根据观察法所采用的环境条件，分自然观察法和控制观察法。

1. 自然观察法

自然观察法指对观察环境不作任何人为的条件控制，了解在自然状态下群体或个体的心理行为表现并加以研究与总结。具有自发性、偶发性等特点。

2. 控制观察法

将观察对象置于经过预先设置或处理的观察情境中，了解观察对象在控制情境中的心理行为表现并加以研究与总结。具有目的性、计划性和系统性。

二、调查法

调查法（survey method）也是一种广泛采用的方法，指根据调查的主题预先拟定好相关的调查问题，由被调查者自由表达其态度和观点的一种方法。调查可采用两种方法进行：一是访谈法（interview survey），即直接与被调查者见面访谈，面对面进行调查，完成资料搜集过程。二是问卷法（questionnaire survey），即将要调查的内容设计成问题或表格，以书面的形式发放到被调查者手中，由被调查者完成书面问卷的一种方法。

三、实验法

实验法（experimental method）是研究者对某一变量进行系统的操作，从而研究这种操作对心理、行为或生理过程的影响。其最大特点在于人为地控制和改变某些条件，引出所要研究的某种心理现象，以得到关于这一现象发生或起作用的规律性的结论。实验常需用一些现代化的手段和仪器设备，如动物模型的制备，生化物质的检测，行为观测测试，录音录像设备、电生理记录设备等仪器的自动控制和自动记录等，以便求得更加精确的结果，为研究的科学化、精确化、数量化提供了有效的研究途径。

四、心理测验法

心理测验法（measurement method）是临床心理学最常使用的一种方法，指运用测验材料（通常是预先经过标准化的量表），通过标准化的方法，对被试者的心理和行为进行数量化的测量，从而确定被试者心理活动的性质和程度的一种方法。在第六章心理评估中会详细介绍一些在临床护理工作中经常用到的量表，同时测量可以把握个体的心理特征，为心理诊断、心理咨询和治疗提供依据。

五、个案法

个案法（case method）是对个人或以个人组成的团体为研究对象的一种研究方法。个案资料包括家族史、疾病史、教育背景、人格发展、个人经历、工作情况、社会关系和当前心理状态等。个案研究通过对个案的系统全面的研究，探询隐藏在个案背后规律性结论。

第三节 心理现象及其本质

一、心理现象

心理学就是研究心理现象发生、发展及其规律的科学。心理现象（mental phenomena）是个体心理活动的表现形式，也是每个人在生活中都能切身体会到的一种最熟悉的现象。一般把心理现象分为心理过程（mental process）和人格（personality）或个性（characteristics）两个方面。

心理过程就是人的心理活动发生、发展的过程，包括认识过程、情绪情感过程和意志过程。认识过程包括感知觉、记忆、思维和想象等。人格由人格倾向性和人格心理特征组成，人格倾向性包括需要、动机、兴趣、信念、价值观和世界观等，人格心理特征包括能力、气质和性格等。

心理现象的构成如图1-1所示。

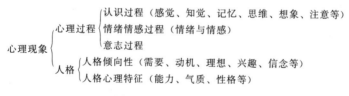

图1-1 心理现象的构成

二、心理的本质

（一）心理是脑的功能

以前人们认为，心理活动的器官是心脏，所以命名为"心理学"。但随着科学的发展，逐渐认识到心理活动器官不是心脏而是脑。美国有一名叫盖奇的工长，在铁路施工中领着一批人向岩石里填充炸药时，铁钎撞击石头冒出的火花引燃了火药，发生了爆炸，一条长1m、直径2.5cm的铁钎从他的面部刺入，穿过额部，从头顶飞出，使前额叶造成严重损伤。盖奇当时昏迷了几分钟便清醒过来,能说话,也能活动,同伴送他去医院时,他还能自己走进去。两个月后,体力已完全恢复,一切生理功能仿佛都很正常,他不但能自己料理日常生活,还恢复了工作。可是人们发现他在精神方面发生了很大的变化,受伤前后判若两人。伤前,他是一个精明能干的人,和同伴相处得很好。伤后却变得偏执、粗野、优柔寡断、喜怒无常,对同伴们漠不关心,对任何事情都漫不经心,对人粗暴无礼,再也不能胜任工长的工作了。在这个案例中,盖奇大脑的前额叶严重损伤后,导致人格发生改变,进一步证明脑是心理器官。具体来说,可从以下三个方面进行说明。

1. 从物种进化史看,心理是物质发展到高级阶段的产物

心理是物质发展到一定阶段才产生的。物质发展到生命阶段,当生物有了神经系统就出现心理这种功能。生物体最早出现的是感应性,随后出现感觉、知觉,灵长类动物出现了思维的萌芽,到人类产生了意识。

2. 从个体成长史看,心理的发生、发展与脑的发育完善密切相关

研究表明,随着个体从婴儿—幼儿—儿童脑重量的增加和脑皮质细胞的功能成熟,其相应心理水平也不断提高,从感觉、知觉阶段发展到表象阶段,从形象思维阶段发展到抽象思维阶段。

3. 近代医学研究表明,脑的某个部位受到损伤会引起相应的心理功能丧失

1861年法国医生布罗卡(Broca)在临床观察中发现一个患者30年内,仅能发一个音而不能说话,患者去世后经尸检见患者左半球额叶第三额回上有一个鸡蛋大的损伤,得出左半球参与言语控制的结论,并将该病症称为"运动性失语";大脑相关部位受到损伤会出现接受性失语症、失读症和失写症等症状。以上案例充分证明脑组织和心理活动密切相关,脑是心理的器官,心理是脑的功能。

(二)心理是人脑对客观现实主观能动的反映

人脑是心理产生的器官,是一切精神活动的物质基础。但是人脑不能凭空产生心理,客观现实是心理活动的内容和源泉,没有客观现实就没有心理。1920年,在印度加尔各答东北的一个名叫米德纳波尔的小城,人们常见到有一种"神秘的生物"出没于附近森林,往往是一到晚上,就有两个用四肢走路的"像人的怪物"尾随在三只大狼后面。后来人们打死了大狼,在狼窝里终于发现这两个"怪物",原来是两个裸体的女孩。其中大的年约七八岁,小的约两岁。这两个小女孩被送到米德纳波尔的孤儿院去抚养,还给她们取了名字,大的叫卡玛拉,小的叫阿玛拉。在孤儿院里,人们首先对她们进行了身体检查,发现她们身体的生物系统是正常的,虽然营养不良。人们还发现这两个狼孩虽然长得与人一样,但行为举止却完全和狼一样,她们白天睡觉,夜晚活动,常常像狼那样嚎叫,她们用四肢爬着走路,用手直接抓食物送到嘴边吃。于是研究者就在人类的正常社会环境里对其进行训练,教她们识字,教她们学习人类的基本行为方式和生活技能。然而,其中阿玛拉不幸死亡,卡玛拉在4年之后(大约十一二岁)才开始能够讲一点点话,智力水平也才相当于一个普通的婴儿的智力水平。狼孩的案例表明,从小脱离人类社会的人,虽然具有人脑这一生理器官,但缺乏与人、社会的交往与联结,不具备人的心理活动。因此,心理是人脑对客观现实主观、能动的反映。

1. 心理反映的内容来自客观现实

客观现实是心理活动的内容和源泉,没有客观现实就没有心理。而心理的内容也是客观

的，反映的都是外界事物和现象，是由外部事物决定的。

2. 心理是观念的反映

心理的反映形式是非物质的观念反映。这种观念反映，就人类而言，可为产生这些观念的主体所知觉，成为意识。所以观念反映构成了人的精神世界，使人适应环境，并改造环境，组织社会生活，创造新的世界。

3. 心理是对客观世界的主观能动的反映

心理的主观能动性最基本表现是反映的选择性，人脑不仅反映客观现实的外部特征，并且经过抽象与概括，而揭示其本质和规律。人的选择性不只取决于生物性，更重要的是取决于人的社会需要，这就是所谓的人的心理社会制约性。

> **知识拓展**
>
> **对大脑半球功能的认识**
>
> 根据割裂脑的研究，大脑两半球可能具有不同的功能，即功能的不对称性。左半球的主要功能有言语、阅读、书写、逻辑推理、数学运算和抽象思维等，语言的功能主要定位在左半球；右半球的主要功能有欣赏音乐、知觉物体的空间关系、艺术、情绪、顿悟和想象等。

第四节 心理学重要理论

一、精神分析理论

精神分析理论（psychoanalysis theory）又称心理动力理论，19世纪末由奥地利的精神病医生弗洛伊德（Freud S.，1856—1939）创立。该理论主要包括：心理结构的潜意识理论、人格结构理论、性心理发展理论和心理防御机制理论等，心理防御机制理论第五章做详细介绍，这里主要介绍前三种理论。

（一）心理结构的潜意识理论

弗洛伊德把人的心理结构分为意识、潜意识和前意识三个层次，并形象地把其比喻为漂浮在大海上的一座冰山。

1. 意识

意识（conscious）指个体在觉醒状态下所能感知到的心理部分，能被自我意识所知觉，只是个体心理活动的有限的外显部分，也就是一个人能够意识到的思维、知觉和行为的成因。意识保持个体对环境和自我状态的感知，对人的适应有重要作用。弗洛伊德曾做过比喻，认为心理活动的意识部分好比海平面以上的冰山的山尖部分，而无意识则是海洋下面看不到的巨大冰山部分。

2. 潜意识

潜意识（unconscious）又称无意识，指个体在觉醒状态下无法直接感知到的心理部分，如已被意识遗忘了的童年不愉快的经历、心理的创伤、无法得到满足的情感经验和本能欲望与冲动等，潜意识的内容通常不能被外部现实、道德和理智等接受。按照弗洛伊德的观点，潜意识是整个心理活动中最具动力性的部分，几乎是各种精神活动的原动力。人的各种心理、行为并非完全由个体的意志决定，而是由潜意识的欲望、冲动等决定。

3. **前意识**

前意识（preconscious）介于意识和潜意识之间，指目前不在意识之中，但通过集中注意或提醒能被带到意识层面。

（二）人格结构理论

精神分析理论认为，人格结构由本我、自我和超我三部分组成。

1. **本我**

本我（id）又译为伊的，是人格最原始和最不易把握的部分，位于潜意识的深处，代表个体生物性的本能冲动。本我主要由性本能和攻击本能组成，性本能又称为力比多（libido），对人格发展有重要影响。本我遵循快乐原则，寻求无条件、即刻的满足。

2. **自我**

自我（ego）是现实化了的本我，大部分位于意识中，小部分是潜意识的。自我是人格结构中最重要的部分，在人格结构中代表着理性和审慎，对外感受现实，正确认识和适应现实；对内调节本我，节制欲望的宣泄。自我遵循现实原则，调节和控制本我的活动。

3. **超我**

超我（superego）也称理想自我，是从自我发展起来的道德化了的自我，大部分是意识的。一般认为，在个体发展过程中，超我是人格最后形成的，是最具理性的部分，能进行自我批判和道德控制，有良心、良知和理性的含义，遵循至善原则。

在人格结构中，"自我"从中起着中介作用，使"本我"和"超我"之间保持平衡，一旦"本我"协调不了二者之间的矛盾，个体就会以病理心理和异常行为的形式表现出来。

（三）性心理发展理论

精神分析理论认为，人的发展及性心理的发展源于力比多的驱动。心理发展所表现出来的特征的本质是力比多所投注的区域发生变化，这个区域称作性感区。根据性感区的变化，弗洛伊德把个体发展分为五个阶段。

1. **口欲期**（0～1岁）

婴儿的主要活动为口唇的活动，快感来源于吮吸、吃东西和吃手指等，长牙后，快感来自咬牙和咬东西等活动。如果这一时期口唇活动过分满足或受到限制，将来可能表现为爱吃手、咬指甲、贪吃、吸烟、酗酒等，甚至在性格上可能会贪婪。

2. **肛欲期**（1～3岁）

婴儿要接受排泄方面的训练，主要为肌肉紧张的控制，快感表现为忍受便意和排便。这一时期也是对婴儿进行卫生习惯训练的关键时期。如果过分控制，孩子长大后可能会过分整洁、吝啬、小气、过分追求完美；如果过分宽松，可能会变得邋遢、慷慨大方。

3. **性器期**（3～6岁）

在此阶段，幼儿产生了性别认同，能分辨不同的性别，产生了对异性双亲的爱恋和对同性双亲的嫉妒。此外，快感也来自生殖器部位的刺激。这一时期通常会出现"恋父情结"和

"恋母情结"。

4. 潜伏期（6~12岁）

在此阶段，儿童力比多本能受到压抑，快感来自对外部世界的兴趣。

5. 青春期（12~18岁）

在此阶段，少年的兴趣逐渐转向异性，性冲动复现，沿着早期发展的途径进行。至此，性心理发展趋于成熟。

弗洛伊德认为，人的性心理发展的前三个阶段对于塑造一个人的人格有着极为重要的作用，成人出现各种心理问题都可以追溯到6岁之前受到的创伤性经历。

（四）精神分析理论简要述评

精神分析理论是最早的系统解释人类心理及行为的心理学体系，对理解和解释人类的心理现象及其规律有重要的贡献，也是心理治疗重要的取向，对维护心理健康和预防心理疾病有重要作用。

精神分析理论也有局限性。首先，有关潜意识、本我和力比多等基本概念都缺乏实证性，难以测量，缺乏客观的科学依据，只能依靠逻辑推断。其次，该理论过分强调个体早期发展对其重要的影响，而忽视社会环境和个人主观能动性对个体发展的影响。最后，精神分析治疗一般需要时间较长，甚至长达几年的时间，较少有人能完成精神分析治疗的全过程。

二、行为主义理论

（一）经典条件反射

经典条件反射的代表人物是苏联著名心理学家巴甫洛夫（Pavlov L.，1849—1936），他强调环境刺激 S 对个体行为反应 R 的影响。在巴甫洛夫的经典实验中，他将狗置于经过严格控制的隔音室内，食物通过遥控装置送到狗面前的食物盘中，通过仪器监测狗分泌的唾液量。首先给狗呈现铃声刺激，半分钟后便给予食物，当铃声与食物反复配对呈现多次以后，仅呈现铃声而不出现食物时，狗也分泌唾液，这就是经典条件反射的形成过程。其主要观点如下。

1. 习得

习得（acquisition）指当条件刺激与无条件刺激多次配对出现之后，条件刺激单独出现就会引发条件反射，这个过程就是习得。例如，在巴甫洛夫的经典条件反射实验中，铃声本来是中性刺激，铃声的出现本不会引起狗的唾液分泌，但是在铃声与食物配对出现多次之后，铃声单独出现后就会引起狗的唾液分泌。现实生活中，如经常去医院打针的儿童容易对穿白大褂的医生（或护士）和注射器等产生条件反射性恐惧。

2. 泛化

泛化（generalization）指在反复习得的作用下，大脑皮质内兴奋过程扩散，会引起与条件刺激相近的刺激产生条件反射的效果。如一朝被蛇咬，十年怕井绳，就是泛化的结果。

3. 消退

消退（extinction）指在非条件刺激与条件刺激长期不结合，已建立起来的条件反射就逐渐消失的现象。

（二）操作条件反射

操作条件反射的代表人物是斯金纳（Skinner B. F.，1904—1990），强调行为结果对行为本身的作用。斯金纳创设了斯金纳箱，箱内有一个伸出的杠杆，下面有一个是食物盘，只要箱内的动物按压杠杆，就会有一粒食丸滚动到食物盘内，动物即可得到食物。斯金纳将饥饿的小白鼠关在箱内，白鼠不安地乱跑，偶然压到杠杆，吃到了食丸，以后再次按压杠杆，又可得到食物，因此白鼠后来按压杠杆的速率迅速上升。由此斯金纳发现，有机体作出的反应与其随后出现的刺激条件之间的关系对行为起着控制作用，它能影响以后反应发生的概率。

1. 强化

强化（reinforcement）是指行为被紧随其出现的直接结果加强的过程。当一个行为被加强时，它有可能在将来再次出现。强化分为两类。

（1）正强化（positive reinforcement） 正强化指行为的结果是积极刺激增加，从而使该行为逐渐增强。如食物奖励使老鼠按压杠杆的行为增加就属于正强化。

（2）负强化（negative reinforcement） 负强化指行为的结果是消极刺激减少，从而使该行为逐渐加强。如减少电击使老鼠按压杠杆行为增加就属于负强化。

2. 惩罚

惩罚（punishment）指行为的结果是消极刺激增加，从而使行为反应逐渐减弱。如行为治疗中个体出现不良行为，立即给予电击，会导致不良行为减少。

（三）模仿学习

模仿学习（观察学习）的代表人物是班杜拉（Bandura A.，1925—），强调人的社会行为是通过观察学习获得的，并没有得到强化和奖励，个体仅仅通过观察他人的行为反应就可达到模仿学习的目的。班杜拉把模仿学习分为四个阶段：注意、保持、运动再现和动机。

他的主要观点有：①强调模仿学习的重要性；②强调认知过程的重要性；③强调人的行为是内部过程和外部影响交互作用的产物；④强调自我调节的作用。

（四）内脏操作条件反射

内脏操作条件反射的代表人物是米勒（Miller N. E.，1909—2002），也是生物反馈疗法的创始人。内脏操作条件反射是操作条件反射在内脏功能方面的体现。米勒通过实验证实了内脏反应可通过操作性学习加以改变，即某种内脏活动出现以后立即受到一种刺激，则该内脏活动行为会因这种刺激的作用而发生相应的增强或减弱变化。例如对"心率下降"进行奖励，经过定向训练后，个体逐渐学会了"操作"内脏行为，使心率下降。

该理论对于护理心理学的意义在于，个体通过学习，可学会有意识控制内脏活动，如心动过速、肠蠕动增加等。此外，生物反馈技术、气功、太极拳、瑜伽治病也都与内脏学习有关。

（五）行为主义理论简要述评

行为主义理论（behaviorism theory）可以解释和解决许多护理心理学问题。行为主义认为，人的行为，包括非适应性行为，都是后天通过学习获得，并由于强化而固化下来。既然是后天习得的，就可通过奖赏或惩罚的强化方式，学习消除那些习得的非适应性行为，并学习获得所缺少的适应性行为。因此，行为治疗是以行为主义学习理论为指导，在临床与护理工作应用较为广泛，如行为矫正训练、放松训练、代币法和系统脱敏训练等。

行为主义理论也有局限性。首先，行为主义理论虽然建立在实证基础上，但其实验对象多为动物,其结果在解释人类复杂行为上有待继续验证;此外,行为主义理论忽视了人的认识作用。因此,将认知心理学与行为主义心理学相结合的理论称为认知行为学习理论。认知行为学习理论强调个体认知因素在行为学习中的重要作用,目前已成为心理咨询与治疗的主导理论之一。

三、人本主义理论

人本主义理论(humanistic theory)的代表人物是马斯洛和罗杰斯,强调人是具有潜能和成长的个体,反对精神分析的潜意识决定论和行为主义的环境决定论,被称为心理学的第三势力。其主要观点如下。

1. 自我理论

自我理论指个体在自我发展过程中,个人的主观经验和他人的客观评价会发生冲突导致心理问题的产生。心理治疗的目的是原本内化而成的自我部分去掉,"变回自己"和"从面具后走出来",只有这样才能充分发挥个体的潜能。

2. 高峰体验

高峰体验也称顶峰体验,指自我实现的个体体验到的幸福感、欣喜感和自我接纳的愉悦感。高峰体验可以是家庭生活的和谐享受、对自然景色的迷恋、医生一次成功的外科手术和护士对危重患者的有效护理等。

3. 自我实现论

自我实现论指个体的各种才能和潜能可在适宜的社会环境中得到充分发挥,实现自我理想的过程。虽然自我实现是一种类似本能的需要,但是与个体的童年经验密切相关。幼年的教育很重要,失去爱、安全感和尊重的儿童很难向自我实现的方向发展。

人本主义理论的贡献是强调个体在心理发展中的重要作用,是让个体领悟到自己的本性,由自己的意志来决定自己的行为,修复被破坏的自我实现潜力,促进个体的健康发展。在此基础上发展起来的来访者中心疗法,也是目前心理咨询与治疗中的主导疗法之一。

人本主义理论也有局限性。首先,人本主义将所有心理障碍都归于自我失调而忽视其他因素的影响,还是有些片面性;此外,人本主义理论更关注个体的主观体验,标准不客观,缺乏严格的科学性和实证性。

四、认知理论

认知心理学主要研究人类认识的信息加工过程,并以此来解释人类的复杂行为,如概念的形成、问题的解决、情感的产生等。认知理论(cognitive theory)中与护理心理学密切相关的是艾利斯的ABC理论和贝克认知理论。艾利斯的ABC理论会在第七章作详细介绍,这里只简要介绍贝克认知理论。

贝克认为,认知产生了情绪及行为,异常的认知产生了异常的情绪及行为。认知是情感和行为的中介,情感问题和行为问题与歪曲的认知有关。人们早期经验形成的"功能失调性假设"或称为图式,决定着人们对事物的评价,成为支配人们行为的准则,而不为人们所察觉,即存在于潜意识中。一旦这些图式为某种严峻的生活实践所激活,则有大量的"负性自动想法"在脑中出现,即上升到意识界,进而导致情绪抑郁、焦虑和行为障碍。如此,负性认知和负性情绪互相加强,形成恶性循环,使得问题持续加重。常见的负性认知有:任意推断、选择性断章取义、过分概括、夸大与贬低、个人中心、二分法思维和乱贴标签等。在该理论基础上形成的认知疗法,以及结合行为治疗方法的认知行为疗法模式,已成为现代最重要的心理干预方法之一。

思考题

1. 心理学与护理学的联系有哪些？
2. 现代医学模式如何看待疾病与健康？
3. 如何根据具体案例来选用适合的心理学研究方法？
4. 简述心理现象的组成内容及心理的本质。
5. 简述精神分析理论、行为主义理论和人本主义理论的主要代表人物、重要观点及述评，并结合具体案例来分析和解释。

（汪启荣　杨　阳）

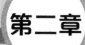

第二章 心理过程

【学习目标】
1. 掌握感觉的发展规律、知觉的特征、情绪与情感的种类、遗忘的规律、思维的特征、意志的特征与品质。
2. 熟悉感觉的分类、记忆的分类、动机冲突的类型。
3. 了解疾病对人的心理过程的影响。

心理过程着重探讨个体心理现象的共同性,是指在客观事物的作用下,心理现象在一定时间内发生、发展的过程,包括认知过程、情绪情感过程和意志过程。认知过程是以感知、记忆、思维等形式反映客观事物的性质和联系的过程;情绪情感过程是人对客观事物的某种态度的体验;意志过程是人有意识地克服困难,以达到目标的过程。三者既相互联系,又相互制约和相互渗透。

> **案例导入**
>
> **案例回放**:患者,女,78岁,因心脏病住院。患者选择病房时非常苛刻,不能毗邻楼梯(太吵)、不能在楼道末端(空气流通不好)、不能有太多患者等。家属和医护人员费尽周折才安顿下来,午饭后又执意要出去散步;到晚上休息时,又要求护士关掉楼道里的灯,说光线太亮睡不着觉。
>
> **思考问题**:1. 患者为什么会有这些心理行为?
> 2. 如果你是值班护士,你会怎样安抚患者?

第一节 感觉与知觉

一、感觉

(一)感觉的概念

感觉(sensation)是人脑对直接作用于感觉器官的客观事物的个别属性的反映。每个感觉器官只反映直接作用于它的事物的某个属性而非全部。如眼看到光线;耳听到声音;鼻闻到气味；舌尝到滋味；皮肤感受温度和光滑的程度等。人对客观世界的认识是以感觉为开端的。

(二) 感觉的分类

按照刺激的来源不同，可把感觉分为外部感觉和内部感觉。

1. 外部感觉

外部感觉是由外部刺激作用于感觉器官所引起的感觉，包括视觉、听觉、嗅觉、味觉和皮肤感觉（皮肤感觉又包括触觉、温觉、冷觉和痛觉）。

2. 内部感觉

内部感觉是由身体内部的刺激所引起的感觉，包括运动觉、平衡觉和机体觉（机体觉又称内脏感觉，包括饿、胀、渴、窒息、恶心、便意和疼痛等感觉）。

(三) 感觉的意义

1. 感觉是一切心理活动的最初始的基础

感觉提供内外环境的信息，是我们认识事物的第一步。

2. 感觉为适应生存提供重要的线索或依据

人类饥择食，渴择饮，身体遭遇创伤或器官、组织产生病变时以痛觉警示，可以防止机体继续受损害。

3. 感觉是维持正常心理功能所必需的

1954年，加拿大麦克吉尔大学的心理学家首先进行了"感觉剥夺"实验：给被试者戴上半透明的护目镜，使其难以产生视觉；用空气调节器发出的单调声音，限制其听觉；手臂戴上纸筒套袖和手套，腿脚用夹板固定，限制其触觉。被试者单独待在实验室里，几小时后开始感到恐慌，进而产生幻觉……在实验室连续待了三四天后，被试者会产生许多病理心理现象：出现错觉幻觉、注意力涣散、思维迟钝、紧张、焦虑、恐惧等，实验后需数日方能恢复正常。可见，没有感觉，人的正常心理功能将遭到破坏。

(四) 感受性及其变化和发展规律

1. 感受性和感觉阈限

人的感官只对一定范围内的刺激作出反应，只有在这个范围内的刺激，才能引起人们的感觉。这个刺激范围称为感觉阈限（sensory threshold），相应的感觉能力就是感受性（sensitivity）。

对微弱的刺激产生感觉，则感受性强；对较强刺激才有感觉，则感受性差。感受性与感觉阈限在数量上呈反比关系。

2. 感受性的变化

人的各种感受性都不是一成不变的，受内外条件的影响。例如，时间的长短、刺激的多少、生活需要和训练、疾病等都能导致感受性的变化。

(1) 感觉适应（sensory adaptation） 由于刺激物对感受器的持续作用而引起感受性变化的现象。一般而言，弱刺激的持续作用能提高感觉器官的感受性，强刺激则降低感觉器官的感受性。"入芝兰之室，久而不闻其香，入鲍鱼之肆，久而不觉其臭"就是感受性降低的现象。感觉的适应中最常见的是暗适应和明适应，痛觉适应很难。

（2）**感觉对比**（sensory contrast） 同一感受器接受不同的刺激而使感受性发生变化的现象。感觉对比分为同时对比和继时（先后）对比两类。同时对比是几个刺激物同时作用于同一感受器时产生的对比。我们学习用的图书资料、医院里的标识牌与宣传板的设计都要考虑同时对比的因素。继时（先后）对比是刺激物先后作用于同一感受器时会产生先后对比现象。吃了糖之后，接着就吃苹果，觉得苹果很酸；吃了苦药之后，接着喝口白开水觉得水有甜味。

（3）**感觉间的相互作用**（sensory interaction） 感觉间的相互作用指某种感觉器官受到刺激作用，而对其他器官的感受性造成影响，或使其升高或使其降低。一般规律是弱刺激能提高另一种感觉的感受性；强刺激则会使另一种感觉的感受性降低。生活中摇动的视觉形象会引起平衡觉的破坏，产生呕吐现象。临床上牙医采用播放音乐来降低患者的痛觉感受性。

（4）**联觉**（synesthesia） 联觉指一种感觉引起另一种感觉的心理现象。如红色看起来觉得温暖；蓝色看起来觉得清凉；听到刮玻璃的声音会引起冷觉等。

3. **感受性的发展规律**

人的各种感受器的感受性都有极大的发展潜力。有些感觉器官有缺陷的人，基于生存需要，其他感觉器官的感受性会大大增强。例如，盲人以手指识盲文；聋哑人以目代耳。另外，潜能变为现实要看感受器在实践中的运用程度。长期的职业训练可以使人的感受性得以提高。音乐家有高度精确的听觉；厨师有十分发达的味觉和嗅觉；护士能辨析婴儿哭声里表达的不同诉求等，都是在长期的实践活动中发展起来的。

二、知觉

（一）知觉的概念

知觉（perception）是人脑对直接作用于感觉器官的客观事物的整体属性的反映。一般来讲，事物是多种属性的综合体，各种属性会同时或相继作用于人的不同感觉器官，各感觉器官协同活动便形成知觉。

（二）知觉的分类

按起主导作用的分析器的不同，分为视知觉、听知觉、触知觉、味知觉、嗅知觉、皮肤知觉和运动知觉等。

按知觉对象的特性不同，分为空间知觉、时间知觉和运动知觉。

按知觉是否具有目的性，分为无意知觉和有意知觉。

按知觉能否正确反映客观事物，分为正确知觉和错误知觉（错觉）。

（三）知觉的基本特征

1. **知觉的选择性**（selectivity of perception）

选择性是指人能迅速地从背景中选择出知觉对象的特性。人在知觉客观世界的时候，总是有选择地把少数事物当成知觉的对象，被清楚地知觉到的客体叫对象，未被清楚地知觉到的客体叫背景。知觉的对象与背景是互相依赖和互换的。患者寻找医院、科室、购药时都体现了知觉的选择性。

2. **知觉的整体性**（wholeness of perception）

整体性是指直接作用于感官的刺激物不完备，人们根据自己的知识经验，仍然能够保持对刺激物的完整认识。所谓"窥一斑而知全豹"，知觉的整体性提高了人们认识事物的能力。

3. 知觉的理解性（understanding of perception）

理解性是指人在感知当前事物时，人们总是根据以往的知识经验来理解它，并最终用语词把它标志出来。理解性与个体的知识经验、实践经历、言语的指导以及兴趣爱好等因素有关。例如，患者、实习学生、有多年临床经验的医生对CT、B超等影像的识别有较大差别。

4. 知觉的恒常性（constancy of perception）

恒常性是指在知觉我们熟知的对象时，尽管知觉条件在一定范围内发生变化，我们获得的知觉映象却保持稳定不变。恒常性主要有明度恒常性、颜色恒常性、大小恒常性、形状恒常性等。恒常性使人能在不同的情况下，按照事物的实际面貌反映事物，从而使人有可能根据对象的实际意义来认识和改造客观世界。如果知觉不具有恒常性，那么，人就难以适应瞬息万变的外界环境。

三、感觉与知觉的关系

（一）感觉与知觉联系

知觉和感觉一样，都是刺激物直接作用于感觉器官而产生的，都是我们对现实的感性反映形式。感觉是知觉的基础，是知觉的有机组成部分，知觉在感觉的基础上产生，是感觉的有机综合。

（二）感觉与知觉区别

感觉的产生主要来自于感觉器官的生理活动以及客观刺激的物理特性。知觉则是在感觉的基础上对事物的各种属性加以综合和解释的心理活动过程。感觉反映的是客观事物的个别属性，而知觉是对客观事物的整体和意义的解释。感觉是单一分析器活动的结果，知觉是多种分析器协同活动的结果。从严格意义上讲，感觉是天生的反映，而知觉却是后天学习的结果。

现实生活中，纯粹的感觉几乎是不存在的，感觉总是与知觉紧密结合在一起，因而也称感知觉。感知觉是人类一切心理活动的基础，心理学对感知觉的研究有着最长的历史和最为丰富的内容。

第二节　记忆与遗忘

一、记忆

（一）记忆的概念

记忆（memory）是人脑对过去经历过的事物的反映。凡是个体感知过的事物，思考过的问题，体验过的情绪，操作过的动作，都可以映象的形式储存在大脑中，在一定条件下，这种映象又可以从大脑中提取出来，这个过程就是记忆。

记忆是心理活动的桥梁，可将人过去和现在的心理活动联系在一起，因为有了记忆，人才能不断地积累知识和经验，通过分类比较等思维活动，认识事物的本质和事物之间的内在联系；人也通过记忆积累自己所受到的各种影响，逐渐形成了自己的个性。所以，可以说记忆是人类智慧的源泉，是人的心理发展的奠基石。

(二) 记忆的分类与特点

1. 根据记忆的内容的不同分类

根据记忆的内容的不同,分为形象记忆、逻辑记忆、情绪记忆与动作记忆。

(1) **形象记忆**(imaginable memory) 形象记忆是以感知过的事物形象为内容的记忆,它通常以表象形式存在,所以又称"表象记忆"。它是直接对客观事物的形状、大小、体积、颜色、声音、气味、滋味、软硬、冷热等具体形象的记忆。直观形象性是其显著特点。

(2) **逻辑记忆**(logic memory) 逻辑记忆是以语词所概括的逻辑思维结果为内容的记忆,即以概念、判断和推理为内容的记忆,是人所特有的记忆形式。具有概括性、理解性和逻辑性的特点。

(3) **情绪记忆**(emotional memory) 情绪记忆是以体验过的情绪、情感为内容的记忆。具有鲜明、生动、深刻和情景性等特点。

(4) **动作记忆**(action memory) 动作记忆是以个体的动作、运动及其系统为内容的记忆。动作记忆通常形成较难,但一经保持就不容易遗忘。比如学会骑自行车之后,即使多年不骑,也不会忘记。

2. 根据信息在头脑中保持时间的长短分类

根据信息在头脑中保持时间的长短,分为瞬时记忆、短时记忆与长时记忆。

(1) **瞬时记忆**(immediate memory) 瞬时记忆指当客观刺激停止作用后,感觉信息在一个极短的时间内保存下来,它是记忆系统开始阶段,信息存储时间为 $0.25\sim2s$。

(2) **短时记忆**(short term memory,STM) 短时记忆是指人脑中的信息在 1min 左右的加工处理与编码。短时记忆容量约为 (7 ± 2) 个模块,具有意识性、按照原始信息编码等特点,是信息从感觉存储通往长时记忆的一个中间环节或过渡阶段。

(3) **长时记忆**(long-time memory,LTM) 长时记忆是指信息在人脑中存储 1min 以上乃至终身的记忆。长时记忆具有组织性、备用性的特点,长时记忆的容量极大,包括人所记住的一切经验。

(三) 记忆的过程

记忆是一个相当复杂的心理过程。一般认为,记忆是由识记、保持、再认或回忆三个环节构成的。识记、保持是"记"的过程;再认或回忆是不同程度的"忆"。"记"是"忆"的基础,"忆"是"记"的结果。

1. 识记(cognition)

记忆从识记开始。识记是学习和取得知识经验的过程,是保持和回忆的前提。明确识记的目的,设法理解学习材料的意义都有助于提高识记的效果。

2. 保持(retention)

已获得的知识经验在头脑中储存和巩固的过程就是保持。保持并非是原封不动地保存头脑中识记过的材料的静态过程,而是一个富于变化的动态过程。这种变化表现在质和量两个方面。

3. 再认或回忆(recognition ad reproduction)

从头脑中提取知识和经验的过程。过去经历过的事情如果再次出现在眼前,我们能够确认是已识记过的事物,就是再认。过去经历过的事情不在面前,但是能够在头脑中重新呈现出来，就是回忆。回忆是检验记忆效果的可靠指标。

二、遗忘

(一) 遗忘的概念

对识记过的内容不能再认或回忆，或者表现为错误地再认或回忆就是遗忘（forget）。遗忘和保持是矛盾的两个方面，记忆的内容不能保持或者提取时有困难就是遗忘。

(二) 遗忘的分类

1. 暂时性遗忘

暂时性遗忘指曾经记住的东西，一时不能再认和回忆，但有了适当的条件，记忆还可能恢复。

2. 永久性遗忘

永久性遗忘指曾经记住的东西，不经重新学习，永远不能再认和回忆。

(三) 遗忘的规律

1885年，德国心理学家艾宾浩斯（H. Ebbinghaus）对学习记忆进行了大量的实验研究，是对记忆进行实验研究的创始人。他以自己做主试和被试，用无意义音节作记忆材料，他认为"保持和遗忘是时间的函数，遗忘的进程是先快后慢"。后人用他的实验数据画出的保持量与间隔时间关系呈负加速型的曲线，这就是著名的艾宾浩斯遗忘曲线（图2-1）。

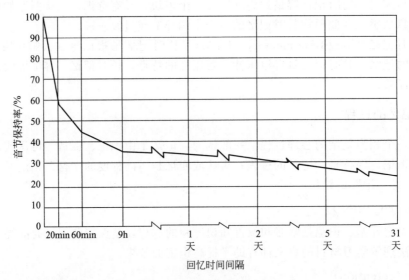

图 2-1　艾宾浩斯遗忘曲线

从表中我们可以看到，遗忘在学习之后立即开始，而且遗忘的过程最初进展得很快，以后逐渐缓慢。例如，在学习20min之后遗忘就达到了41.8%，而在31天之后遗忘仅达到78.9%。根据艾宾浩斯的研究结果，可以从以下几方面培养良好的记忆力。

1. 遗忘的进程是先快后慢

遗忘速度最快的区段是20min、1h、24h，分别遗忘42%、56%、66%。所以，复习的最佳时间是记材料后的 1~24h，最晚不超过 2 天。

2. 识记材料的数量的影响

一般地说，识记材料的数量越多，则识记后的遗忘也越多。一次记忆的材料不要太多，根据后来的研究，一组记忆材料安排在七个左右最合适。

3. 识记材料的性质对遗忘的影响

有意义的材料比无意义的材料记忆效果好。学习时积极寻找材料之间的联系，编排成故事或顺口溜，也可以创造性的赋予其意义。

4. 前摄抑制和倒摄抑制对遗忘的影响

一般来说，前后所学的信息之间存在相互干扰。先前所学的信息对后面所学信息的干扰叫做前摄抑制；后面所学的信息对前面所学信息的干扰叫做倒摄抑制。据此，开头与结尾的内容比中间材料容易记忆；把重要的内容放在起床后或临睡前学习可减少前摄抑制与后摄抑制的影响，增强记忆效果。

5. 识记时采用的方法的影响

心理学实验表明，试尝回忆比单纯的反复识记好；在学习时要注意文理学科交替学习、不同学科交替学习，使大脑的各个部位得到及时休整；多种感官并用可以提高记忆效果；过度学习 150% 能减少遗忘。

6. 分散复习比集中复习的记忆效果好

集中复习就是集中一段时间多次重复学习，分散复习就是间隔一段时间重复学习一次或几次。对于大多数学习，集中学习容易引起大脑疲劳，而分散学习更有利于记忆。

7. 识记者的主观因素（个人的动机、兴趣、需要、情感等）的影响

对有兴趣、爱好和需要的内容不易遗忘，在学习时要努力提高学习的动机，让记忆材料成为学生学习中需要的、感兴趣的材料。

第三节　思维与想象

一、思维

（一）思维的概念

思维（thinking）是人脑对客观事物间接的、概括的反映，它所反映是客观事物共同的、本质的特征和内在联系。由于人类感觉器官结构、功能以及时空所限，加之事物本身带有蕴含或内隐的特点，人们对世界上的许多事物，如果单凭感官或仅仅停留在感知觉上，是认识不到或无法认识的，那么就要借助于某些媒介物与信息加工来进行反映。

思维同感知觉一样是人脑对客观现实的反映。感知觉所反映的是事物的个别属性、个别事物及其外部的特征和联系，属于感性认识；而思维所反映的是事物共同的、本质的属性和事物间内在的、必然的联系，属于理性认识。如果说感性认识是认识过程的初级阶段，那么思维是认识过程的高级阶段，构成了人类智慧的核心。

（二）思维的特征

思维具有间接性和概括性两个基本特征。

1. 间接性

间接性指人们借助一定的媒介和知识经验对客观事物进行间接的认识。人们能以直接作用于感觉器官的事物为媒介，对没有直接作用于感觉器官的客观事物，甚至是根本不能直接感知到的客观事物进行反映。例如，护士不能直接看到患者内脏或组织的病变，却能以听诊、试体温、切脉、量血压以及各种化验检查结果等为媒介，间接判断患者的病情变化。

2. 概括性

概括性指在大量感性材料的基础上，把一类事物共同的特征和规律抽取出来，加以概括性。例如，把各种炎症的共同特点"红、热、肿、痛"抽象出来加以概括，形成炎症的概念等。人之所以能够间接地反映事物，是因为人有概括性的知识经验，所谓"见多识广"。

（三）思维的种类

根据思维的凭借物和解决问题的方式不同，可分为动作思维（以实际动作为支柱的思维过程）、形象思维（以直观形象和表象为支柱的思维过程）、抽象思维（用词进行判断、推理得出结论的思维过程）。

按照探索问题答案的方向的不同，可分为辐合思维（将与问题有关的信息聚合起来，寻找一个正确答案的思维形式，又称求同思维）、发散思维（沿着不同的方向探索问题答案的思维，又称求异思维）。

按照思维是否具有创造性，可分为再造性思维（用已知的方法去解决问题的思维）和创造性思维（用新颖独特的方法去解决问题的思维）。

（四）问题解决的思维过程

1. 问题解决的一般步骤

问题解决是思维活动的普遍形式。问题解决过程是一个发现问题、分析问题，最后导向问题目标与结果的过程。因此，问题解决一般包括提出问题、分析问题、提出假设、检验假设四个基本步骤。

（1）提出问题　提出问题是问题解决的开端。能否发现具有重大社会价值的问题，取决于多种因素。比如，思维活动的积极性、社会责任感、兴趣爱好等。

（2）分析问题　分析问题就是抓住问题的核心与关键，找出主要矛盾的过程。分析问题依赖于两个条件：一是全面系统地掌握感性材料。只有当具体事实的感性材料十分丰富且符合实际时，才能使矛盾充分暴露并找出主要矛盾。这是找出问题的关键。二是具备丰富的知识经验。知识经验越丰富，越容易对问题进行归类，有选择地应用原有知识经验来解决当前的问题。

（3）提出假设　提出假设就是在分析问题的基础上，对问题解决的具体方案提出假定和设想。问题解决的方案常常是先以假设的方式出现，假设的提出就为问题解决搭起了从已知到未知的桥梁。假设是人们在头脑中进行推测、预想和推论，方案是否符合实际，是否有利于问题的解决，还有待于验证。

（4）检验假设　检验假设是对假设进行验证的过程，它是问题解决的最后步骤。检验假设的方法有两种：一种是直接检验，即通过实验和实践活动来检验。这是检验的最根本、最有效的手段。例如，监测仪坏了，我们进行实际维修。另一种是间接检验，即在头脑中根据已掌握的科学原理、原则，利用思维对假设进行论证，如手术方案的制订。检验有两种结果：一是假设与检验的结果符合，这样的假设是正确的；二是假设与检验的结果不符合，这样的假设就是错误的,这种情况下就要重新提出假设,直到问题解决为止。

2. 影响问题解决的因素

问题解决的思维过程受多种心理因素的影响。有些因素能促进思维活动对问题的解决,有些因素则妨碍思维活动对问题的解决。下面讨论几种主要因素。

(1) 问题表征(problem representation) 问题表征是在头脑中对问题进行信息记载、理解和表达的方式。问题表征对问题的解决有重要的影响。例如,已知一个圆的半径是2cm,求圆的外切正方形的面积,用A、B两种方式呈现图形(图2-2),A图中不容易看出圆的半径与正方形的关系,问题解决就有困难,而B图中,人们很容易看出圆的半径与正方形的关系,问题较易解决。

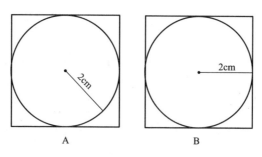

图 2-2 圆的外切正方形呈现方式

(2) 迁移(transfer) 迁移是指已有的知识经验对解决新课题的影响。迁移有正迁移和负迁移之分。正迁移是指已获得的知识经验对解决新问题有促进作用。例如,外科医师练习针线活,可以提高缝合伤口的技术水平。负迁移是指已获得的知识经验对解决新问题有阻碍或干扰的影响。例如,学过汉语拼音的学生在初学英文时往往有一些困难。一般来说,知识经验越丰富,越易于产生正迁移。

(3) 原型启发(prototype enlightenment) 原型启发是指在其他事物或现象中获得的信息对解决当前问题的启发。其中具有启发作用的事物或现象叫做原型。作为原型的事物或现象多种多样,存在于自然界、人类社会和日常生活之中。例如,人类受到飞鸟和鱼的启发发明了飞机和轮船;模拟蝙蝠定向作用设计出了雷达。科学家们从动物的形态、动作和某些机体结构中获得启发,推动了科学的迅猛发展。

(4) 思维定势(set of thinking) 思维定势是指由先前的活动所形成的并影响后继活动趋势的一种心理准备状态。它在思维活动中表现为按照惯用的方式解决问题的倾向。定势在问题解决中有积极作用,也有消极影响。当问题情境不变时,定势对问题的解决有积极的作用,有利于问题的解决;一旦发现自己惯用方式解决问题发生困难时,应换一种思路,寻求新方法。

(5) 功能固着(functional fixedness) 功能固着是指个体在解决问题时往往只看到某种事物的通常功能,而看不到它其他方面可能有的功能。例如,多数人认为一次性的输液器用后就废弃了,而有的护士把软管消毒后,跟患儿一起编出各种动物和挂件。

(6) 动机(motive) 动机是促使人解决问题的动力因素,对问题解决的思维活动有重要影响。一般情况下,当人具有某种问题解决的动机时,才会以积极的态度去寻求问题解决的途径、方法。但动机强度与问题解决的思维活动效率之间并不总是呈正相关的。心理学家的研究表明,动机强弱与问题解决的关系,可以描绘成一条"倒转的U形曲线"(图2-3)。

(7) 个性特征 研究表明,绝大多数有重大贡献的科学家、发明家和艺术家,都有强烈

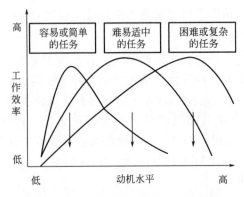

图 2-3 叶克斯-多德森定律：动机强度、工作难度、作业成绩的关系示意图

的事业心和积极的进取心。他们善于独立思考，勤于钻研，富于自信，勇于创新，有胆有识，有坚持力。

总之，影响问题解决的心理因素是多方面的。它们不是孤立地起作用，而是互相联系、互相影响、综合地影响着问题解决的思维过程。

二、想象

（一）想象的概念

想象（imagination）是对头脑中已有的表象进行加工改造，形成新形象的过程。形象性和新颖性是想象活动的基本特点。想象与思维有着密切的关系，同属于高级的认识过程。

想象对人类生活有重要意义。爱因斯坦说："想象力比知识更重要，因为知识是有限的，而想象力概括着世界的一切，推动着进步，并且是知识进化的源泉"。想象的意义在于：第一，想象具有预见的作用，它能预见活动的结果，指导人们活动进行的方向。第二，想象具有补充知识经验的作用。第三，想象还有代替作用。当人们的某些需要不能实际得到满足时，可以利用想象的方式得到满足或实现。第四，想象对机体的生理活动过程也有调节作用，它能改变人体外周部分的功能活动过程。

（二）想象的种类

按想象是否具有目的性，可以区分为无意想象和有意想象。

1. 无意现象

无意现象是一种没有目的、不自觉产生的想象。如蓝天上的白云会引发人们丰富的想象。梦是无意想象的极端例子。

2. 有意想象

有意想象是按一定目的、自觉进行的想象。它分为再造想象、创造想象和幻想。

（1）再造想象　是依据词语或符号的描述、示意在头脑中形成与之相应的新形象的过程。欣赏音乐、文学作品时都会产生再造想象。

（2）创造想象　是按照一定目的、任务，使用自己以往积累的表象，在头脑中独立地创造出新形象的过程。克隆技术、会飞的汽车、机器人手术等都是创造想象的成果。

（3）幻想　是指向未来，并与个人愿望相联系的想象。幻想分为理想和空想。理想体现了事物的发展规律，因而具有实现的可能性。空想是一种不以客观规律为依据，甚至违背事物发展的客观进程，因而是没有实现可能的想象。

第四节 注 意

一、注意的概念

注意（attention）是心理活动或意识活动对一定对象的指向和集中。注意表现为心理活动的一种积极状态，是我们从事各种活动、获得新知识，提高学习和工作效率的基础。

注意不是一种独立的心理过程，而是一切心理活动的共同特性，它伴随着心理活动的始终。俄罗斯教育家乌申斯基曾精辟地指出"'注意'是我们心灵的唯一门户，意识中的一切，必然都要经过它才能进来"。人在清醒的时候都处于注意状态，我们平时说的"没有注意"是指没有注意应该注意的事物。

二、注意的特征

指向性和集中性是注意的两个基本特征。

1. 指向性

指向性表现出人的心理活动具有选择性。这种选择性不仅表现为选取某种活动和对象，而且表现为心理活动对这些活动和对象的比较长时间的保持。

2. 集中性

集中性是指心理活动能全神贯注地聚焦在所选择的对象上，不仅离开一切与活动对象无关的东西，而且对各种干扰刺激进行抑制，以保证注意的对象能得到比较鲜明和清晰的反映。

三、注意的种类

根据注意过程中有无预定目的和是否需要意志努力的参与，可以把注意分为无意注意、有意注意和有意后注意。

1. 无意注意

无意注意是没有预定目的，不需要意志努力就能维持的注意。无意注意是不由自主地对一定事物所发生的注意，由一些主、客观条件所引起的强度大的、对比鲜明的、突然出现的、变化运动的、新颖的刺激，自己感兴趣的、觉得有价值的刺激容易引起无意注意。例如，正在上课的时候，有人推门而入，大家不自觉地向门口注视；大街上救护车鸣叫驶过，行人会不由自主地扭头观望。

无意注意因为无需意志努力，所以在工作、学习中可以减少脑力的消耗，避免身心过度疲劳。但由于这种注意是自发产生的，人们不可能获得系统知识和完成艰巨的工作任务。

2. 有意注意

有意注意是有预定目的，需要付出一定意志努力才能维持的注意。有意注意是一种积极主动、服从于当前活动任务需要的注意，属于注意的高级形式。它受人的意识的调节和控制，是人类所特有的一种注意。有意注意虽然目的性明确，但在实现过程中需要有持久的意志努力，容易使个体产生疲劳。

有意注意是人所特有的一种心理现象。学习和工作中要充分发挥有意注意的效率，就要加深对活动目的的认识，并要培养广泛的兴趣和优良的意志品质，加强抗干扰的能力。

3. 有意后注意

有意后注意是指有预定目的，但不需要意志努力的注意。它一般是在有意注意的基础上发展起来的。在有意注意阶段，个体从事一项活动需要有意志努力，但随着活动的深入，个体由于兴趣的提高或操作的熟练，不用意志努力就能够在这项活动上保持注意。

有意后注意是一种更高级的注意。它既有一定的目的性，又因为不需要意志努力，在活动进行中不容易感到疲倦，这对完成长期性和连续性的工作有重要意义。但有意后注意的形成需要付出一定的时间和精力。

四、注意的品质

1. 注意的广度

注意的广度是注意在空间上的特性，指在同一时间内，意识所能清楚地把握对象的数量，又叫注意的范围。注意的范围受制于刺激的特点和任务的难度等多种因素，简单的任务下注意的广度大约是 7 ± 2；互不关联的外文字母的注意广度是 $4\sim6$ 个。

在现实生活中，某些职业和工作要求有较大的注意范围，做到"眼观六路，耳听八方"。如印刷排字工人、报务员、领航员、驾驶员等。可见，注意范围的扩大，具有重要的实践意义。

2. 注意的稳定性

注意的稳定性是注意在时间上的特性，指对选择的对象注意能稳定地保持多长时间的特性。注意维持的时间越长，注意越稳定。反之，稳定性就差。当一个人对自己学习和工作的重大意义认识得越清楚，完成任务的愿望越强烈，兴趣越浓厚时，注意就越能集中和稳定，做到专心致志，心无旁骛。

和注意的稳定性相反的注意品质是注意的分散，也称"分心"，指在注意过程中，由于无关刺激的干扰或者单调刺激的持续作用引起的偏离注意对象的状态。任何活动均不允许分心。例如，走路、听课、手术中如果"开小差"都会带来不良后果。

3. 注意的分配

注意的分配是指在同一时间内，把注意指向于不同的对象，同时从事着几种不同的活动。在一般情况下，人们的注意在一定时间内，只能指向和集中于一定的事物。这就是所谓的"一心不能二用"。但是，在日常生活中，却经常要求人们同时去注意更多的事物，如学生边听讲边做笔记；歌手自弹自唱，边歌边舞；护士一边做基础护理，一边与患者交谈等。

注意分配的条件是，所从事的活动中必须有一些活动是非常熟练的，甚至于已经达到了自动化的程度。注意分配的能力是因人而异的，有人能够毫不紊乱地同时进行几种活动，有人则感到很困难。其关键在于是否通过艰苦练习，形成大脑皮质上各种各样牢固的神经联系。

4. 注意的转移

注意的转移是指由于任务的变化，把注意有目的地从一种对象转移到另一种对象上。注意的转移是主动进行的，转移的速度和质量取决于前后两种活动的性质和个体对这两种活动的态度。

注意的转移不同于注意的分散。前者是根据任务需要，有目的地、主动地转换注意对象，为的是提高活动效率，保证活动的顺利完成。例如，护士为患者 A 做好基础护理后，接着给患者 B 做术前准备。后者是由于外部刺激或主体内部因素的干扰作用引起的，离开了当前的任务，是消极被动的。例如，护士分发药品时，脑海里还回忆着电视剧的故事情节，就是注意分散的表现。

第五节 情绪与情感

一、情绪和情感的概述

认识活动是我们最基本的心理活动，伴随对事物的认识，还会产生其他一些心理现象。例如，得知亲友生病时人们会忧愁难过，病愈康复后会满心欢喜；我们为国家取得重大科技成就而欢欣鼓舞，对影响世界和平和国家稳定的行为义愤填膺等，这种伴随着认识活动产生的喜、怒、哀、愁等心理现象属于情绪和情感过程。

（一）情绪和情感的概念

情绪（emotion）和情感（affection）是有机体反映客观事物与主体需要之间的关系的态度体验。认识过程反映的是事物本身具备的特点和规律，情绪情感反映的是客观外界事物与主体需要之间的关系。外界事物符合主体的需要，就会引起积极的情绪体验；否则便会引起消极的情绪体验。在生活中，我们经常说人与人之间"雪中送炭"或者"雪上加霜"，指的是某些事物符合或不符合人的需要而引起不同的情绪和情感体验。

情绪和情感会引起一定的生理上的变化，包括心率、血压、呼吸和血管容积上的变化。如愉快时面部微血管舒张，害怕时脸变白、血压升高、心跳加快、呼吸减慢等。

（二）情绪和情感的区别和联系

首先，情绪出现较早，多与人的生理性需要相联系；情感出现较晚，多与人的社会性需要相联系。婴儿一生下来，就有哭、笑等情绪表现，而且多与食物、水、温暖、困倦等生理性需要相关，情绪是人和动物共有的。情感是随着心智的成熟和社会认知的发展而产生的，多与交往、求知、人生追求等社会性需要有关。因此，只有人才会有情感。

其次，情绪具有情境性和暂时性；情感则具有深刻性和稳定性。情绪常随着活动场合的改变和人、事的转换而变化。所以，有的人情绪表现常会喜怒无常，很难持久。情感可以说是在多次情绪体验的基础上形成的稳定的态度体验，因为如此，情感特征常被作为人的个性和道德品质评价的重要方面。

最后，情绪具有冲动性和明显的外部表现；情感则比较内隐。人在情绪左右下常常不能自控，高兴时眉飞色舞，烦闷时垂头丧气，愤怒时暴跳如雷。情感更多的是内心的体验，深沉而且持久，不会轻易流露出来。

情绪和情感虽然不尽相同，但却是不可分割的。二者实际上是同一心理现象的两个不同的方面：情感是在多次情绪体验的基础上形成的，并通过情绪表现出来；反过来，情绪的表现和变化又受已形成的情感的制约。

二、情绪和情感的外部表现

情绪和情感虽然是一种内心的态度体验，但常常伴随着外部表现，如人的面部表情、身体姿态以及言语表达等。情感的外部行为特征就叫做表情。借助表情，个体在人际交往中更好地传达信息、交流情感，还可以"察言观色"，在别人的举手投足间洞悉他的内心感受。

根据表情的发生部位和方式的不同，可将表情分为面部表情、体态表情和言语表情。

1. 面部表情

面部表情是通过眼、眉、嘴和脸颊部肌肉变化来表现情绪状态。人的眼神变化是面部表情最重要的体现，其次是嘴角和眉头肌肉的变化。一个人喜悦时，眉头舒展，双目含笑，颧肌收缩，嘴角上扬；悲伤时则眉头紧锁，目光呆滞，嘴角下垂，愁容满面；愤怒时双眉倒竖，怒目圆睁，颧肌抽搐，嘴角外撇甚至咬牙切齿。

2. 体态表情

体态表情是身体各部分的表情动作。兴奋时手舞足蹈，悲痛时顿足捶胸，愤怒时双拳紧握，焦虑时坐卧不宁，这些躯体动作特征可以真切地流露出一个人的内在情感。在体态表情中，手势是重要的表达形式。人们在语言表达中常常辅以各种手势，尤其存在语言沟通障碍时，手势就发挥着独特的不可替代的作用。

3. 言语表情

言语表情是指情感发生的同时，个体在语言的声调、节奏和速度等方面的特征。言语表情强调的不是言语的内容，而是语音的高低、强弱，以及语调的变化。评书演员表演中，时而娓娓道来，时而语调激昂，有时甚至声嘶力竭，渲染出各种人物的情绪色彩。护理工作中，护士可以通过患者的话语多少、语速急缓等揣摩患者心理的微妙变化。

三、情绪和情感的种类

（一）情绪的分类

情绪本身是非常复杂的，因此要对情绪进行准确的分类就显得尤为困难。许多研究者对此进行了长期的探索，其中有两种分类方法颇具代表性。

1. 基本情绪

我国古代有喜、怒、忧、思、悲、恐、惊的"七情说"。一般认为有四种基本情绪，即快乐、愤怒、恐惧和悲哀。

快乐是指一个人盼望和追求的目的达到后产生的情绪体验。快乐有强度的差异，从愉快、兴奋到狂喜，这种差异与所追求的目的对自身的意义以及实现的难易程度有关。

愤怒是指所追求的目的受到阻碍，愿望无法实现时产生的情绪体验。愤怒时紧张感增加，有时不能自我控制，甚至出现攻击行为。

恐惧是企图摆脱和逃避某种危险情景而又无力应付时产生的情绪体验。恐惧的产生不仅仅由于危险情景的存在，还与个人排除危险的能力和应对危险的手段有关。

悲哀是指心爱的事物失去时，或理想和愿望破灭时产生的情绪体验。悲哀的程度取决于失去的事物对自己的重要性和价值。

2. 情绪状态

按情绪发生的速度、强度和持续时间的长短的不同，情绪的状态划分为心境、激情和应激。

（1）心境（state of mind）　心境是一种微弱、持久而又具有弥漫性的情绪体验状态。心境就是通常我们说的"心情"。心境所持续的时间短的只有几小时，长的可到几周、几个月，甚至更长的时间。心境并不是对某一事件的特定体验，而是以同样的态度对待所有的事件，让所遇到的事件都产生和当时的心境同样的色调。心境具有弥散性和长期性。"人逢喜事精神爽"、"感时花溅泪，恨别鸟惊心"就是心境的写照。

心境产生的原因有很多。生活中的顺境和逆境，工作、学习上的成功和失败，人际关系的亲与疏，个人健康的好与坏，自然气候的变化，都可能引起某种心境。但心境并不完全取决于外部因素，还与人的世界观和人生观密切相关。一个有高尚人生追求的人会无视人生的失意和挫折，始终以乐观的心境面对生活。心境可对个体的生活、工作和健康会发生重要的影响，积极乐观的心境会提高人的活动效率，增强克服困难的信心，有益于健康；消极悲观的心境会降低人活动的效率，无法正常工作和交往，使人消沉，甚至导致一些心身疾病。所以，保持一种积极健康、乐观向上的心境对每个人都有重要意义。

（2）激情（passion） 激情是一种爆发强烈而持续时间短暂的情绪状态。人们在生活中的狂喜、暴怒、痛不欲生和极度的恐惧等都是激情的表现。激情具有爆发性和冲动性，同时伴随有明显的生理反应和外部行为表现。

激情往往由重大的、突如其来的事件或激烈的意向冲突引起。激情既有积极的，也有消极的。一方面，激情可以激发内在的心理能量，成为行为的巨大动力。例如，董存瑞手托炸药包，攻陷敌阵；女排运动员奋力拼搏，勇夺金牌。但另一方面，激情也有很大的破坏性和危害性。在激情状态下，人的认识范围变得狭窄，分析能力和自我控制能力降低，甚至铤而走险，伤人、毁物，甚至自杀。人应该善于控制自己的激情，学会做自己情绪的主人。

（3）应激（stress） 应激是在出现意外事件和遇到危险情景的情况下所出现的高度紧张的情绪状态。例如，在日常生活中突发火灾、地震、交通事故；下夜班途中突然遭到歹徒的抢劫；患者的生理指标突然异常等，无论天灾还是人祸，这些突发事件常常使人们心理上高度警觉和紧张，都是应激的表现。积极的应激反应表现为沉着冷静、急中生智、转危为安；消极的应激反应表现为惊慌失措、急中丧智，加剧了事态的严重性。这两种截然不同的行为表现，既与个人的能力和素质有关，也与平时的训练和经验积累有关。

应激状态可通过机体生理机能的变化和调节来进行适应性的防御，以应付外界突如其来的刺激和高度紧张的环境。如果应激状态长期持续，机体的适应能力将会受到损害，结果会导致疾病的产生。加拿大心理学家塞里（Selye）把整个应激反应过程分为动员、阻抗和衰竭三个阶段：首先是有机体通过自身生理机能的变化和调整做好防御性的准备；其次是借助呼吸心率变化和血糖增加等调动内在潜能，应对环境变化；最后当刺激不能及时消除，持续的阻抗使得内在功能受损，防御能力下降，从而导致疾病甚至猝死。

（二）情感的种类

情感是同人的社会性需要相联系的态度体验，人的社会性情感主要有道德感、理智感和美感。

1. 道德感

道德感（moral feeling）是按照一定的道德标准评价自己或他人的思想和言行时所产生的主观体验。不同的时代、不同的阶级有不同的道德标准，社会主义国家，崇尚爱国主义、集体主义、无私奉献和尊老爱幼等。当个体或他人的思想和言行符合道德标准时，就会感到自豪、愉快、赞赏；相反，就会感到悔恨、内疚、憎恶。显然，这些情感体验具有明显的自觉性，能对人的行为产生调控和监督作用。

道德感是情感的核心。在青年期，随着世界观的初步形成和人生理想的确立，道德感也更为独立和稳定，对人的行为有一种持久而强大的推动力。

2. 理智感

理智感（rational feeling）是在智力活动过程中所产生的情感体验。例如，对未知事物的好奇心、求知欲和认知的兴趣；在解决问题过程中表现出来的怀疑、困惑、惊讶，以及问题解决时的喜悦和幸福等都是理智感。

理智感不仅产生于智力活动，而且对推动人学习科学知识，探索科学奥秘有积极的作用。当一个人认识到知识的价值和真理的意义，感到获得知识的乐趣，以及追求真理过程中的幸福感时，就会以一种忘我的奉献精神投入到学习和工作中。

3. 美感

美感（aesthetic feeling）是用一定的审美标准来评价事物时所产生的情感体验。美感受社会生活条件的限制。不同民族、不同阶层的人们对美的评价标准不尽相同，对美的体验也自然不同。美可以分为自然美、社会美和艺术美。自然美来自自然环境，如大自然的湖光山色，风花雪月。社会美来自人的行为和修养，如人们善良、纯朴的品质，无私奉献、舍己救人的行为。艺术美来自文学艺术作品，如名著名画、建筑雕塑、工艺品等。

美感体验的强度受人的审美能力和知识经验的制约，对美感的培养和进行美的教育是精神文明建设的重要组成部分。积极、健康的审美情趣可以促进护士的身心健康。

四、情绪和情感的功能

1. 信号传递功能

信息传递功能是指在人际交往中，人们在借助语言进行交流之外，还通过情感的流露来传递自己的思想和意图。心理学家阿尔伯特在对英语国家人们的交往状况进行研究后发现，在日常生活中，55%的信息是靠非言语表情传递的，38%的信息是靠言语表情传递的，只有7%的信息是靠言语传递的。

情绪情感的这种功能是通过表情来实现的，其中，面部表情和体态表情更能突破一些距离和场合的限制，发挥独特的沟通作用。表情还与身体的健康状况有关，医生常把表情作为诊断的指标之一，中医的望、闻、问、切的"望"包括对表情的观察。

2. 行为调控功能

行为调控功能是指情感可以促进或抑制人的行为。一般来说，良好的情感可以提高活动的积极性，推动活动的顺利进行；不良的情感则会降低活动的积极性，阻碍活动目标的顺利实现。但在有些时候，看起来是不良情感的悲伤、愤怒等也能激发和促进个体的行为。古有越王勾践卧薪尝胆，重整山河；而今，许多见义勇为者对丑恶的现象，挺身而出，维护社会的正义和良知。

3. 身心保健功能

身心保健功能是指情感对一个人的身心健康的维护作用。古人云，"笑一笑十年少，愁一愁白了头"。在社会不断发展进步的同时，随着生活节奏的加快，社会竞争的加剧，面对成败得失，人们不可避免地会出现情绪的波动，进而影响到身体健康。

情绪情感作为心理因素的一个重要方面，它同身体健康的关系早已受到人们的关注。在一项动物实验中，用电击来使白鼠产生恐惧反应，造成三种不同的情境：第一种是无力对危险刺激加以控制，处于长期的恐惧压力下；第二种能预测危险刺激的发生，处于能预测的情境压力下；第三种不遭受电击，没有强烈的负性情绪。实验结果，处于第一种环境中的白鼠由于长期的恐惧情绪，使得胃液中盐酸分泌过多，导致了严重的胃溃疡；第二种环境中的白鼠得了较轻的胃溃疡；第三种环境中的白鼠则安然无恙。因此，护理实践中，对患者的不良情绪进行控制、引导，代之以积极乐观的情绪，不但能有效地防治心身疾病，还会战胜病魔，创造医学史上的奇迹。

第六节 意 志

一、意志概述

（一）意志的概念

意志（will）是指人们自觉地确定目的，根据目的调节和支配自己的行为，并通过克服困难实现预定目的的心理过程。意志行动是人类所特有的，只有人类才能预先自觉地确定行动目的，有意识地调节自己的行为。意志对行动的支配和调节体现在两个方面：一是表现为推动人们从事达到目的的行动；二是表现为阻止和克制与预定目的相违背的愿望与行动。但意志调节功能的这两个方面统一在实际活动中。例如，学生为学好专业知识，认真听讲，遵守纪律，课下大多时间去图书馆学习，不泡网吧打游戏等。通过发动和抑制这两种作用，意志实现着对人的行为的支配和调节，保证了活动目的的顺利实现。

（二）意志行动的特征

意志总是体现在行动中，我们常把受意志支配的行动称为意志行动。但并非人类的所有行动都属于意志行动。意志行动有以下三方面的特征。

1. **具有自觉目的性**

人之所以不同于动物，就在于人在从事某种活动之前，活动的目的就以观念的形式存在于人脑之中，并主动地调节、支配人的行为。意志不仅能够调节人的外部动作，还可以调节人的心理状态。目的越明确，越远大，意志水平就越高。

2. **以随意动作为基础**

随意动作是指由意识控制的、后天学会的、有目的的动作，它受人的意志的调节和控制，具有一定的目的性。如护理专业的学生练习打针、输液、灌肠、洗胃等技能。一系列随意动作的统一就组成了人的意志行动，随意动作水平越高，越容易达到行动目的。

3. **与克服困难相联系**

意志行动是具有自觉目的性的行动，但在目的确立与实现的过程中，往往会遇到种种困难。因此，意志行动是与克服困难相联系的行动。意志行动中需要克服两类困难：一类是外部困难，指外来的各种阻力，如物资设备不足，社会环境所限、自然条件恶劣等；另一类是内部困难，指主体在心理和生理方面的障碍，一般指情绪干扰、知识经验不足、性格胆怯、健康欠佳等。一个人意志的坚强水平，是以行动中所遇到的困难的大小、性质以及克服困难的难易程度来衡量。

意志行动的三个基本特征是相互联系的：目的性是意志行动的前提；随意运动是意志行动的基础；克服困难是意志行动的核心。

二、意志行动的基本阶段

意志行动的实现过程是意志心理过程的完整展现，它不仅是行动的外部表现过程，还包括心理对行动的内部组织和调节。因此，意志行动的心理过程主要分为两个阶段：采取决定阶段和执行决定阶段。

（一）采取决定阶段

采取决定阶段是意志行动的初始阶段，也是内部决策阶段。这个阶段虽然在意志行动实现过程中不易被觉察，但却对具体行动的发动和活动目的的实现有极其重要的作用。在采取决定阶段，包括以下四个环节。

1. 动机冲突

在同一时间内，个体的多种需要不可能同时得到满足，就会导致内心的矛盾冲突，引起动机冲突。动机冲突一般有以下几种表现。

（1）双趋冲突（approach-approach conflict） 当一个人同时并存两种具有同样的吸引力、能满足需要的目标，但只能选择其中之一时所产生的动机冲突叫双趋冲突。"鱼和熊掌不可兼得"就是这种动机冲突的体现。

（2）双避冲突（avoidance-avoidance conflict） 当一个人同时遇到两种都想躲避的威胁，而又必须接受其一，这种左右为难的矛盾心理称为双避冲突。比如一位癌症患者，可能必须在手术和药物治疗之间做出选择。手术会给自己带来很大危险和痛苦，而药物疗效又不确定、副作用大，便会陷入双避冲突之中。

（3）趋避冲突（approach-avoidance conflict） 当一个人对同一个目标产生两种相反的动机时所产生的冲突叫趋避冲突。例如，一个脑卒中患者既想通过手术医治自己的疾病，又担心手术会出现意外。这种对同一目标兼有好恶的矛盾心理状态就是趋避冲突。

（4）多重趋避冲突（multiple approach-avoidance conflict） 当一个人面对两个或两个以上的目标，而每一个目标分别具有吸引和排斥两方面的作用时，引起的动机冲突叫多重趋避冲突。在多数情况下，个体存在着复杂多样的动机，如购物、出行、求医、升学、就业乃至择偶过程中都需要较长的时间考虑得失和权衡利弊。

2. 确定行动目的

在动机冲突中明确了行动的主导动机之后，行动的方向和目的就容易确定。作为意志行动都要有预先确定的行动目的，这是意志行动产生的重要环节。

目的有高尚和卑劣之分，最终应确立既有益于社会也有益于个人的行动目的。目的也有远近、主次的不同。一般来讲，我们总是要先实现近景目标，再实现远景目标。

3. 选择行动方法

行动目的一经确立，就需要选择适宜的行动方式和方法。在许多情况下，达到同一个行动目的的方式和方法可能不止一种，就需要进行选择。首先要比较不同方式和方法间的优缺点，能否顺利有效地达到行动目的。其次还要考虑行动方式和方法是否符合公众利益和社会道德。

4. 制订行动计划

在选定了行动目的和行动方法之后，在采取决定之前，还有一个步骤是制订行动计划。例如，临床手术，术前必须制订手术方案，要综合考虑主、客观因素，力争周密而严谨。一个切实可行的计划将为执行决定阶段打下一个良好的基础。

（二）执行决定阶段

在一系列内部决策完成之后，意志行动的下一步就在于执行所作出的决定。因为即使动机再高尚，行动目的再明确，方法和手段再完善，如果不去采取实际行动，这一切也只是空中楼阁，毫无意义。因此，执行决定阶段是意志行动的关键阶段。

由于执行决定是在实际行动过程中完成的，因而所遇到的困难必然会更多、更复杂。在执行阶段由于新情况、新问题的出现，使人措手不及而产生的惊慌、彷徨；由于有关知识的缺乏和经验的不足而犯错误，遭受挫折而产生畏难情绪等。在这些情况下，个体需要反复修订行动方案、调整行动的方法和手段，最终完成意志行动。当然，如果有不可抗拒的客观原因使得决定无法执行，就应该果断终止原定计划，再作新的打算，这仍然是意志行动的良好表现。

三、意志品质

意志品质是个体在意志行动中形成的比较稳定的意志特点或特征。主要表现在自觉性、果断性、坚韧性、自制性四个方面。

1. 自觉性

意志的自觉性是指个体自觉地确定行动目的，并独立自主地采取决定和执行决定。意志品质的自觉性应该是为了实现预定目的，既坚持正确的决策，不为他人所动，又能及时听取合理化建议，修正不合理的地方。与自觉性相反的表现是易受暗示和独断。易受暗示指缺乏主见，人云亦云，表现出过多的屈从和盲从。独断指容易从主观出发，一意孤行，刚愎自用，听不进中肯的意见和合理的建议。

2. 果断性

意志的果断性是指面对复杂多变的情境，能够迅速而有效地采取决定，并实现作出的决定。果断性与一个人的信仰和人生观有密切的联系，在全面地考虑行动的各个环节和环境的诸多因素的基础上，明辨是非，当机立断，甚至不惜牺牲自己的利益。与果断性相反的品质是优柔寡断和武断。前者面临选择常犹豫不决，患得患失，过于小心。后者是指处事冲动鲁莽，不等到时机成熟就贸然行动。

3. 坚韧性

意志的坚韧性是指在执行决定阶段能克服困难和干扰，百折不挠，坚持到底。意志的坚韧性在于既能坚持原则，抵制各种内外干扰，又能审时度势，灵活机动地达到预定目的。与坚韧性相反的品质是动摇或执拗。前者在意志行动之初，热情高涨，干劲十足，一旦遇到困难，就灰心丧气，半途而废。后者在明确目标后，就一成不变地按计划行事，即使主、客观条件发生了变化，也不能审时度势，平时我们说某人总是"一条道走到黑"，就是指行为过于执拗。

4. 自制性

意志的自制性是指能够控制和调节自己的情绪和言行。与自制性相反的品质是怯懦和任性。怯懦是个体在行动上畏缩不前，遇到情况易惊慌失措，不能自控。任性是个体对自己的情绪和言行不善约束，随心所欲，易放任自己。

思考题

1. 简述遗忘的规律，结合自己的实际谈如何提高学习效率。
2. 情绪的外部表现有哪些？在生活中如何尝试识别他人的情绪状态？
3. 简述动机冲突的类型，举例说明动机冲突在生活中的表现。

（聂艳霞）

第三章 人格

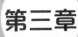

【学习目标】
1. 掌握马斯洛需要层次理论及意义、能力发展的一般规律和影响能力发展的因素、气质类型。
2. 熟悉需要的分类、动机的种类、性格的类型和意义。
3. 会运用人格理论解释临床工作和日常生活中的心理现象。

> **案例导入**
>
> **案例回放**：一位老教授昔日培养的三位得意门生如今都是事业有成，一位在官场上春风得意，一位在商场上捷报频传，一位埋头做学问，如今也苦尽甘来，成为学术明星。于是有人问老教授："你认为三人中哪位会更有出息？"老教授说："现在还看不出来，人生的较量有三个层次，最低层次是技巧的较量，其次是智慧的较量，他们现在正处于这一层次，而最高层次的较量则是人格的较量，因此目前阶段还看不出来哪位会更有出息。"
>
> **思考问题**：为什么老教授认为人生最高层次的较量是人格的较量？

第一节 人格概述

人格（personality）一词源于拉丁文的"persona"，本意指的是面具（mask），就是演戏时为了应剧情的需要所画的脸谱。这实际上包含着两层意思：一是指个人在生活上展现于众的外在我；二是指个人被遮掩起来的真正的自我。

一、人格的概念

不同研究者对人格理解不同，对人格所下的定义也很不相同，迄今为止，也没有一个人格定义是被学者们一致认可的。这里采用的是著名心理学家奥尔波特对人格的定义："人格是个体内在心理物理系统中的动力组织，它决定一个人独有的行为和思想"。根据人格的不同层次、不同水平及表现形式，可将人格分为人格倾向性和人格心理特征。人格倾向性包括需要、动机、兴趣等，人格心理特征主要包括能力、气质和性格。

二、人格的特征

人格具有整体性、稳定性、独特性及社会性四个基本特征。

1. 整体性

整体性指虽然人格有多种成分，如能力、性格、动机、需要等，但是它们并不是孤立存在的，而是密切联系，形成一个有机组织。人的行为并不是某个独特成分独自运作的结果，而总是各个部分紧密联系，协调一致的结果。

2. 稳定性

人格的稳定性表现在两个方面：跨时间的稳定性和跨情境的稳定性。跨时间的稳定性主要指昨天的我、今天的我和明天的我是同一个我；一个外倾的学生不仅在学校里善于社交，在校外活动中也喜欢聚会，这就是人格跨情境的稳定性。但是人格的稳定性并不排除可变性，随着年龄增长，人格特征的表现方式可能有所不同；此外，一些对个人有决定性影响的环境或事件也可能对人格造成影响。如果人格在无明显诱因的前提下发生突然变化，则可能是心理障碍的一种表现。

3. 独特性

现实生活中的每个人，都有其独特的人格特点，即使同卵双生子，具有极为相似的生物遗传特征，也同样具有自己的独特性。人格的这种独特性，不仅可以通过人格测验测查出来，而且在日常生活中也能大致观察出来。

4. 社会性

人格是社会的人所特有的，是人在社会化过程中逐渐形成的。比如在绪论中提到的狼孩，由于出生后社会接触被剥夺，因此不可能成为真正的人，不能形成人格。人格的社会性并不排除自然性，人格还受个体生物特性的制约，是在个体的遗传和生物性基础上形成的。但是构成人本质因素是人的社会性。

三、人格形成的影响因素

人格形成受多种因素影响，包括生物因素、环境因素、社会实践和自我教育等。

（一）生物因素

生物因素是人格形成和发展的自然基础，遗传起主要作用。个体的神经系统（特别是脑）的特性、体内的生化物质是人格形成的基础，而身体外貌对人格的形成也有一定的影响。比如符合社会期望的身体外貌可能使人更加自信，而有生理缺陷的人较容易产生自卑感，但是生理缺陷也会激发人们去追求优越。总之，生物因素只为人格的形成和发展提供了一种可能性，不能决定人格的发展。

（二）环境因素

生物因素为人格发展提供了可能性，人格形成和发展方向的决定因素是环境。按照个体成长过程中接触环境的顺序，依次是家庭、学校和社会文化环境。

1. 家庭因素

家庭是个体最早接触的环境，比如家庭结构的类型、父母的教养方式、言行榜样、经济社会条件和家庭子女的多少等都会对儿童人格的形成起重要作用。父母对子女的教养方式是最重要的家庭因素。父母是孩子最早的教师，父母的言行对儿童的性格形成有潜移默化的作用。父母对孩子持有民主、平等的态度，容易建立良好融洽的亲子关系，有利于保持儿童稳定的情绪，形成自尊、自信、友善等人格特点。父母之间关系和睦，互相尊敬和理解，形成支持性的家庭气氛，也对孩子的人格形成有积极影响。

2. 学校因素

由于多数父母需要工作以及家庭事务社会化服务的趋势，个体自出生后，有相当长的时间是在教育机构度过的。因此，各级教育机构，特别是学校课堂教学的内容、班集体的气氛、师生之间的关系和教师的管理教育方式、教师的作风、态度以及思想品质等，对人格的形成和发展有着深刻的影响，其中管理教育方式的影响尤为深刻。如民主的管理教育方式，容易形成情绪稳定、积极、友好等人格特征。随着年龄增长，教师的影响力下降，同辈的影响力上升。

3. 社会文化环境

本书绪论中狼孩的实例充分证明了，一个身体健全的儿童，如果出生后由于某种原因被剥夺了与人类文化环境接触的机会，就不可能形成人的心理和行为。不同社会文化背景下，人们的性格特点也有较大差异。比如生活在北极的爱斯基摩人，以渔猎为生，形成了独立、敢于冒险的性格；而生活在西班牙南部山区的塞姆人，以种植粮食为主，形成了老实、服从、保守的性格。

（三）社会实践

个人从事的实践活动，是制约人格形成和发展的要素之一。特定的实践活动，要求人反复地扮演与某种活动相适应的角色，久而久之，便形成和发展与这一活动所必需的人格特点。不同的实践活动要求不同的人格特点，同时又造就和发展了相应的人格特点。

（四）自我教育

人在实践活动中，在接受环境影响的同时，个人的主观能动性也在起着积极的作用。人是一个自我调节的系统，环境因素及一切外来的影响都必须通过个体的自我调节才能起作用。一个人在人格形成的过程中，从环境接受什么、拒绝什么，或希望成为什么样的人、不希望成为什么样的人，是有一定的自主权的，这取决于每个人对自己采取怎样的自我教育。因此，从某种意义上说，人格也是自己塑造的。

第二节　需要和动机

一、需要

（一）需要的概述

需要（need）是个体内部的一种不平衡状态，是个体对一定事物的需求和追求。需要是个体为求得生存和发展而产生的。个体要生长、活动，就需要进食、饮水、呼吸新鲜的空气以补充有机体能量的消耗；种族要延续，就需要繁衍和养育后代；人在社会上生活，就需要工作，需要人际关系。

需要有一定的对象，即需要都要有一定的条件才能得到满足。需要也总是发展的，一种需要满足了，新的需要又会产生，需要是没有止境的。人的需要又是受社会制约的，无论需要的性质，还是满足需要的对象和方式，都与动物有本质的不同。对需要的认识便形成人行动的动机，推动人们去追求需要的满足；需要越强烈，越迫切，由它引发的行为就越强有力。

（二）需要的分类

1. 按需要的起源分类

按需要的起源，可把需要分为自然需要和社会需要。自然需要是个体为维持其生命和延续后代而产生的需要，如对食物、水、排泄和繁衍的需要等。自然需要是人和动物共有的，但人的自然需要因受社会历史的制约，也与动物的自然需要有了本质的区别。社会需要是人类在社会生活中形成的，是为了维护社会的存在和发展而产生的，对劳动、交往、友谊、成就、知识、道德等的需要就是社会需要。社会需要是人所特有的，处在社会历史发展的不同阶段，或是处在不同经济地位和社会制度下的人们的社会需要也是不同的。

2. 按需要所指向的对象分类

按照需要所指向的对象，又可将需要分为物质需要和精神需要。物质需要是指个体对物质，如衣食住行和日常用品的需求。精神需要是指对精神文化对象的需求，如对知识和创造的渴求，对美的享受和交往、友谊等的需求。

（三）需要的层次理论

美国心理学家马斯洛（Abraham H. Maslow）的需要层次理论认为：人的需要是由以下五个层次构成的（图 3-1）。

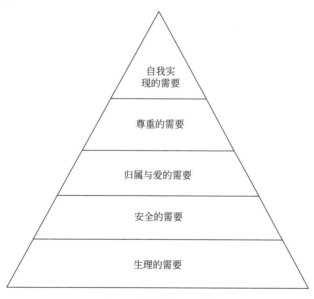

图 3-1　人类需要的层次

1. 生理的需要

对食物、水、空气、睡眠、性等的需要，是维持个体生存和种族发展的需要。它是人类最原始、也是最基本的需要，在人类的一切需要中是最需要优先加以满足的。

2. 安全的需要

人希望有稳定的职业，有生活的保障，喜欢处在安全、有秩序、可以预测的环境中，并愿意选择熟悉和已知的工作。这种需要得到满足，人就会有安全感；否则就会引起威胁感和恐惧感。马斯洛认为，安全需要与生理需要都属于低级需要。

3. 归属与爱的需要

人希望归属于某一团体，成为其中的一员；希望有知心朋友，和同事保持友好的关系；渴望得到爱并把爱给予别人。

4. 尊重的需要

尊重的需要指人们希望得到一种稳固的高评价，包括自尊和受到他人的尊重。这种需要是和人们渴望富有实力、成就、名誉、声望、获得独立与自由相联系的。这种需要的满足，会使人产生信心，感到自己存在的价值，并满怀工作的热情，否则便会产生自卑感，使人丧失对自己的信心。

5. 自我实现的需要

自我实现的需要表现为实现自己的理想、抱负，追求充分发挥自己的潜在能力并达到完善化。

马斯洛认为需要都是先天的。从发生上看，需要呈波浪式由低层次向高层次发展。越是低层的需要，强度越大；越是上层的需要，强度越小。在下层需要没有得到满足时，上层需要就被抑制；只有满足了下层需要，才能把上层的需要释放出来。马斯洛还认为，每一时刻最占优势的需要支配着一个人的意识，成为组织他行为的核心力量；已经满足了的需要，就不再是行为的积极推动力。

马斯洛提出的这五种需要，也是临床上患者经常出现的心理需要。患者患病期间某些生理需要的满足会受到阻碍或威胁，而这不仅直接影响生理功能，对患者的情绪也有很大影响；再比如患者住院后面对完全陌生的环境，归属于爱的需要就显得尤为迫切；而某些癌症患者化疗后佩戴假发，就是为了满足自己尊重的需要。因此在临床工作中，我们要深刻了解患者的心理需要，才能更好地"对症下药"，进行有效的心理护理。

二、动机

（一）动机的概念

动机（motivation）是由于个人的某种需要所引起的行为指向，是直接推动个体活动以达到一定目的的内部动力。动机是在需要的基础上产生的，无论是物质的需要还是精神的需要，只要它以意向、兴趣、愿望或信念的形式指向一定的对象，并激发起人的活动，就可构成活动的动机。

（二）动机的种类

1. 按动机的性质分类

根据动机的性质，分为生理性动机和社会性动机。生理性动机也称驱力，它以有机体自身的生物性需要为基础，如饥、渴、疼痛、母性、性欲、睡眠等。由于人是社会的实体，人的生物学需要以及满足这些需要的手段，都将受到人类社会生活的影响。因此，人的生理性需要也必然打上社会生活的烙印。社会性动机以人的社会文化的需要为基础。人有权利的需要、社会交往的需要、成就的需要、认识的需要等，因而产生了相应的权利动机、交往动机、成就动机和认识动机等。

2. 按学习在动机形成和发展中所起的作用分类

根据学习在动机形成和发展中所起的作用，分为原始动机与习得动机。原始动机是与生俱来的，它们是以人的本能的需要为基础的。如饥、渴、母性等都属于原始动机。习得动机是指后天获得的各种动机，是经过学习产生和发展起来的动机。如人的恐惧和获得赞许的动机等。

3. 按动机的来源分类

根据动机的来源，分为外在动机和内在动机。外在动机是指人在外界的要求与外力的作用下所产生的行为动机。如儿童为得到父母或老师的奖赏而学习或为避免惩罚而遵守纪律。内在动机是指由个体内在需要引起的动机。如因为对某一学科感兴趣而主动学习。外在动机和内在动机的划分不是绝对的。外界的要求必须转化为人的内部需要，才能成为活动的推动力。在儿童动机发展的早期，外在动机具有重要的意义。

第三节 能 力

一、能力与智力概述

能力（ability）是制约人们完成某项活动的质量和数量水平的个性心理特征。能力在活动中体现，在活动中发展，并直接影响着人的活动效率和水平。

能力可以分为一般能力和特殊能力。一般能力包括观察力、记忆力、注意力、思维力、想象力。它适用于广泛的活动范围，保证人们较容易和有效地掌握知识。一般能力具有普遍意义，学习、工作、发明创造等任何活动的顺利完成，都离不开一般能力。特殊能力只在特殊活动领域内发生作用，如节奏感、色彩鉴别能力、运动能力等。这些特殊能力对于完成相应的专业活动是必须具备的。一般能力与特殊能力在活动中的关系是辩证统一的，一般能力的发展，为特殊能力的发展创造了有利的条件；在各种活动中发展特殊能力的同时，也会促进一般能力的发展。要顺利地完成某种复杂的活动，往往需要有几种能力的完备结合。

智力（intelligence）又称智能，指人们在获得知识以及运用知识解决问题时所必须具备的心理条件或特征，其核心是理解、判断或抽象思维能力。智力就是一般能力。

二、能力发展的一般趋势与个体差异

能力是不断发展的，能力的发展有一定的趋势，又存在个体的差异。

（一）能力发展的一般趋势

1. 童年期和少年期是某些能力发展最重要的时期

从三四岁到十二三岁，智力的发展与年龄的增长几乎等速，以后随着年龄的增长，智力发展趋于缓和。

2. 人的智力在 18～25 岁间达到顶峰

1933 年，琼斯（A. E. Jones）和康拉德（A. S. Conrad）检测了 10～60 岁的 1191 人，

发现智力最高峰位于19～21岁；1932年，迈尔斯夫妇（Miles & Miles）检测了7～92岁的832人，发现智力最高峰位于18岁时；1944～1955年，韦克斯勒（Wechsler）发表论文称，男性25～34岁、女子20～24岁是智力高峰。1969年，心理学家格林测试了24～64岁的个体智商，认为智力在40岁才会增长到最高峰，并且此后也不会迅速下降。此外，智力的不同成分到达顶峰的时间是不一样的。1956开始的"西雅图纵向研究（Seattle Longitudinal Study）"追踪了5000多25～88岁的人35年，发现归纳推理、空间定向和言语流畅三种能力的最高峰出现在25岁前后，语言理解的高峰出现在39岁，数学能力高峰则在45岁，不同认知能力间的差异相当大。而我国的研究显示，大部分人在35岁后智力才开始下降。

3. 晶体智力和流体智力

著名心理学家卡特尔（Raymond B. Cattell）根据对智力测验结果的分析，将人的智力分为两类：其一为流体智力（fluid intelligences），指一般的学习和行为能力，主要作用是学习新知识和解决新异问题，它主要受人的生物学因素影响。其二为晶体智力（crystallized intelligences），指已获得的知识和技能，它的主要作用是处理熟悉的、已加工过的问题。晶体智力一部分是由教育和经验决定的，一部分是早期流体智力发展的结果。人的流体智力在中年之后有下降的趋势，而晶体智力在人的一生中是稳步上升的。

4. 成年期是能力发展最稳定的时期

成年期是人生最漫长的时期，也是能力发展最稳定的时期。

（二）能力发展的个体差异

1. 能力发展水平的差异

能力在不同的人身上，首先表现为一种具有普遍性的同质而不同量的东西，即能力高者各种作业的效率都高，能力低者各种作业效率都低，这就是用智商所表示的智力。大量的智力测量结果表明，人与人之间智商差异完全服从常态分配的规律。根据韦氏智力测验结果，把智商在130以上的叫做超常，在70以下（不含70）称为低常，普通人的智商在100左右，称为中常。

低常结合社会适应能力低下称为智力发育不全、智力落后、智力（精神）发育迟滞或智力缺陷。智力低常者的主要特点是心理发育迟滞，自理和社会生活适应显著困难。依据不同智力水平可以进一步分类。

① 轻度：智商70～50。能进行简单劳动，生活能够自理，但适应新环境较困难，学习困难。

② 中度：智商50～25。生活半自理，只能说简单字词。

③ 重度：智商25以下。生活不能自理，动作、言语等生活各方面都有困难。

2. 能力结构差异

由于多种因素的影响，每个人的智力结构是不同的。有的人擅长思维，有的擅长想象，有的擅长记忆等。以知觉为例，一些人的知觉属于综合型，其特点是富于概括性和整体性，但在分析方面较弱；一些人的知觉属于分析型，其特点是具有较强的分析力，对细节感知清晰，但整体性知觉不够好。有些人的知觉兼有上述两种特点，属于分析综合型。

3. 发展早晚的差异

智力的差异还可以表现在智力发展的早晚上。有的人在儿童时期就显露出非凡的智力和特殊能力，叫"人才早熟"。唐代诗人王勃6岁善文辞，10岁赋诗，13岁时写成不朽名篇

《滕王阁序》。但也有人智力表现较晚，即"大器晚成"。我国画家齐白石先生，40岁才表现出他的卓越绘画才能；达尔文在50多岁时才开始发表研究成果，写出名著的《物种起源》。

4. 能力的性别差异

研究发现，性别差异并未表现在一般智力因素上，而是反映在特殊智力因素中，比如数学能力、言语能力和空间能力等。

第四节　气　质

一、气质的概念

气质（temperament）是指人们常说的"脾气"和"禀性"，是表现在情绪和行动发生的速度、强度、持久性、灵活性等方面的动力性的个性心理特征。

气质是高级神经活动类型特征在后天活动中的表现，受生物规律制约比较明显。因此，每个人生来就具有一定的气质，仿佛是使一个人的全部心理活动都染上了个人独特的色彩，而且越在幼小的时候就越能表现出它的类型特征。由于气质是先天形成的，因此并无好坏之分。

二、气质类型学说

气质最早由古希腊医生希波克拉底（Hippocrates）提出来，后来罗马医生盖仑（Galen）作了整理。他们认为人有四种体液——血液、黏液、黄胆汁和黑胆汁，这四种体液在每个个体内所占比例不同，从而确定了胆汁质（黄胆汁占优势）、多血质（血液占优势）、黏液质（黏液占优势）和抑郁质（黑胆汁占优势）四种气质类型。其典型心理特征如下。

1. 胆汁质

情感发生迅速、强烈，思维灵活但粗枝大叶，为人热情、直率、争强好斗、勇敢果断，但易感情用事。即性情急躁，动作迅猛。

2. 多血质

这类人活泼、好动、反应迅速，喜欢与人交往，但是注意力容易转移，脾气急躁，情感容易产生也容易消失。即情绪活跃，动作灵敏。

3. 黏液质

平静、善于克制忍让，情绪平稳、表情平淡，安静稳重、踏踏实实、埋头苦干、有耐久力，态度持重、不卑不亢，但不够灵活、因循守旧。即性情沉着，动作迟缓。

4. 抑郁质

情感体验深刻持久、具有高度的情绪易感性，大都反应迟缓，不善交际，但善于觉察他人不易觉察的细节，具有内倾性。即性情脆弱，动作迟钝。

也可用一幅漫画形象地表示四种气质类型（图3-2）。

苏联著名心理学家巴甫洛夫用高级神经活动类型学说解释气质的生理基础。巴甫洛夫认为动物和人的神经系统具有两大功能——兴奋和抑制，构成神经活动的基本过程。神经系统在兴奋和抑制过程中，又有三种特性，即兴奋和抑制的强度、兴奋和抑制之间的均衡性以及兴奋和抑制之间互相转化的灵活性。巴甫洛夫依据这三种特性的不同结合，划分出高级神经

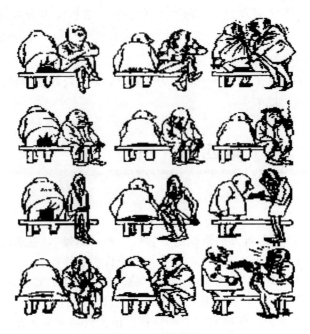

图 3-2　一顶帽子
（丹麦）皮特斯特鲁普著

活动的四种类型，分别与四种气质相对应（表3-1）。

表 3-1　高级神经活动类型与气质特征

神经类型（气质类型）	强度	均衡性	灵活性	行为特点
活泼型（多血质）	强	均衡	灵活	活泼好动，反应灵活，好交际
安静型（黏液质）	强	均衡	不灵活	安静、坚定，迟缓有节制，不好交际
兴奋型（胆汁质）	强	不均衡		攻击性强，易兴奋，不易拘束，不可抑制
抑制型（抑郁质）	弱			胆小畏缩，消极防御，反应强

三、气质的临床意义

了解一个人的气质，对临床工作具有重要意义。对于不同气质类型患者，护士在进行护理和沟通时要区别对待。比如对于胆汁质患者，护士要讲究效率，尽可能动作迅速，且态度要好，有耐心，语气温和，此时推荐一些治疗方法也较容易接受；面对多血质患者，要主动沟通，嘘寒问暖，联络感情，且要灵活多变，避免呆板；对于黏液质的患者，要给其自由的空间，不可过于热情，要主动沟通，了解其内心想法；面对抑郁质患者，语言表达一定要谨慎，态度端正，对于患者更要多多关注。

从心理卫生方面也应注意气质类型特征。属于兴奋型的人，如果受到超强的精神刺激，或是过度紧张与疲劳，可以使其本来就弱的抑制过程更加减弱，促使过度兴奋导致神经症或情感障碍。对抑制型的人来说，巨大的挫折或个人的极大不幸，都会使其脆弱的神经过程无法承受，可导致歇斯底里或其他心身疾病。

另外，气质的类型也可以成为职业选择的依据之一，某些气质类型的特征能为一个人从事某种职业提供有利条件。一般来说，需要迅速、灵活品质的工作对胆汁质和多血质的人比较适合，而黏液质和抑郁质的人比较适合做持久、细致的工作。

第五节 性 格

一、性格的概念

性格（character）指一个人在社会实践活动中所形成的对现实的稳定态度以及与之相适应的行为倾向性。它包含许多道德意义，主要体现在对自己、他人即周围事物的态度和采取的言行上。性格是人最核心的人格差异，是在后天环境中逐渐形成的。

性格和气质既有区别，又有密切联系。首先，气质按照自己的动力方式，给性格全部"打上烙印，涂上色彩"。例如，同样是助人为乐的性格特征，多血质在帮助别人时，往往动作敏捷，情感表露在外；而黏液质者则可能动作沉着，情感内敛。其次，气质可以影响性格特征的形成和发展速度。例如，自制力的形成，胆汁质的人需要经过极大的努力和克制；而抑郁质的人用不着特别抑制，容易形成。再次，性格对气质的影响也是明显的，在生活实践过程中所形成的稳定的态度体系和行为方式，可以在一定程度上掩盖或改造气质，使它服从于生活实践的要求。例如，从体质上和操作速度上来说，胆汁质和多血质的人适于当外科医生，但前者易轻率，后者缺乏耐心。以医生为例，要当好外科医生，适应特定的工作环境和实践的要求，这两种不同气质特征经过意志努力都会变。最后，不同气质类型的人可以形成同样的性格特征，而相同气质类型的人，又可以带有同样动力色彩而性格却互不相同。所以在气质基础上形成什么样的性格特征，在很大程度上取决于性格中的意志特征。

二、性格的类型

由于性格现象的极端复杂性，在心理学中至今没有一个公认的、有充分根据的性格分类原则。心理学家们曾以各自的标准和原则，对性格进行分类，现仅介绍以下几种。

1. 内倾型与外倾型

著名的心理学家荣格（C. G. Jung，1933）把人的性格分为外倾型和内倾型，也称外向型和内向型。外倾者，心胸开阔，易与人相处，好动不爱静。内倾者，不善谈吐、做事细心。实际上，绝大多数人既不是外倾，也不是内倾，而是兼有此两者的中间型。

2. 场独立型和场依存型

美国心理学家威特金（H. A. Witkin，1940）根据人的信息加工方式的不同提出了场依存、场独立学说，把人的性格分成场独立型和场依存型两类。场独立型的人往往倾向于更多地利用自身内在的参照标志去主动地对信息进行加工。这类人社会敏感性差，对他人不感兴趣，不善社会交往；比较喜欢独立地发现问题和解决问题，不易受次要因素干扰，受暗示性也较小；在活动中易于发挥自己的能力，比较有创造性。场依存型者常处于被动、服从的地位，缺乏主见，受暗示性强。这类人常对他人感兴趣，社会敏感性强，善于社会交际。但在紧急情况下易惊慌失措，抗应激能力差。

3. A 型性格和 B 型性格

美国心脏病学家弗雷德曼（J. L. Friedman，1974）在研究心脏病与人格特征的关系时，把人的性格划分为 A 型和 B 型。A 型性格的人具有典型的三个特征：时间紧迫感、争强好胜以及对挫折情境更易产生愤怒反应。B 型性格人的特点与 A 型性格的人恰恰相反，为人随和，生活比较悠闲，对工作要求也较宽松。

思考题

1. 人格都包括哪些内容？其影响因素是什么？
2. 如何针对不同气质类型的患者进行护理工作？
3. 患者及其家属通常具有哪些需要？

（杨　阳）

第四章 心理健康与发展心理

【学习目标】
1. 掌握心理健康的概念和标准。
2. 熟悉发展心理学重要理论和各年龄阶段生理心理发展的特点。
3. 了解健康的概念，心理发展的影响因素，促进各年龄阶段心理健康的措施。

随着社会飞速发展，生活节奏不断加快，竞争越来越激烈，人们普遍心理压力过大，很多人处于心理亚健康状态。因此，我们不仅应掌握一些心理健康的基本理论，还应掌握不同年龄阶段心理发展的基本规律，以便更好地认识个体的人格特征、社会适应方式和心理健康水平，为护患沟通、心理护理打下基础。

案例导入

案例回放：小A，7岁男孩，小学一年级。老师反映他上课的时候注意力不集中，经常和周围同学说话。平时活泼好动，一着急说话口吃，不着急时能顺利表达自己的想法。一岁前和爸爸、妈妈、奶奶一起生活，一岁断奶以后跟奶奶在老家生活了两年，三岁上幼儿园又接回父母身边。奶奶非常宠爱这个孙子，妈妈对这种教育方式颇有微词，于是对小A比较严厉。爸爸对孩子更加严格，如果小A犯错误了，爸爸就会训斥他，甚至体罚，小A很怕爸爸。

思考问题：小A出现上述问题的原因是什么？

第一节　心理健康

一、健康的概念

健康是"心"与"身"健康的统一，是心身健康与自然环境和社会环境的和谐统一。1946年，世界卫生组织（WHO）在《世界卫生组织宣言》中提出："健康，不仅仅是没有疾病和身体的虚弱现象，而是一种在身体上、心理上和社会上的完满状态"。1990年世界卫生组织对健康作了新的定义，即"健康不仅是没有疾病，而且包括躯体健康、心理健康、社会适应良好和道德健康",道德健康的内容是指不能损坏他人的利益来满足自己的需要,能按照社会认可的行为道德来约束自己及支配自己的思维和行动,具有辨别真伪、善恶、荣辱的是非观念和能力。70余年来,WHO向全世界的医务工作者提出了一个神圣的任务,就是在医治人的躯体上健康问题的同时,还要注意从社会、心理等多方面去干预,人类的健康才能得到真正的维护。

二、心理健康的概念

心理健康(mental health)是指个体在与各种环境的相互作用中,在内外条件许可范围内,主体能不断调整自身心理结构,自觉保持心理上、社会上的正常或良好适应的一种持续而积极的心理功能状态。心理健康并不是十全十美的状态,它最突出的是强调个体心理环境的内稳态和机体对环境的有效适应。从广义上讲,心理健康是指一种高效而满意的、持续的心理状态;从狭义上讲,心理健康是指人的基本心理活动过程内容完整、协调一致,即认识、情感、意志、行为、人格完整和协调,能适应社会,与社会保持同步。

> **知识拓展**
>
> **现代心理卫生的兴起**
>
> 心理卫生,指的是以积极有益的措施或教育,维护和增进人们的心理健康以适应当前和发展的社会环境。现代心理卫生潮流的兴起与比尔斯密切相关。
>
> 比尔斯(C. W. Beers),美国人,毕业于耶鲁大学商学院。比尔斯与他的哥哥住在一起,他哥哥患有癫痫,发作时四肢抽搐、吐白沫,痛苦万分。他听说此病遗传,非常害怕。总担心自己会像哥哥一样,终日生活在恐惧、担忧和焦虑之中。24岁时,他因心理失常,自杀未遂,被送进精神病医院。住院期间,他亲眼目睹了精神病患者所受到的种种粗暴残酷的待遇和非人的生活,不胜悲愤。三年后他病愈出院,他根据自己的亲身经历和体会,用生动的文笔写了《一颗自我发现的心》,呼吁社会改善精神病患者的待遇。此书中的观点后来得到美国哈佛大学心理学教授威廉·詹姆斯(W. James)的高度评价,并为此书作序。该书问世后,在美国引起巨大的震动,一连再版八次。康奈尔大学校长列文斯通·法兰等名人也被此书所感动,纷纷支持比尔斯。于是,1908年5月,世界上第一个心理卫生组织"康涅狄格州心理卫生协会"诞生。

三、心理健康的标准

心理学家关于心理健康的标准有不同的观点,有很多种说法,大家都比较认同的有以下几种。

(一)马斯洛的心理健康标准

美国心理学家马斯洛(Maslow)和米特尔曼(Mittelmann)在合著的《变态心理学》中提出的心理健康标准:
① 有足够的自我安全感。
② 能充分地了解自己,并能对自己的能力作出适度的评价。
③ 生活理想切合实际。
④ 不脱离周围现实环境。

⑤ 能保持人格的完整与和谐。
⑥ 善于从经验中学习。
⑦ 能保持良好的人际关系。
⑧ 能适度地发泄情绪和控制情绪。
⑨ 在符合集体要求的前提下，能有限度地发挥个性。
⑩ 在不违背社会规范的前提下，能恰当地满足个人的基本要求。

（二）世界心理卫生组织的心理健康标准

第三届世界心理卫生联合会（1946年）曾提出心理健康者具备以下四方面特征：
① 身体、智力、情绪十分调和。
② 适应环境，人际关系中彼此谦让。
③ 有幸福感。
④ 在工作和职业中，能充分发挥自己的能力，能高效地生活。

（三）我国心理学家比较认同的心理健康标准

1. 智力正常

智力正常是正常人生活、学习、工作、休闲的最基本的心理条件，也是评价心理健康的首要标准。心理健康的人具有强烈的求知欲和浓厚的探索兴趣，能够克服生活中的困难，保持一定的工作效率，能够从学习、生活和工作中体验到快乐和满足。人类正常的生活应具备正常的智力。智力低下的人在社会适应中容易产生困难，完成生活、学习、工作任务的效率和质量差，容易产生心理障碍。重度智力低下者甚至失去社会生活的能力，生活不能自理。

2. 情绪健康

情绪控制在心理调节中起着核心的作用，因此情绪健康是心理健康的重要指标。情绪健康的主要标志是情绪稳定和心情愉快。心理健康的人多乐观开朗、满怀自信、精力充沛、轻松安定，对生活充满希望和兴趣，善于调控情绪，对自身状态的自我感受是良好的，遇到不良情绪时能够找到合理的宣泄方式，可以在不同的情境中恰当地表达自己的情绪。相反，如果一个人情绪波动大、患得患失、喜怒无常，不会调节和控制不良情绪，经常被强烈的情绪控制自己的想法和行为，甚至影响生活和工作，就会出现心理失衡或心理危机。因此，情绪的调节和控制是心理健康的标志之一。

3. 意志健全

意志特征是人的认识过程的重要组成部分，意志品质是心理是否健康的重要表现。意志健全主要是指个体在自觉性、果断性、坚韧性和自制力等方面都综合表现出较高的水平。心理健康的人应表现出目的明确合理，能自觉制订自己的行动目标，能够正确认识自己行动的目的和意义；善于分析情况，遇事有一定的决断能力，进行决策；对自己的行为有一定的控制能力，意志坚韧，有毅力，能承受压力克服困难；持之以恒，能够克制干扰目标实现的愿望、动机、情绪冲动和行为，不放纵任性，对紧急事件有良好的应变能力。意志品质是做任何事情成功的保证，如果优柔寡断、徘徊犹豫、瞻前顾后或草率、任性、不计后果等，都是意志不健全的表现。

4. 人格完整与稳定

人格的完整和稳定是个体心理健康的内在标准，其核心是积极进取的人生观。人格是心理倾向和心理特征的综合,是一个人总体的精神面貌。人格完整即表现为气质、性格、动机、理想、信念、人生观等各方面均衡发展、协调一致。心理健康的人能够保持思维、言语、行动的协调一致,具有恰当的自我意识,能够正视自己、面对现实、在实践中充分发挥自己的潜能,能够把自己的需要、目标和行动统一起来。健康的人格表现为悦纳自我、善待别人、对世界保持恰当的好奇心,对自己有正确的评价,对未来抱有希望,具有积极进取的人生观。如没有遇到生活事件,某一时期人格突然改变,很可能是精神障碍,是适应不良的某种反应。人格完整和稳定是心理健康的重要标准。

5. 自我意识明确

正确的自我意识是个体心理健康的重要条件,也是良好人格的重要体现。自我意识明确主要是指能正确地认识自己、评价自己和接纳自己。心理健康的成人能够充分地了解自己,结合多方面信息客观地评价自己,摆正自己的位置,既不骄傲自大,也不妄自菲薄,面对挫折与困境时能够正视现实,积极进取,减小"理想我"与"现实我"之间的差距,表现出自尊、自强、自制和自爱。

6. 人际关系和谐

人际关系和谐是心理健康不可缺少的条件,也是获得心理健康的主要途径,社会交往能力标志着一个人的心理健康水平。人是群居的动物,人离开社会很难单独生活。正常的人际交往是友好融洽又有各自独立性的。心理健康的人乐于与人交往,能够以尊重、信任、友爱、宽容和理解的态度与他人相处,能够在交往中保持独立完整的人格,客观地评价自己和他人,能够与集体保持协调的关系,有广泛的人际关系,能同几个知己有稳定深入的交往,懂得与人分享物品与情感,并保持积极的交往态度,在交往中获得心理的满足感。

7. 社会适应能力强

适应能力是衡量心理健康的外部指标。社会生活纷繁复杂、变化多端,人在一生中会遇到多种环境的变化。心理健康的人能够和社会保持良好的接触,对于社会现状有清晰、正确的认识,其思想和行动都能跟得上时代发展的步伐,并与社会的要求相符合。当发现自己的需求和愿望与社会需求发生矛盾时,面对现实不逃避、不幻想、不退缩,把握现实,迅速审时度势,自我调节,适应社会变化,在社会允许的条件下实现自己的理想。在一定条件下,能动地适应和改造环境,接受现实,承受挫折,并采取合理的措施应对挫折。有心理障碍的人往往不能有效处理与周围环境的关系。

8. 心理行为符合年龄特征

心理行为是否符合年龄特征是观察个体心理是否健康的外在表现。每个年龄阶段的人都有该年龄阶段的特点,健康者的心理行为表现应与生理发展阶段相符,具有与同年龄多数人相符的行为特征,其认识、情感、言行举止均应符合其角色和所处年龄阶段的特征。

第二节 发展心理

一、发展心理概述

(一)发展心理学的概念

发展心理学(development psychology)是研究个体从受精卵开始到出生、成熟、衰老直至死亡的生命全程（life-span）中心理发生发展的特点和规律。个体的发展离不开种系的发展。所谓种系心理发展，指的是从动物到人类的心理演变过程，而这一过程又包括两个过程：动物心理的进化过程和人类心理的进化过程。因此，从广义上讲，发展心理学是研究种系和个体心理发生与发展的科学。狭义的发展心理学就是个体发展心理学。

（二）心理发展的影响因素

1. 遗传因素

生命的形态特征、生理特征、心理特征、行为特征等都可以通过遗传基因传给下一代。遗传是个体心理发展的基础，提供了心理发展模式的可能性。

2. 环境因素

胎儿期的生长环境、出生后的自然环境、家庭（包括父母教育态度）、学校、社会文化环境都会影响个体的心理发展。母亲的年龄、营养、健康状况、情绪都会影响胎儿的正常发育。自然环境为每一个人提供生活条件，提供丰富的环境刺激促进个体的智力发展。家庭是个体所接触的第一个社会环境。良好的家庭环境给孩子提供必需的心理关系、家庭温暖和安全感，为孩子学习知识、技能、建立良好的人际关系打下基础，有利于人格健康发展。学校教育是影响个体性格和心理特征形成的重要因素，而社会文化因素对个体人格的形成以及心理是否健康发展具有不可低估的影响。环境和教育为个体提供了心理发展水平实现的条件，对心理发展有重要影响。

3. 成熟与学习因素

成熟是指个体生理方面的发展，包括个体各种组织功能与本能行为的发展。学习是个体与环境产生交互作用，获得经验而引起行为变化的过程。个体心理发展是成熟与学习共同作用的结果。因此，只有在个体生理发展成熟前提下，为其提供丰富而恰当的环境刺激，在各个因素综合发挥作用前提下才能促进个体心理良好的发展。

> **知识拓展**
>
> **双生子爬梯试验**
>
> 美国心理学家格塞尔曾经做过一个著名的实验：让一对同卵双胞胎（A和B）练习爬楼梯。其中一个为实验对象A，在他出生后的第46周开始练习，每天练习10min。而B在他出生后的第53周开始接受同样的训练。两个孩子都练习到他们满54周的时候，A练了8周，B只练了2周。这两个小孩哪个爬楼梯的水平高一些呢？大多数人肯定认为应该是练了8周的A比只练了2周的B好。实验结果出人意料，B在10s内就爬上那特制的五级楼梯的最高层，A则需要20s才能完成。
>
> 这个实验给我们的启示是：教育要尊重孩子的实际水平，在孩子尚未成熟之前，要耐心地等待，不要违背孩子发展的内在"时间表"人为地通过训练加速孩子的发展。

二、发展心理学重要理论

（一）精神分析理论的心理发展观

在发展心理学方面有代表性的是弗洛伊德和埃里克森的心理学观点。弗洛伊德的性心理发展理论在第一章绪论中已提及,在此不再叙述。埃里克森认为在人格发展中,自我逐渐形成,在个体和周围环境的交互作用中起主导作用,人的一生可以分为八个阶段(表4-1),每一个阶段都有其特定的发展任务。

表4-1 埃里克森的发展八阶段论

年龄	阶段	发展危机	充分解决	不充分解决
出生~2岁	婴儿期	信任对怀疑	基本信任感	不安全感、焦虑
2~4岁	儿童早期	自主对羞怯疑虑	知道自己有能力控制自己的身体,做某些事情	感到无法完全控制事情
4~7岁	学前期	主动对内疚	相信自己是发起者、创造者	感到自己没有价值
7~12岁	学龄期	勤奋对自卑	丰富的社会技能和认知技能	缺乏自信心、有失败感
12~18岁	青年期	自我同一性对角色混乱	自我认同感形成,明白自己是谁,接受并欣赏自己	感到自己是充满混乱的,不清楚自己是谁
18~25岁	成年早期	亲密对孤独	有能力与他人建立亲密的、需要承诺的关系	感到孤独、隔绝,否认需要亲密感
25~50岁	成年中期	繁殖对停滞	更关注家庭、社会和后代	过分自我关注,缺乏未来的定向
50岁以后	老年期	自我整合感对绝望感	完善感,对自己的一生感到满足	感到无用、沮丧

(1)婴儿期(出生~2岁) 婴儿在这一阶段的主要任务是满足生理上的需要,生理需要如果能获得满足,体验着身体的安宁,感到了安全,则会建立对周围环境和社会的基本信任感,产生自信心。反之,婴儿便对周围环境产生不信任感。

(2)儿童早期(2~4岁) 此阶段的儿童除了养成适宜的大小便习惯外,已不满足于停留在狭窄的空间内,而渴望探索新的世界。如果这一阶段的发展任务解决,随之而来的是一种安全的自我感以及成为有能力和有价值的人的感受,获得自主感。相反,在第二个阶段过分的约束和批评可能导致自我怀疑,产生羞怯或疑虑。

(3)学前期(4~7岁) 本阶段也称游戏期,游戏执行着自我的功能,在解决矛盾中体现出自我治疗和自我教育的作用。这个时期的儿童活泼、冒险进取,富于想象力,儿童用所有的感官和力量去探究身处的世界,其本身对环境的好奇得到满足,会获得主动感。如果儿童感到自己的行动或想象是不好的,就会产生内疚感。埃里克森认为,个人未来在社会中所能获得的工作上、经济上的成就,都与儿童在此阶段主动性发展的程度有关。

(4)学龄期(7~12岁) 此时期进入小学阶段,经由读写和计算等学习而产生的信心和能力感,能激发儿童对学习的热情和勤奋。如果这个时期,在学习过程中遭受太多的挫折或困难,以致不能达到期望的技巧时,就会发展为能力不足和自卑感。许多人对学习和工作的态度和习惯都可溯源到这个阶段的勤奋感。

(5)青年期(12~18岁) 此阶段青年对人生价值观、将来的目标及自己的角色定位会重新加以思考与确定,获得自我同一性。埃里克森提出"合法延缓期"的概念,认为青年在儿童期后,自觉没有能力承担义务,感到要做的决定太多太快,因此千方百计地延缓承担的义务。虽然这种拖延是痛苦的,但它可能导致个人整合的一种更高级形式和真正的社会创新。

(6)成年早期(18~25岁) 埃里克森认为,此阶段的个体已经具备能力并自愿准备去工作、生活、社会交往,期待充分并满意地进入社会。个体需要在自我同一性巩固的基础上发展获得共享的同一性,才能得到美满的婚姻、亲密感。但是寻找配偶包含着偶然因素,故有害怕独自生活的孤独感。

（7）成年中期（25～50岁）这时男女建立家庭，他们的兴趣扩展到下一代，发展任务是获得繁殖感，避免停滞感，体验关怀的实现。这里的繁殖不仅指个人生殖力，主要指关心和指导下一代成长的需要。因此，虽然没有自己的孩子，也能产生繁殖感。缺乏这种体验的人会倒退到一种假亲密的需要，沉浸于自己的天地之中，只一心专注自己而产生停滞感。

（8）老年期（50岁到死亡）这时人生进入最后阶段，如果对自己一生比较满意，就会产生完整感。这种完整感包含一种长期形成的智慧感和人生哲学。如果老年人没有这种感觉，就不免恐惧死亡，觉得人生短暂，对人生感到厌倦和绝望。

（二）行为主义的心理发展观

1. 华生的发展心理学理论

华生（J. B. Watson）认为心理的本质是行为。各种心理现象是行为的组成部分，而且可以用客观的刺激（S)-反应（R）来论证，其中包括作为高级心理活动的思维。

从这个公式出发，华生否认遗传的作用，认为环境和教育是行为发展的唯一条件。构造上的差异及幼年时期训练上的差异足以说明后来行为上的差异。华生十分重视学习，并由此提出了教育万能论，提出了闻名于世的论断："请给我一打健康的婴儿，让我在我的特殊世界中教养，那么我可以担保，从中随便拿出一个来，都可以训练成他成为任何一种专家，无论他的能力、嗜好、职业和种族是怎样的，我都能训练他成为一个医生、律师，或是一个艺术家，或者甚至也可以训练他成为一个乞丐或窃贼"。华生认为学习的决定条件是外部刺激，外部刺激是可以控制的，所以不管多么复杂的行为，都可以通过控制外部刺激而形成。

华生对心理发展的研究主要集中在情绪发展的课题上，重点研究非学习性的情绪反应基础上形成的条件反射，同时重视儿童嫉妒和羞耻的情绪行为研究。在一系列情绪发展实验的基础上，对儿童怒、怕、爱进行分析，在发展心理学上具有开创性贡献。

2. 斯金纳和班杜拉的发展心理学理论

关于斯金纳和班杜拉的理论，在第一章绪论中已做了详细介绍，这里就不再赘述。

（三）皮亚杰的心理发展观

皮亚杰（J. Piaget）是著名的儿童心理学家，以研究儿童认知发展闻名于世。皮亚杰和同事通过实验对儿童认识（认知、智力、思维、心理的发生和结构）发展做出系统的解释，提出了认知发展理论（cognitive developmental theory）。

皮亚杰认为，心理、智力、思维起源于主体的动作，这种动作的本质是主体对客体的适应（adaptation），皮亚杰认为适应通过同化（assimilation）和顺应（accommodation）实现。同化是把环境因素纳入个体已知的图示和结构中，以加强和丰富主体的动作；顺应是改变主体动作以适应客观变化。这样，个体就通过同化和顺应这两种形式来达到主体与客体的平衡。如果失去平衡，就需要改变行为重建平衡，这种不断的平衡-不平衡-平衡……的过程，就是适应的过程，也是心理发展的本质和原因。

皮亚杰把儿童心理发展划分为四个阶段。

（1）感知运动阶段（出生～2岁）（sensorimotor stage） 该阶段的主要特征是婴儿只能用实际动作感知当前的事物，思维属于直觉运动思维。此阶段中，婴儿认知的特点是形成了客体永久性意识、构建了时空的连续性和出现了因果认识的萌芽。其思维方式属于直觉运动思维。

（2）前运算阶段（2～7岁）（preoperational thought stage） 表象或内化了的感知或动作在儿童心理上起重要作用，词的功能开始出现，儿童能用表象和语言作为中介来描述外部世界,这就扩大了儿童生活和心理的范围。但这一阶段,儿童还没有掌握所谓"守恒"和"可逆性",只能从自我考虑问题,不能从多方面考虑问题。其主要思维方式为具体形象思维,幼儿认知特点是思维的单维性、不可逆性、静止性和自我中心性。

(3) 具体运算阶段（7～12岁）(concrete operations stage) 儿童开始出现"守恒",开始能组织各种方法进行正确的逻辑运算（如分类等）,但还离不开具体事物或形象的帮助。其思维处于由具体形象思维向抽象逻辑思维的过渡期,儿童认知的特点是多维性、可逆性、转化性、去自我中心性和具体逻辑性。

(4) 形式运算阶段（12～15岁）(formal operations stage) 儿童根据假设对各种命题进行逻辑推理的能力在不断发展,逐渐接近成人的认知水平,能进行分类、使用假设、逻辑推理、使用概念进行思考,也能用概念进行学习并表达自己的思想。其思维方式以抽象逻辑思维为主。

(四) 维果斯基的文化历史发展理论

维果斯基认为,心理的发展指的是一个人的心理（从出生到成年）在环境与教育影响下,在低级的心理功能的基础上,逐渐向高级的心理功能的转化过程。在教学与发展的关系上,维果斯基提出了三个重要的问题：第一个是最近发展区思想；第二个是教学应当走在发展的前面；第三个是关于学习的最佳期限问题。

维果斯基认为,儿童发展水平至少有两种：一种是儿童独立活动时所达到的解决问题的水平；另一种是借助成人帮助有指导的情况下达到的解决问题的水平。"最近发展区"就是指二者之间的差距,即儿童已经成熟和正在成熟的认知水平之间的差距。因此,教学既要考虑儿童现有发展水平,又要根据"最近发展区"提出更高的要求,他主张"教学应走在发展的前面"。怎样发挥教学的最大作用？维果斯基强调学习的最佳期限。如果脱离了学习某一技能的最佳年龄,从发展的观点来看是不利的,它会造成儿童智力发展的障碍。

第三节 各年龄阶段心理发展与心理健康

一、婴儿期心理发展与心理健康

(一) 婴儿期生理心理发展特点

婴儿期（出生～3岁）是儿童生理发育最迅速的时期,也是个体心理发展最快的时期。其心理发展的水平和质量对儿童期、青少年期乃至一生都具有重要的影响。

1. 生理的发展

婴儿大脑和身体在形态、结构和功能上的生长发育,直接影响并制约着婴儿心理的发生发展过程。

(1) 大脑的发展 大脑从胚胎期开始发育,出生时已达到350～400g,是成人脑重的25%,36个月时已经接近成人脑重。胎儿六七个月时,脑的基本结构就已具备,到2岁时,脑及其各部分的相对大小和比例已经基本上类似成人大脑,白质已经基本髓鞘化,与灰质明显分开。

(2) 身体的发展 3岁时婴儿的体重约为出生时的4倍,身高约为出生时的2倍。胸围、牙齿、骨骼的正常发展都可以作为婴儿是否顺利成长的指标。

（3）动作的发展　最早的动作可以追溯到胎儿期的胎动和一些反射行为。所以新生儿并不是软弱无能，他们已经具备了四十多种无条件反射活动。随着行走动作和手运用技能的发展，婴儿的智力和思维得到发展，促进了个体心理的内化，使婴儿主动获取经验成为可能，为主动性和独立性、自我意识等人格发展创造了条件。

2. 认知的发展

感知觉是最先发展且发展速度最快的一个领域，在婴儿认知中占主导地位。婴儿的视觉、听觉、味觉、触觉、嗅觉在胎儿时就已经出现。关于知觉，新生儿（出生～28 天）就具备基本的听觉定向能力和原始的深度知觉，3 个月时就能分辨形状，4 个月以前就具备大小的知觉恒常性。

3. 言语的发展

语言在婴儿认知和社会性发展过程中起重要作用。一般把从婴儿出生至第一个具有真正意义的词产生之前的这一时期称为前言语阶段（prespeech stage），婴儿的言语知觉能力、发音能力和对语言的理解能力逐步发展起来，出现了咿呀学语、非言语性声音与姿态交流等现象。我国学者认为，婴儿最早说出具有概括性意义的词标志着言语的发生，时间在 11～13 个月。10～15 个月的婴儿平均每个月掌握 1～3 词，随后掌握新词的速度显著加快。至 19～21 个月时，婴儿掌握新词的速度进一步突然加快，出现"词语爆炸"现象。在此后的两个月内，婴儿说出第一批一定声调的双词句，结束了单词句阶段，进入词的联合和语法生成期。20～30 个月是婴儿掌握语法的关键期。到 36 个月时，婴儿已经基本上掌握了母语的语法系统，成为一个颇具表达能力的"谈话者"。

4. 气质的发展

气质是婴儿出生后最早表现出来的一种较为明显而稳定的个人特征，在婴儿社会性发展过程中具有重要的指导意义。对婴儿气质类型划分上影响最大的是托马斯、切斯（Thomas，Chess）的气质理论，他们将婴儿的气质划分为容易型、困难型和迟缓型，这三种类型涵盖了约 65％的儿童，另有 35％属于混合型。气质有相对稳定性，后天环境和教育对其发展至关重要。

5. 情绪、社会性的发展

婴儿从出生起就生活在社会环境中，形成和发展着人的情绪情感、社会行为和关系等。新生儿即有兴趣、痛苦、厌恶和微笑四种表情，在成熟和后天环境的作用下，其情绪不断分化。社会性微笑、陌生人焦虑、分离焦虑和情绪的社会性参照等是婴儿情绪社会化的核心内容。

依恋是情感社会化的重要标志，婴儿是否同母亲形成依恋及其依恋性质如何，直接影响着婴儿情绪情感、社会性行为、性格特征和对人交往的基本态度。安斯沃思等通过陌生情景研究法，根据婴儿在陌生情景中的不同反应，将婴儿依恋分为安全型（当妈妈离开时，会有些许不安，当妈妈回到身边时，会感觉很开心）、回避型（当妈妈离开时，此类型婴儿没有什么反应，当妈妈返回时，也无反应）、反抗型（当妈妈离开时，此类型婴儿会歇斯底里地反抗，当妈妈回来时，则出现矛盾心情，既想亲近妈妈，又生妈妈的气）三种类型。

自我的发展是婴儿社会化的重要部分，这个时期主要发展自我知觉和自我认识。根据库利（Cooly）的"镜像自我"概念，现代的婴儿自我发展的研究大都以婴儿在镜子前面是否出现自我指向行为，来确定婴儿自我意识发展。9～12 个月的婴儿以自己的动作引起镜像中的动作，产生了初步的主体我。到 18～24 个月，婴儿已具备了用语言标示自己的能力，如使用代词（"我"、"你"）标示自我与他人，表明婴儿已具有明确的客体我，也标志着儿童自我意识的"第一次飞跃"。

> **知识拓展**
>
> 依 恋
>
> 婴儿对特定的人表现亲密而且在他们出现时感到更安全，这种倾向叫做依恋（attachment）。
>
> 哈洛在实验中让出生后不久的幼猴和两个"代理妈妈"在一起：其中一个"妈妈"的躯体是裸露的金属丝，在它胸前安有一个奶瓶；另一个"妈妈"的躯体是用泡沫橡胶和毛绒衣服包着。小猴子只是在肚子饿、需要吃奶的时候才到金属丝妈妈身上；对布妈妈却显示出强烈的喜爱之情。平时总爱紧紧抱着它，尤其是受惊或不安的时候就会奔到布妈妈的身边，死死地搂着它。哈洛还发现，无论是什么样的代理妈妈养育的小猴子，即使得到很好的照顾，生病和死亡率还是比由母猴哺育养大的普通小猴高，长大后在行为上都没有普通小猴表现正常。
>
> 这项实验表明，孩子与母亲的身体接触对消除孩子的不安和形成孩子情绪稳定的性格都发挥着重要作用。

（二）促进婴儿心理健康的措施

1. 给予充分的营养

刚出生时，母乳喂养最好。一方面母乳中营养充足，温度适宜，适合乳儿消化吸收而且母乳中含有多种抗体，可增加乳儿的免疫力。另一方面母乳喂养可使乳儿获得感情上的满足，有利于身心健康发展。断奶后，养育者应提供丰富的食物，摄入全面的营养才能保证婴儿身体健康成长，为心理健康奠定基础。

2. 提供丰富的感官刺激

婴儿的感知觉发展迅速，养护者应提供适宜的视觉、听觉、触觉等感官刺激，指导婴儿摆弄物体、操作智力玩具，帮助婴儿形成对物体特性的认识，促进智力的发展。

3. 加强语言训练

语言训练越早越好，智力发展也会相应加快。因此要给孩子一个"丰富"的语言环境，应多与儿童交谈，鼓励他们说话，通过讲故事、学儿歌训练婴儿的语言功能。说话要合乎规范化，成人尽量少使用儿语，否则会影响儿童标准化语言的发展。另外，还应该注意方式方法，不要强迫孩子说话，以免造成说话延迟。

4. 建立良好的亲子依恋

婴儿依恋的建立一般经过四个阶段：0~3个月时为无差别的社会反应阶段，对所有人反应都一样；3~6个月为有差别的社会反应阶段，对母亲更为偏爱；6个月至2岁为特殊的情感联结阶段，对母亲明显依恋；2~3岁为目标调整的伙伴关系阶段，婴儿能理解母亲的情感、愿望，知道她爱自己，并知道交往时应考虑她的需要和兴趣，把母亲当做一个交往的伙伴。如果母亲在与婴儿相互交往和感情交流中，能非常关心婴儿所处的状态，注意听取婴儿发出的信号，并正确理解，做出及时、恰当、抚爱的反应，婴儿就能发展对母亲信任和亲近，形成安全依恋。

5. 提供恰当的情感反应

当婴儿处于陌生的、不能肯定的情景时，他们往往从成人的面孔上寻找表情信息，然后决定自己的行动，这种现象叫情绪的社会性参照，是婴儿情绪社会化过程中的重要过程。父母应提供积极的社会性参照，促进婴儿探索新异情境和事物，进一步扩大活动范围，发展智慧能力；调整和改变婴儿行为，避免、摆脱险境和危险物体。

6. 训练婴儿运动技能

婴儿各种动作、运动的发展，既是婴儿活动的直接前提，也是心理发展的外在表现。养育者应提供适当的穿着、场地，让婴儿能自如地转身、运动、翻滚，加强肌肉练习，并提供恰当的材料训练他们比较精细的手活动，如搭积木、串珠等。

7. 培养婴儿良好的习惯

培养婴儿良好的习惯主要指睡眠习惯和卫生习惯。训练婴儿独睡及定时睡觉的好习惯是培养儿童独立性及生活规律性的开端。卫生习惯主要指大小便的控制与排泄。

二、幼儿期心理发展与心理健康

（一）幼儿期生理心理发展特点

幼儿期是指儿童从三至六七岁，通常是儿童进入幼儿园的时期，故称幼儿期，又因为是儿童正式进入学校以前的时期，又称学龄前期。幼儿心理是在前一阶段的发展的基础上，在新的生活和教育条件影响下发展起来的。

1. 神经系统的发展

幼儿期是儿童大脑发育最快的时期。3岁儿童的平均脑重为1011g，7岁儿童的平均脑重为1280g，基本上接近成人脑重（平均为1400g）。同时，神经纤维的髓鞘化也逐渐完成，神经兴奋的传导更加精确、迅速。从4岁起，皮质内抑制开始迅速发展，皮质对皮下的控制和调节作用逐渐加强，表现为幼儿的睡眠时间逐渐减少，清醒时间相对延长，但抑制机制还相对较弱。

2. 游戏

游戏是幼儿的主导活动，是促进幼儿心理发展的最好形式。通过各种游戏活动，幼儿不但练习各种基本动作，使运动器官得到很好的发展，而且认知和社会交往能力也能够更快、更好地发展起来。游戏还帮助幼儿学会表达和控制情绪，学会处理焦虑和内心冲突，对培养良好的个性品质同样有着重要的作用。

3. 言语的发展

幼儿期是儿童言语不断丰富的时期，是熟练掌握口头言语的关键期，也是从外部言语向内部言语过渡并初步掌握书面言语的时期。幼儿言语的发展可以通过词汇和语法两方面表现出来。3岁以前的儿童主要是对话言语，到了幼儿期，儿童出现了连贯言语和独白言语，标志着儿童口语表达能力的进步。口语表达能力的发展既有利于内部言语的产生，也为幼儿进入学校接受正规教育、掌握书面言语奠定了基础。

4. 认知的发展

幼儿思维的主要特点是：①思维的具体形象性是主要特点；②思维的抽象逻辑性开始萌芽。在整个幼儿期，儿童的思维水平是不断提高的，幼儿初期儿童更多地运用直觉运动思维，幼儿中期以后，则开始出现抽象逻辑思维的萌芽；③言语在幼儿思维发展中的作用日益增强。

5. 个性和社会性的发展

个性的初步形成是从幼儿期开始的，儿童社会化的过程就是儿童个性形成和社会性发展的过程。主要表现为自我意识的发展、道德认知的发展、性别角色认同和性别化的发展及同伴关系的发展。

(二) 促进幼儿心理健康的措施

1. 参加游戏活动

儿童在游戏中可以锻炼肌肉、骨骼的发展，磨炼意志，发展个性。游戏内容最好从正面反映生活，如团结友爱等；游戏也要有丰富的知识，如各种智力游戏。儿童在游戏中，需要扮演多重角色，可以促进孩子的观察力、想象力等认知能力的发展。在游戏中需要遵守规则，学会与人友好相处，学习处理个人和集体的关系。

2. 促进幼儿认知的发展

父母要多与幼儿聊天、交谈，可以通过讲故事的方式向幼儿讲述正确的生活哲理，培养孩子良好的心理品质。幼儿好奇、发问、探索新事物是求知欲的表现，是智力发展和认知能力提高的显现，父母应该用浅显易懂的话语进行解答，不要推诿或虚构，否则会影响幼儿认知和情感的发展。

3. 采取正确的教育方式

父母是孩子的第一任教师。幼儿好像一架摄像机，把父母的言行都一一记录在心，说不准什么时候就会"放映"出来。首先，父母应主动建设一种温馨、和谐的家庭气氛。二是父母应以身作则，为儿童树立良好的榜样。三是成人必须善于对幼儿做出适当的评价。幼儿的自我评价能力还很差，成人对幼儿的评价在幼儿个性发展中起重要作用，对儿童行为评价过高或过低对儿童是有害的。

4. 培养良好的生活习惯

幼儿期是人一生个性形成的关键期，个性形成的基础是习惯，形成不良习惯，可能影响孩子个性发展或造成一生的不幸。

三、童年期的心理发展与心理健康

六七岁至十二三岁是儿童进入小学学习的时期，称为童年期。这一时期，儿童开始接受正规教育，开始承担一定的社会义务，他们的社会地位、交往范围、生活环境都发生了巨大的变化，是形成和谐个性、培养良好心理品质和行为习惯的好时机。

(一) 童年期生理心理发展特点

1. 童年期的学习

儿童的脑和神经系统的发育表现出均匀和平稳的特点，学习开始成为儿童的主导活动，儿童的学习动机、学习兴趣和学习态度开始形成和分化，学习策略也在逐步形成和丰富。

2. 思维的发展

童年期思维的基本特点是，从具体形象思维为主要形式逐步过渡到以抽象逻辑思维为主要形式。但这种抽象逻辑思维在很大程度上仍然是直接与感性经验相联系的，仍然具有很大成分的具体形象性。由具体形象思维到抽象逻辑思维的过渡存在着明显的关键年龄，一般认为这个关键年龄在四年级（10~11岁）。

3. 个性和社会性的发展

（1）小学儿童的自我意识　自我意识的成熟往往标志着个性的基本形成。在小学时期，儿童的自我意识正处于所谓的客观化时期，是获得社会自我的时期。在这一阶段，个体显著地受社会文化影响，是角色意识建立的最重要时期。角色意识的建立标志着儿童的社会自我观念趋于形成。

（2）小学儿童的人际关系　随着小学儿童的独立性与批判性的不断增长，小学儿童与父母、教师的关系从依赖开始走向自主，从对成人权威的完全信服到开始表现富有批判性的怀疑和思考，与此同时，具有更加平等关系的同伴交往在儿童生活中占据重要地位，并对儿童发展产生重大影响。

（二）促进小学儿童心理健康的措施

1. 培养各种认知能力

这一时期应注意培养儿童默读及有表情地朗读课文的能力和初步的观察、写作能力，促进儿童具体形象思维向抽象思维过渡。教师和家长要注意教学过程的直观性、趣味性；注意用肯定和表扬的方法，帮助儿童尽快适应学校生活，培养儿童的求知欲和学习兴趣，增强其自我效能感。

2. 培养良好的习惯

如良好的学习习惯，热爱学习，培养集体意识，学会做事有始有终，学会替别人着想，不打扰别人。培养儿童对家庭的责任心，帮着做一些力所能及的家务劳动。

3. 及时纠正不良行为

儿童的不良行为可以预测未来的适应不良，家长和教师应及时纠正儿童的行为问题，如逃学、说谎、偷窃等。

4. 矫正学习障碍

学习障碍最容易被察觉的特征就是学习成绩不好，经常表现为阅读障碍，还可能存在行为和情绪障碍，如注意力缺损、活动过度、问题行为、忧虑、焦虑、自我概念较差、自我评价较低、人际关系不良等。许多特殊教育专家提出许多适合各种特殊学习障碍的矫正方案，如神经心理学习障碍的补偿方法、动觉训练法、语音-书写-发音方法、视-听-动觉法等。这些不同形式的矫正方案对一些特殊的学习障碍有较好的成效。

四、青少年期心理发展与心理健康

（一）青少年期生理心理发展特点

青少年期是十一二岁开始到十七八岁结束，历时6年。其中，从十一二岁至十四五岁，也称青春期，正处在初中学习阶段，这一时期是身体发展的一个加速期。从十四五岁到十七八岁可称为青年早期，这时的个体在生理发育上已达到成熟，在智力发展上也接近成人水平。青少年期是个体从儿童向成人的过渡时期。由于此阶段身心发展不平衡，使青少年面临种种危机，出现一些心理及行为问题。

1. 青少年身心的发展

生理上除了神经系统进一步完善，身高、体重加速增长，被称为身体发育增长的"第二高峰"(第一个高峰发生在1岁左右)。个体体内的各种生理机能都在迅速增长并逐渐达到成熟。这个阶段的个体性生理也开始发育,出现"第二性征"。心理上他们既不同于儿童,也不同于成人,是处于半幼稚、半成熟的时期,是心理发展上最动荡的时期。被人们称为"心理的断乳期"、"第二反抗期"、"第二次诞生"、"危机期"等。

2. 思维的发展

思维是智力的核心,青少年智力的发展主要体现在其思维能力上。青少年的思维以符号化为主要形式,从形象思维、抽象思维过渡到了辩证思维,思维趋于成熟。个体能根据假设进行逻辑推演,思维具有了充分的预计性;运用概念、推理和逻辑法则的能力不断发展;思维的反省能力和监控性也明显提高;辩证思维和创造性思维也处于高度发展阶段。

3. 个性和社会性的发展

随着青少年生理和智力的发展,其个性显示出不平衡性和极端性的特点。青春期是自我意识的第二次飞跃,这时期青少年的内心世界越发丰富起来,自我意识高涨,通过内省最终形成相对稳定的自我概念和自我形象。青少年的情绪表现充分体现出半成熟、半幼稚的矛盾性特点,具有两极性,心境变化加剧,并产生了反抗心理。他们不再团伙式交朋友,朋友关系日益重要,开始与异性朋友交往并产生爱慕之情。

4. 青少年面临的心理社会问题

由于青少年处于发展的特殊时期,种种因素相互作用,使他们面临一系列的心理社会问题,如各种成瘾问题、焦虑、抑郁、青春期精神分裂、自杀倾向以及反社会行为和犯罪等。

(二) 促进青少年心理健康的措施

1. 以发展的眼光看待青少年

虽然青少年对客观事物的认识还不全面,对成人还有依赖感,情绪波动较大,行为较随意,但是他们的自我意识、认识水平、求知欲望、学习和社交能力都较儿童时期有了很大的提高。因此,成人要尊重他们的自尊心和"成人感",合理满足他们的要求和权利,在行为、情绪、社会、道德观念及其评价上适当给予他们"自治权",使其在宽松和谐的环境中,保持轻松愉悦的心理状态。

2. 正确认识和对待青少年生理、心理发育中出现的问题

父母、教师等应正确对待青少年身心发展的困扰。例如,性功能成熟导致的月经初潮、遗精、手淫、异性倾慕、早恋等性生理和性心理问题,认知、思维、情绪、记忆和意志能力等心理活动正常发育的问题等。成人要注意引导其学习兴趣、规范其道德行为,培养其良好的生活习惯。

3. 及时疏导青少年负面情绪

青少年在紧张的学习生活和复杂的社会交往中,不可避免地会遇到诸多的挫折、失败和刺激强度不等的生活事件,由于他们大脑皮质兴奋与抑制功能发展尚不稳定,情绪大起大落的变化时有发生,就需要及时地指导他们合理、正确地疏导、排解负性情绪,否则有导致抑郁症、焦虑症、癔症及精神病的可能。

4. 与青少年进行平等交流

对于青少年的好奇心和逆反心理,不能简单地禁止或粗暴压制,应予以耐心解释、合理地疏导。父母和教师应以平等的态度和他们交朋友,他们会向你敞开心扉,倾吐心声。当

然，如果条件允许，寻求专业心理医生定期提供心理保健服务，是青少年心理保健的有效措施。

五、成年早期心理发展与心理健康

（一）成年早期个体生理心理发展特点

成年早期为可以分为青年中期（18～25岁）和青年晚期（25～35岁），在个体的一生发展中起定位作用，几乎决定了个体终身的发展方向。个体的生理发展基本完成，生理发展趋于稳定，是人生之中最美好、最具有朝气、生命力最旺盛的阶段。在这一阶段，个体智力结构的各个方面均已基本发展成熟，智力发展达到全盛时期，求知欲旺盛，思想活跃，逻辑思维能力加强，能进行各种精细操作。成年早期的发展课题应该包括以下十个方面：①对身体的发育，特别是对因性成熟所引起的诸多变化的理解和适应；②从精神上和经济上脱离父母并走向独立；③逐渐完善作为男性或女性的性别角色；④对新的人际关系，特别是异性关系的适应；⑤正确认识自己在社会中的角色，通过各种社会活动完善自己；⑥树立作为社会一员所必须具备的人生观和价值观；⑦掌握作为社会一员所必须具备的知识和技能并付诸社会实践；⑧选择职业及工作适应；⑨恋爱、结婚及婚姻适应；⑩成就感的获得与自我实现。

（二）促进成年早期个体心理健康的措施

1. 树立正确的人生观和价值观

青年人有了正确的人生观和价值观，就能对社会、对人生、对世界上的各种事物保持正确的认识和了解，并能采取适度的态度和行为反应，还能做到冷静而稳妥地处理问题，使人心胸开阔，保持乐观主义精神，提高对心理冲突和挫折的承受能力，从而防止心理障碍、心理问题的发生。

2. 学会情绪的自我调控

青年人应正确、客观地评价自己，有效地控制和调整自身的行为，积极参与社会实践，扩大知识面，丰富生活经验，培养自己广泛的兴趣爱好，不断完善自我意识，在活动中学会有效调节和控制情绪的方法，使自己更加成熟。

3. 培养良好的工作状态

成年早期是从学校走向社会，开始职业生涯的重要阶段。明确的职业规划，良好的择业心理，是个体实现自身价值的重要因素。选择职业时要考虑到自己的人格特点、职业价值观、职业技能等个体因素，努力发掘自己的潜力和优势，结合社会需求、社会文化、家庭因素等，寻找到满意的工作。

4. 端正婚恋观

成年早期是步入恋爱、婚姻的时期，性心理问题较多，通过积极开展性健康知识和伦理道德教育，增强青年人的自尊心、自信心和意志力，解除他们的心理困惑，建立正确的异性交往关系，树立正确的社会主义道德规范和婚恋观。择偶时应把能力、人品、性格、学识、为人等不易改变的因素放在首位，婚后互相尊重、互相体谅，共渡难关，共同承担家庭责任，培养共同爱好和奋斗目标，维护幸福的婚姻。

六、成年中期心理发展与心理健康

成年中期，即中年期，一般指35～60岁这段时期，是人生发展最为鼎盛的时期，也是人最富有生产力的时期。

(一) 成年中期生理心理发展特点

1. 成年中期生理功能逐步衰弱

进入到中年后，人体的各个系统、器官和组织的生理功能退步，从完全成熟走向衰退，容易出现亚健康状态。个体开始意识到自己身体的衰老，甚至死亡的问题，因此对自己身体的变化日益关注。

2. 智力的发展

中年人的智力发展模式是晶体智力继续上升，流体智力缓慢下降；智力技能保持相对稳定，实用智力不断增长。这个时期的智力表现为对知识、环境等多方面的运用，表现为智慧和专长的增长。

3. 成年中期的人格

成年中期个体的人格结构已相对稳定，日益关注自己的内心世界，自我调节功能趋向整合水平，通过控制策略不断发展与成熟，个体可以更好地适应社会。

4. 成年中期的生活

中年期是个体创造成就的高峰期，不但是个体对社会影响最大的时期，也是社会向个体提出最多、最大要求的时期，个体所面临的生活、工作压力较大，容易产生代际关系和夫妻关系的隔阂、冲突，甚至破裂。个体在成年中期承担的社会角色也是生命过程中最为丰富的阶段，但同时个体也拥有更丰富的心理、社会资源，"中年危机"并不是大多数中年人所要面对的。

(二) 促进成年中期个体心理健康的措施

1. 积极维护身体健康

中年人应坚持体育锻炼，这样可以放松身心、增强体质，预防亚健康状态；另外，要注意科学合理地搭配膳食。淡泊名利、知足常乐，提高心理素质。同时，要正确认识健康与疾病的问题，不要惧怕疾病或总是怀疑自己患上了某种疾病，也不要讳疾忌医，或是忽视疾病，延误了治疗时机。

2. 做好更年期心理保健

成年中期个体可以学习一些有关更年期的知识，了解更年期可能发生的变化；保证充足的睡眠和休息，坚持有规律的生活；学习欣赏高雅艺术，如音乐、绘画等，以培养良好的心境；做到正确评价自己和他人；适当调整生活态度，保持心情愉快；定期体检，积极预防和治疗更年期常见疾病。家人应该关心、体谅处于更年期的个体，为他们提供一个良好的心理环境。

3. 保持良好的人际关系

中年人在人际交往中应真诚、友好，避免非原则性争吵，保持一种宽厚与良好的人际关系对生活和工作均有促进。

4. 处理好工作与家庭的关系

重视亲子间和夫妻间的交流与沟通，关心家人，重视家人。亲子或夫妻之间要互敬互爱，相互理解。工作上应该量力而行，不要给自己太大的压力，家庭幸福，工作才更有意义。

七、成年晚期心理发展与心理健康

（一）成年晚期生理心理发展特点

成年晚期，亦称老年期，一般指个体从60岁到死亡这一阶段。进入老年期的个体，虽然经历着生理上衰退，但心理上仍然可以发展。

1. 生理的变化

尽管个别差异很大，但总的趋势是个体逐渐出现退行性变化。生理上，神经、循环、呼吸、消化、泌尿、生殖、内分泌以及骨骼等系统，均趋于衰退，功能减弱。

2. 认知的变化

由于生理上的老化，认知活动有所减退，但并非全部减退。听觉、视觉减退，味觉、嗅觉和皮肤感觉迟钝；机械记忆减退，记忆广度变小，再认能力较差，回忆能力显著减退；智力有所衰退。

3. 情绪情感的变化

成年晚期的个体由于生理、心理上的退行性变化以及退休后社会交往、角色地位的改变，比较容易产生冷落感、孤独感、疑虑感、忧郁感等消极情绪。他们的情绪状态一般比较稳定，但一旦被激发就需要花费较长时间才能恢复。激发老年人情绪体验的事件主要是各种"丧失"，包括社会政治、经济地位、配偶等。

4. 个性和社会性变化

成年晚期个性变得小心、谨慎、固执、刻板，但其个性的基本方面是持续稳定的。成年晚期的自我概念持续稳定，又有部分变化。

5. 成年晚期面临的挑战

成年晚期面临着三大挑战（适应生理上的变化，重新认识过去、现在和未来，形成新的生活结构）和四项发展任务（接受退休后的生活，促进智力发展，将精力投入到新的角色和活动中，形成科学的死亡观），面临着退休、疾病、生活紧张事件及死亡等诸多心理健康问题。SOC模型（选择补偿的最优化元模型）是老年人成功适应老化和延年益寿的理论模型，该模型建议通过对有限资源的管理，个体设法减轻生活应激事件所带来的消极影响，以便继续承担有价值的角色和从事有价值的活动。

（二）促进成年晚期个体心理健康的措施

近代心理学研究对长寿老人的观察、分析得出的结果表明，大多数长寿老人都有如下几种心理特点：热爱生活、热爱劳动、性格开朗、乐于交往、适应性强。因此，促进老年人心理健康应该做到如下几点。

1. 提高老年人防病治病意识

应鼓励老年人注意身体保健，不要过于敏感，能够客观的看待自己的身体变化与疾病。坚持适当的锻炼，注意合理膳食，劳逸结合。

2. 加强人际交往

老年人的孤独和封闭会加快老化的过程。老年人退休后，应尽可能与社会保持联系，量力而行，继续发挥余热。可以交一些新朋友，避开那些为衰老而忧愁的人，在人际交往中找到生活的乐趣。

3. 培养自己的兴趣与爱好

每位老年人都曾经有过兴趣爱好，退休之后，应培养自己的享乐能力，好好体会人生的丰富多彩。如果之前没有兴趣爱好，不妨尝试一些新的活动，既能锻炼头脑，又能参加集体活动，充实的生活有利于老年人健康长寿。

4. 确立生存的意义

有意识地迎接死亡的来临是对老年人的挑战。只有对死亡有心理准备，不回避、不幻想，必要时对死亡做出决断，才能让老年人从容不迫，义无反顾地给自己画上一个圆满的句号。死赋予生以意义，老年人回顾一生，总结智慧，尽量完成尚未完成的心愿。

5. 合理的性生活

老年人有没有适当的性生活是生命质量的体现，也是老年人面对死亡恐惧的一种较好的缓解方法。性是爱和生命的源泉，对生活"内驱力"有重要影响。当然，老年人的性行为不可能像年轻人那样猛烈，而是轻柔小心，有时甚至是皮肤的接触就能获得性的满足。

6. 发挥社会支持系统的作用

生活有子女体贴照料，有病能及时诊治，经济上有保障，家庭关系和睦，就会使老年人感到特别温暖。政府、单位、邻里和亲友都应对老年人多加关爱，形成良好的社会风尚，社会应想办法如何更好地满足老年人的社会需要，使老年人更好地安度晚年。

思考题

1. 什么是心理健康？心理健康的标准是什么？
2. 什么是心理发展？心理发展的影响因素有哪些？
3. 婴儿期、幼儿期生理心理发展的特点是什么？
4. 童年期生理心理发展的特点是什么？
5. 青少年期生理心理发展的特点是什么？
6. 成年早期、中期和晚期生理心理发展的特点是什么？

（童　放）

下篇 实践篇

第五章 心理应激与心身疾病

【学习目标】

1.掌握应激、心理应激、应激源、心理防御机制、心身疾病的概念；应激源的分类；心理应激的中介因素分类。

2.熟悉心理应激发生后的心理反应、生理反应；心理防御机制的分类。

3.了解常见心理防御机制；心身疾病发病的原因。

随着社会经济的快速发展，竞争压力逐步加大，人们在日常生活、学习和工作中遇到各种各样的事件后，会因个体差异和事件性质的不同，表现出各种各样的情绪、行为表达，从而引起自身健康状况的变化。探索心身相互作用的机制，有助于我们更深刻和全面地认识心理因素在疾病发生、发展过程中的作用和规律，对维护身心健康、预防心身疾病具有重要的意义。

案例导入

案例回放：某患者，女，是一名企业职工，通过体检发现疑似乳腺肿瘤，随即住院进行进一步检查和治疗，当主治医生通知她及家属的手术日期后，患者出现了害怕、焦虑、紧张不安、失眠、食欲减退等症状。

思考问题：作为一名护士，如何分析该患者所出现的心理变化？

第一节 概 述

一、应激和心理应激的概念

(一)应激的概念

应激(stress)一般指"张力"或"压力",即指一个系统在外力作用下,竭尽全力对抗时的超负荷状态。应激的拉丁词源是 stringere,现代英语中写作 stress,其意为"紧紧地捆扎"或"费力地抽取"。应激原为工程力学中的概念,指金属能承受一定的应力,当应力超过其阈值就引起物体的永久性损害。1936年,加拿大生理学家塞里(Hans Selye)将"应激"这个词引入到生物学和医学领域,他是第一个将外界刺激和疾病与健康联系起来的人。

塞里认为应激是个体对任何需求做出非特异性反应的一个过程,它可使个体产生生理上或心理上的反应,这种非特异性反应会贯穿人生命的整个过程,因而一个人如果没有了应激反应就意味着生命的结束。人体对不同的应激刺激会有不同的情绪反应、行为反应和躯体感受,所以会出现积极与消极两个方面的结果,体现了应激的双重性。一方面,一定的应激可以激发人们的进取心和克服困难的动力,让其从中获得某种能力,甚至可以使人们的潜能在应激状况下得到开发;另一方面,应激如果超出了机体的承受能力,其生理、心理的平衡就会被破坏。

塞里的研究仅限于生物医学方面,其观察指标局限在对器官水平的观察。因此,继塞里之后人们对应激的认识不断修正、补充、深化和扩展,已不再局限于生物医学范围讨论应激,而将其拓展到更为广泛的心理、社会等方面。目前应激的含义可归纳为以下三个方面。

(1)应激源于一种刺激物 这种刺激物来源十分广泛,可以是躯体的、心理的、社会的和文化的,而且应激源不止包括消极的,还包括积极的,如庆典、过节、结婚等重大活动。

(2)应激是机体对刺激的反应 应激是一种机体对环境需求的反应,是机体固有的、具有保护性和适应性功能的整体防卫反应。

(3)应激是一种察觉到的威胁或挑战 应激发生于个体察觉或估价到这种刺激物具有某种威胁或挑战之时。

> **知识拓展**
>
> "应激"理论是加拿大著名生理学家塞里于20世纪30年代中期首先系统提出来的。他作为一名学生时,观察到不管患者病情如何,不同患者表现的很多症状和体征都非常相似。当塞里成为一个年轻的医生后,再次碰到了同样的问题时,他着手进行一项实验:他从牛的卵巢里提取了一种新的激素,他把提取物注入鼠体内进行观察。结果发现了三种变化:①肾上腺皮质肥大;②胸腺、脾、淋巴结以及其他淋巴组织都缩小;③上消化道出现深度溃疡和出血。这三种变化的程度与提取物的量成正比。此后他又发现各种有毒物质都可以引起这些变化,这些物质不过是复制了疾病的共同变化。这些研究成为塞里提出整个应激概念的基础,前面提到的实验中显示的三种变化成为应激研究的客观指标。自从塞里发现"应激"现象以后,激起了人们对应激的广泛而深入的研究,其影响也远远超出医学的范围,对心理学、社会学、人类学、管理学、工程学等领域都产生了广泛影响。

(二) 心理应激的概念

心理应激（psychological stress）又叫心理社会应激、紧张状态、心理压力，是个体察觉到内外环境的需求和机体满足需求的能力不平衡时，在心理、生理和行为方面所表现出的调节应对过程，反应的结果是适应或适应不良。所谓"需求"既包括生理需求，也包括心理社会方面的需求，是应激产生的刺激因素；"能力"是个体将内部资源（气质、性格、应对方式）与外部资源（经济支持、社会支持、物质供给）进行整合利用，有效解决问题的个人心理特征。"察觉"是个体利用个人的认知评价系统在应激过程的体现。

人们在现实生活中，总会遇到各种各样的刺激。这些刺激有些是长期存在的，有些是突发的，进而产生各种各样的生理或心理需要。人们为了维持自身内外环境的平衡，不懈地应对着各种刺激。但如果这些需求和满足需求的能力不相适应时，就会产生一系列的生理、心理的变化，甚至出现不平衡的现象。如果可以及时得到调整，应激就会消除，如果刺激持久强烈，超出了人们的承受范围，就会出现应激状态。

二、心理应激的特征

心理应激发生时具有以下特征。

1. 不可控制

不可控制是指在人们的日常生活中，发生的不可预料、不可控制、不以我们的意志为转移的事件。一般情况下，人们可以通过有效的行为，来控制生活事件的发生和发展，即使这些事件是令人不愉快的。因此不可控制的刺激是充满紧张性的，在这类刺激的影响下，个体会发生强烈的应激反应。

2. 超负荷

超负荷是指当一种刺激变得十分强烈以至个体不再能对其适应时，就成为超负荷刺激，这种刺激会引起相应的应激反应。另一种超负荷是指社会工作负担过重，表现为两种形式：一种形式是在较短的时间内，需要完成繁重的工作任务；另一种形式是时间不定，对工作任务完成的标准要求过高，以至人们不能完全达到满意的标准。

3. 冲突

冲突是指一种刺激物同时引起两种或两种以上的反应倾向时，使人们难以作出选择。或者人们处于不同类型的冲突情境（如双趋冲突、双避冲突或趋避冲突），也同样表现出难以作出选择。

三、应激源

应激源（stressor）是指能够引起个体应激反应的各种刺激因素，目前关于应激源的分类尚未统一标准，下面介绍部分分类观点。

(一) 根据应激源的属性分类

布朗斯坦根据应激源的不同属性将人类常见的应激源分为四类。

1. 躯体性应激源

躯体性应激源是指直接作用于躯体的刺激因素。包括理化因素、生物因素、病原微生物与疾病等。如高温、低温、噪声、电击、机械损伤、细菌、病毒、放射性物质等属于躯体性应激源。过去人们认为这些刺激物只能引起生理反应，现在发现这些刺激物在引起生理反应的同时，也常常改变人的情绪，引起心理反应。

2. 心理性应激源

心理性应激源是指来自人们头脑中的紧张性信息，心理冲突和挫折是最为常见的两种表现形式。由于人们的人格存在差异，具有不同需求和认知评价，所以不同的个体在面对外部世界时有以下表现：一类是个体具有不切实际的过高期望或不祥预感，例如，对情感、生活、工作的过度苛求，或对他人过分的嫉妒、崇拜或依恋等。另一类是个体形成的个性特征造成的不良表现，如极度自卑、情绪不稳、固执等。

3. 社会性应激源

社会性应激源是指各种社会事件、社会大环境的变迁、动荡和自然灾害造成人们生活格局和存在状态上的变化。如战争、民族纷争、政权更迭、政局动荡、社会失控、暴力泛滥等，常席卷着每个社会成员；日常生活中发生的种种变故，如考试、就业、亲人的病故等；日常生活琐事，如每天挤车上班、下班，频繁接待陌生人，处理各种家庭事务等；洪水、地震、台风、泥石流等自然灾害。

4. 文化性应激源

文化性应激源是指当个体从一个环境迁移到另一个环境，从一个时期进入到另一个时期，从一种状态转入到另一种状态时，在观念、信仰、生活方式、语言、习俗等方面给人带来的刺激。文化因素是多层次多侧面的，所以个体将面临大量文化性应激源的挑战。例如，从国内迁入他国定居所遇到的语言障碍、生活方式的变化；从农村迁入城市，或从城市迁入乡村遇到的生活方式等方面的变化；从一个管理民主宽松的工作单位到一个守旧刻板的工作单位；从一种社会制度进入另一种社会制度。

（二）根据人类社会现状进行分类

所有的应激源都包含共同的心理组分，即被个体察觉到的威胁。根据社会生活的不同分类，应激源可以概括为以下四类。

1. 应激性生活事件

应激性生活事件是指日常生活方面发生的重要改变。1967年美国学者霍尔姆斯（Holmes）和雷赫（Rahema）通过对5000多人进行社会调查和实验所获得的资料编制了《社会再适应评定量表》（SRRS），将43项不同类型的生活事件按其对人的影响程度以"生活变化单位"（life change units，LCU）为指标予以量化。量表中的生活事件包括考试、就业、结婚或离婚、亲人患病或死亡等项目。为检测生活事件对个体的心理刺激强度，霍尔姆斯早期研究发现，LCU一年累加值超过300，第2年患病的可能性达86%；若在150~300，第2年患病的可能性达50%；若在150以下者，第2年基本健康。所以利用此表可以证明LCU的升高与多种疾病明显相关，并可预测未来健康或患病的可能性。

2. 职业性应激源

职业性应激源是指劳动环境中影响劳动者心理、生理稳态的各种因素的总和。目前将其分为两大类：一是职业内在的应激源，如工作环境、工作负荷、劳动待遇等；二是有关政府或管理部门的政策与执行的状况造成的应激源，如组织的结构与气氛、职业性人际关系、个体在组织中的地位等。

3. 生活琐事

生活琐事是指给个体带来烦恼的小事件。虽然生活琐事对心理的影响，不如生活事件的影响大，但是生活琐事在现实生活中比生活事件的发生频率高。如个体不断地担心经济收入和支出（纳税、医药费、保险费、学费等）、受到他人骚扰、频繁接待陌生人、物品放错地方、缺少时间照顾家庭等，生活琐事带来的烦恼经过一段时期的累积，就可能造成生活变化，产生应激。

4. 环境性应激源

凡是自然和社会环境中的重大或突然变故，使个体的心理、生理稳态受到破坏者均可归入环境性应激源。

以上两种分类方法难免有重叠，但两种分类方法都是从生活实践出发总结的，因而将两种分类方法结合起来学习，有利于我们对应激源的理解，有利于应激发生后的处理和预防。

第二节 心理应激的中介因素

心理应激的中介因素是指机体将应激源（输入信息）转化为应激反应（输出信息）的影响、调节因素。心理应激只有通过认知评价、应对方式、社会支持等中介因素对应激源做出加工、处理，方能确定应激反应的有无和强烈程度，进而产生对健康和疾病的影响，其中社会支持来自于个体的社会关系，其余的中介因素均取决于个人自身。心理应激的中介因素主要包括以下五个方面。

一、认知评价

认知评价是大脑的功能。个体对应激源的认知评价直接影响个体的应对活动和心身反应，因而认知评价往往是决定个体是否出现应激反应及反应强度的关键因素之一。面对同样的失败，不同的个体会产生不同的认知评价，采用不同的应对方式，从而可以决定这一生活事件是否引起应激反应及反应的强烈程度。正如塞里所指出的："问题不在于发生了什么，而在于你如何对待它"。认知评价包括两个主要评价过程。

1. 初级评价

对生活事件的性质、程度及其与自己的利害关系作出评价和判断。

2. 次级评价

对自己处理该生活事件的能力、对策作出评价和判断。

认知评价与个体自身的价值观、道德观、性格特征、身体状况、年龄、性别、知识经验、能力才干甚至社会关系、经济实力等诸多因素有关。可见，提高个体各方面的素质，有利于形成正确的认知评价，减缓应激对心身的损害。

二、应对方式

应对方式是个体对抗应激的一种手段，是个体面对困难情境做出适应性反应的过程。即"个体对环境或内在需求及其冲击所做出的恒定的认知方面或行为方面努力"。应对方式对生活事件给机体带来的影响具有举足轻重的作用，是影响应激结果的重要中间变量。恰当的应对有利于解决生活事件，减轻事件对个体的影响。测量一个人的应对方式与水平，有助于了解其抗应激的能力。我国著名的心理学家姜乾金认为，应对方式是多维度的，是人们为缓解应激对个体的影响、摆脱心身紧张状态而有意识的综合评价、判断生活事件的严重程度，分析自己的能力与现实能力，权衡利弊及可能产生的后果，进而选择确定自认为恰当的应对手段时产生的心理活动与行为策略，以便较好地处理各种信息。应对方式可分为两大类。

1. 针对问题的应对

即针对人与环境关系而进行的改变，通过改变个体行为或改变环境条件来对抗应激源。

2. 针对情绪或生理性唤起的应对

通过一定应对方式的使用，降低烦恼并维持一个适当的内部状态。个体选择什么样的应对方式与其认知水平、性格特征、经验经历、性别、年龄及对社会支持的信念等诸多因素有关。例如，随着年龄的增加，男性多选择自控、求助等积极成熟的应对方式，而较多的女性趋向于选择逃避、自责等消极不成熟的应对方式。

三、社会支持

社会支持指与个体有关的家庭、亲友、同事、某个团体或组织甚至全社会所给予的精神与物质上的帮助和支持。它是应激过程中个体的"可利用的外部资源"。

知识拓展

社会支持在心理应激中的作用

动物实验表明：在实验室导致的应激情景下，若有同窝动物或动物母亲的存在，或有实验人员安抚时，可以减少小白鼠的胃溃疡，地鼠的高血压，山羊的实验性神经症和兔的动脉粥样硬化性心脏病的形成。在人类，与世隔绝的老人比与社会有密切联系的老人其相对死亡率高。孕妇分娩时有丈夫在场则产程明显顺利，孕妇并发症相对较少，恢复较快。可见，良好的社会支持对健康是有积极作用的。

四、个性特征

个性特征也会影响个体的应对和适应能力。智力的高低、意志品质是坚强果断还是优柔寡断，气质是胆汁质、多血质还是黏液质、抑郁质，能力的高低、性格是自信还是自卑、内向还是外向，自我认识是否恰当、自我效能感的高低等都会影响个体应激反应的强度和形式。如初次离家到一个新的学校或工作环境，对于有良好个性特征的青年来说会产生愉快情绪，并调整机体各种功能适应新的环境。对于顺从、依赖、缺乏独立生活能力，不喜欢交往，胆怯羞涩的青年来说，有可能会表现出精神高度紧张、不知所措，甚至还会产生神经症或躯体疾病。个性特征也决定人们对应激源的反应方式，如性格外向的人在应激条件下往往表现为发怒、狂欢、痛哭等强烈的外在表现，而性格内向的人在应激条件下多表现为抑郁、克制、冷静的内向反应状态。

五、身体健康状况

因遗传、营养条件、体育锻炼等造成个体身体健康状况的不同，对应激的反应程度也会有所差异。一般来说，生理健康状况较差的人对应激反应的承受力较弱，反之对应激反应的承受力较强。

第三节 心理应激的反应

心理应激是个体察觉到外在应激源的刺激后，引起的一系列的生理、心理、行为和社会关系变化，这些变化称为应激反应，又被称为应激的心身反应，这些反应之间互相影响，密切联系。

一、心理应激的生理反应

（一）心理应激的生理反应过程

加拿大生理学家塞里认为"应激是机体对紧张刺激的一种非特异性的适应性反应"，其作用在于调动机体的潜能去应对紧张刺激，塞里把这一系列反应称为"全身适应综合征"（general adaptation syndrome，GAS）。它由三个连续的生理阶段组成。

1. 警觉阶段

当机体受到伤害性刺激之后，会产生一系列生理和生化的变化，以唤起体内的整体防御能力，故亦称为动员阶段。主要表现有肾上腺素分泌增加，心率和呼吸加快，血压增高，出汗，手足发凉等。此时，全身血液优先供应到心、脑、肺和骨骼肌系统，以确保机体处于"战"或"逃"的准备阶段。

2. 阻抗阶段

生理和生化改变继续存在，合成代谢增强，如垂体促肾上腺皮质激素和肾上腺皮质激素分泌增加，以增强应对应激源的抵抗程度。

在大多数情况下，应激只引起这两个阶段的变化，即可达到适应，机体功能恢复正常。

3. 衰竭阶段

如果应激源持续存在，阻抗阶段延长，机体会丧失所获得的抵抗能力，最终进入衰竭阶段，表现为淋巴组织、脾、肌肉和其他器官发生变化，导致躯体的损伤而产生所谓的"适应性疾病"，甚至死亡。

（二）心理应激的生理反应

应激源作用于机体，大脑皮质在对其进行认知评价后，是如何将这些"观念性"的心理社会性因素（信息）转换为机体的行为及生理反应的？目前在这方面的研究显示：心理应激的生理反应建立在以中枢神经系统为核心的解剖学基础之上，包括内分泌、免疫系统等，最终可涉及全身各个系统和器官，甚至毛发。其中下丘脑、垂体和肾上腺系统起着重要作用。

1. 中枢神经系统的作用

神经心理学研究表明，一切心理活动都离不开以大脑皮质为中心的中枢神经系统。各种心理、社会因素作为信息（刺激）传入，首先被大脑皮质觉察并认知评价而产生一定的情绪，进而情绪对机体的生理功能产生影响。如果应激反应强烈而持久，就可能引起相应的病理改变。

情绪是大脑皮质和皮层下中枢（边缘系、下丘脑、脑干网状系）协调活动的产物，即情绪不但受大脑皮质调节,且直接与边缘系和下丘脑有关。情绪的直接中枢在边缘系,而边缘系与下丘脑有广泛的神经联系。

2. 神经内分泌的作用

应激源作用于机体时,中枢神经系统对应激信息接收、整合,传递至下丘脑。下丘脑通过兴奋交感-肾上腺髓质机制和兴奋垂体-肾上腺皮质机制,广泛影响体内各系统的功能,以利于机体进一步全面动员,从而更有效地适应外部刺激。

(1) 大脑边缘系-下丘脑-植物神经通路　即交感神经-肾上腺髓质轴的效应作用。长期的不良情绪可使下丘脑兴奋交感神经-肾上腺髓质轴被激活,释放大量儿茶酚胺,引起大量肾上腺素和去甲肾上腺素的分泌,导致中枢兴奋性提高,从而造成心理、躯体和内脏的功能改变。包括骨骼肌系统的兴奋导致躯体张力增强;交感神经激活后引起血压升高、瞳孔扩大,汗腺分泌增多;血液重新分配,心、脑和骨骼肌的血液供应增多,皮肤和其他内脏血流量减少;机体代谢加速,肝糖原分解,血糖升高,脂类分解加强。

(2) 大脑边缘系-下丘脑-垂体前叶-肾上腺皮质轴　当应激源作用强烈或持久时,冲动传递到下丘脑,下丘脑可引起促肾上腺皮质激素释放因子(CRF)分泌,通过脑垂体门静脉系统作用于腺垂体,促使腺垂体释放促肾上腺皮质激素(ACTH),进而促进肾上腺皮质激素特别是糖皮质激素(氢化可的松)的合成与分泌,从而引起一系列相应的生理变化。

如果将上述交感神经系统激活的儿茶酚胺系统和肾上腺皮质激素系统称为两大应激激素,则应激刺激还可以通过下丘脑-垂体系统激活其他如甲状腺和性腺等激素系统。如研究发现当机体处于预期手术、参加考试、阵地作战等应激情况下,甲状腺素和生长激素分泌都增加,而合成代谢类激素(如胰岛素、睾丸素等)分泌减少,而在恢复阶段这些变化正好相反。

3. 免疫系统的作用

在应激反应过程中,免疫系统与中枢神经系统进行着双向调节。近代免疫学研究已证实,免疫功能受中枢神经系统特别是下丘脑调节。一般短暂而不太强烈的刺激不影响或略增强免疫系统,强烈的应激则显著抑制细胞免疫功能。长期较强烈的应激会损害下丘脑,造成皮质激素分泌过多,使得内环境严重紊乱,从而导致胸腺和淋巴组织退化或萎缩,抗体反应抑制,巨噬细胞活动能力下降,嗜酸性粒细胞减少和阻止中性粒细胞向炎症区域移动,导致免疫功能抑制,从而降低机体对抗感染、超敏反应和自身免疫的能力。

二、心理应激的心理反应

(一) 应激心理反应的过程

当人们突然遭受急性应激事件,如遇到意外打击或听到噩耗时,就会产生急性心理应激反应,其反应通常要经历三个阶段。

1. 冲击阶段

发生在暴露于应激源后不久或当时。轻者,主要的心理反应为焦虑不安;如果应激反应严重或太突然,则会出现惊呆、麻木、手足无措、晕厥等一系列症状。

2. 镇定阶段

此时当事人采取各种心理防御机制,控制焦虑,调节情绪,努力恢复心理平衡和认识功能,或争取家庭、亲友、同事的支持,使自己从应激冲动中安定下来。

3. 解决阶段

当事人将注意力转向应激源，并设法处理、解决它。解决的方式可能会通过改变自己的行为和策略提高应对能力，或改变应激环境的条件缓和应激影响，或避开应激源采取逃避行动，或直接面对应激源努力消除其影响。

慢性应激心理反应的阶段性和强度一般没有急性应激那么明显和强烈，但二者有共同性。上述三个阶段的反应既有不同又可以有重叠。

（二）应激的心理反应

1. 认知反应

应激引起的认知反应可导致积极或消极两种作用。轻度的应激状态，如面临考试，可以唤起人适度的紧张状态，有助于增强感知能力，如注意力、记忆力和思维想象力，总体上提高了认识能力。但中度以上的应激或强烈的应激刺激导致唤起水平过高，则对认知反应产生不良影响，如感知过敏或歪曲，记忆力、思维力、想象力减退，注意力范围缩小或注意力分散，注意集中困难，言语的迟钝或混乱。有的当事人还会出现平时很理智而后变得很固执、蛮不讲理，过分关注自己，过度强调应激事件可能存在的潜在消极的后果，或反复思考发生的应激事件本身，从而影响适应性应对策略等表现。

2. 情绪反应

主要表现为焦虑、愤怒、抑郁、恐惧等。

（1）焦虑　焦虑是最常出现的情绪性应激反应。焦虑是指个体预期要发生某种危险或不良后果时所表现出的一种紧张、恐惧和担心的情绪状态。主要分为状态焦虑和特质焦虑。适度的焦虑可以提高人们对应激的警觉水平，有利于提高人的认识能力、适应和应对环境的能力，充分开发个体潜能。过强过久的焦虑会妨碍人的智能的发挥，不利于对应激源的应对。

（2）愤怒　愤怒多指一个人在追求某一目标的道路上，遇到障碍、受到挫折时所表现的情绪状态。由于有目的的活动受阻，自尊心受到伤害，为了排除障碍恢复自尊，常可激起愤怒，此时交感神经兴奋，肾上腺分泌增加，导致心率加快，心排血量增加，血液重新分配，支气管扩张，肝糖原分解，并多伴有攻击性行为。愤怒时的一系列生理变化均具有攻击性意义，然而过度愤怒则容易丧失理智，失去自控，最终导致不良后果，例如，患者或家属的愤怒情绪会导致紧张的医患关系。

（3）抑郁　抑郁指诸如孤独、悲观、失望、绝望和丧失感或厌世感等一组消极低沉的情绪。表现为愉快感丧失、自我感觉不良、缺乏日常生活的兴趣、常有自责倾向、自我评价降低，多伴有睡眠和食欲障碍。研究表明，灾难性的生活事件，如亲人丧亡易产生抑郁反应；失恋、被诬陷、失业等也可形成抑郁。严重抑郁者可萌生消极轻生念头，故对有抑郁情绪的人应当深入了解有无消极厌世观念，严密观察与抑郁有关的心理生理症状，防止意外发生。

（4）恐惧　恐惧是一种企图摆脱或逃避已经明确的、有特定危险的、会受到伤害或生命受威胁时的情绪状态。轻度的恐惧具有一定的积极意义，因为适度的危机感有助于促进积极的应对行为，过度或持久的恐惧会对人产生严重不利影响。

3. 行为反应

应激状态下机体经常有如下表现。

（1）逃避与回避　逃避是指已经接触到应激源后而采取的远离应激源的行为；回避是指知道应激源将要出现，在未接触应激源之前就采取行动远离应激源的行为。两者的目的都是为了摆脱应激源的刺激，排除带来的烦恼。例如，当得知即将手术，因担心手术失败，突然离开医院的患者。

(2) 退化与依赖　退化是指当事人受到挫折或遭遇应激时，放弃成年人应对方式而使用幼儿时期的方式应对环境变化满足自己的欲望。退化行为主要是为了获得别人的同情、支持和照顾，以减轻心理上的压力和痛苦。退化行为必然会伴随产生依赖心理和行为，即事事处处依靠别人关心照顾，而不是自己去努力完成本应自己去做的事情。退化与依赖多见于病情危重经抢救脱险后的患者以及慢性病患者。

(3) 敌对与攻击　敌对是内心有攻击的欲望而表现出来的不友好、谩骂、憎恨或羞辱别人。攻击是在应激刺激下个体以进攻方式做出反应，攻击对象可以是人或物，可以针对别人也可以针对自己。其共同的心理基础是愤怒。例如，临床上某些患者不肯服药或拒绝接受治疗，甚至表现为自损自伤行为，包括自己拔掉引流管、输液管等。

(4) 无助与自怜　无助是指一种无能为力、无所适从、听天由命、被动挨打的行为状态，通常是在经过反复应对不能奏效，对应激情景无法控制时产生的。其心理基础包含了一定的抑郁成分。无助使人不能主动摆脱不利的情境，从而对个体造成伤害性影响，故必须加以引导和矫正。自怜即自己可怜自己，对自己怜悯惋惜。其心理基础包含对自身的焦虑和消极评价等成分。自怜多见于独居或对外界环境缺乏兴趣者，当他们遭遇应激时常独自哀叹、缺乏安全感和自尊心。倾听他们的申诉并提供适当的社会支持可改善其自怜行为。

(5) 物质滥用　某些人在心理冲突或应激情况下，会以习惯性的饮酒、吸烟或服用某些药物的行为方式，来转换自己对应激的行为反应方式。尽管这些物质滥用对身体没有益处，但这些不良行为能达到暂时麻痹自己，摆脱自我烦恼和困境的目的。

三、心理应激与健康

(一) 心理应激对健康的积极影响

1. 心理应激是个体成长和发展的必要条件

每个个体的成长主要受先天遗传因素和外部环境两个方面的影响。心理应激可以被看做是一种外部环境影响后的综合体现。研究表明，特别是在个体成长的青少年时期，适度的心理应激经历可以提高个体日后在生活中的适应能力和应对能力。有位哲人说过，"痛苦和逆境是最好的老师"。各种艰难和痛苦可以帮助青少年锤炼坚强的意志与毅力，使他们在以后的各种艰难困苦面前应对自如，社会适应能力大大增强。心理治疗的临床经验也从反面证实了这种情况：缺乏心理应激的青少年（如被父母过度保护），适应环境的能力较差，在离开家庭走向社会的过程中，往往容易发生环境适应障碍和人际关系问题。

2. 心理应激是维持正常功能活动的必要条件

每个生命个体都需要一定的刺激来维持自身的生理、心理和社会功能。例如，一只刚出生的猫被蒙上眼睛两个月之后，由于失去了光线的刺激，它便终生失明。经常参加球赛的运动员，他们的骨骼肌、心、肺功能，神经反射功能，大脑分析、判断、决策功能均得到锻炼而增强。心理学的许多实验研究证明，人在被剥夺感情或处于缺乏刺激的单调状态超过一定时间限度后，会出现幻觉、错觉和智力功能障碍等身心功能损害。例如，现代化企业里流水线上的工人，因为从事的是单调和缺少变化的工作程序，所以容易发生注意力不集中、情绪不稳定的现象。

3. 适当应激使个体处在一定的张力准备状态

因为应激可以唤醒机体的动力，有利于机体在遇到突发的应激时迅速动员自身潜能。例如，参加奥运会比赛的运动员，在激烈的竞争中超水平发挥，打破世界纪录。

(二) 心理应激对健康的消极影响

当心理应激过强或持续的时间过长，超过人的适应能力就会损害人的健康。因此心理应激与疾病的发生发展都有密切的关系。Pelietier 于 20 世纪 70 年代就提出："现代人类疾病一半以上与应激有关"。目前人类的疾病谱及死亡顺位的变化也证实了他的结论。

1. 应激耗损机体的能量

国外有学者在研究中发现，每次应激都会在实验动物身上留下持久的痕迹，用尽了已有所保存的适应力，而不能再得到恢复。正如痕迹性的刺激给人造成的创伤和痛苦，经休整可以恢复元气，但绝不能完全消除。长期的应激，可使机体器官功能逐渐紊乱，导致体内器官不可挽回的器质性损伤，使机体代偿失调等。

2. 应激加重和激化已有的精神和躯体疾病

对于患有各种疾病的个体，遇到强烈刺激的时候，由于抵抗应激的心理和生理功能较低，很容易加重原有疾病，导致旧病复发。Paykel 的研究发现，门诊神经症患者的心理应激程度与疾病的严重程度呈线性关系。再如，高血压病患者在工作压力增大时病情加重；冠状动脉粥样硬化性心脏病患者在争执或激烈辩论时，有可能发生应激性心肌梗死；病情已得到控制的哮喘患儿，在母亲离开后哮喘继续发作等。

3. 应激使机体抗病能力下降引起或诱发新的精神和躯体疾病

人是心与身相互影响的统一整体。强烈的心理应激可以导致个体出现过度的心理和生理反应，造成内环境的紊乱，由于各内脏器官和系统的功能失常，内环境的平衡被破坏，从而使机体的抗病能力下降，处于对疾病的易感状态。而体内那些比较脆弱的器官和系统，则易首先受累而发病，临床上的应激性胃溃疡就是典型的例子。生活中那些因亲人突然亡故而痛不欲生者，常常一病不起。

第四节 心理防御机制

当心理应激引起心身处于不平衡状态时，人们往往采取多种认知和行为措施予以应对和应付。心理应对的形式可分为无意识的应对和有意识的应对。有意识的应对是个体处于应激状态时，自觉地、主动地调节自己的心理状态，修正期望的目标，改变认知和行为，实现心理平衡的过程。其主要的应对方式有：改变认知，释放情感，进行行为调整，提高解决问题的能力，积极寻求支持和帮助等。本节主要讲无意识的应对，即心理防御机制。

一、心理防御机制的概念和作用

(一) 心理防御机制的概念

心理防御机制（psychology defense mechanism）是指个体处在挫折与冲突的紧张情境时，通过潜意识活动所产生的一种解脱烦恼、减轻内心不安和痛苦，以恢复情绪平衡与稳定的适应性心理反应。它是人们为了应对心理压力或挫折而使用的一种策略。这种心理上的策略，几乎每个人都在不知不觉地运用。它可以暂时减轻人们由于心理压力或挫折而引起的紧张不安、焦虑和痛苦。

心理防御机制是弗洛伊德最早提出来的,是精神分析学说的主要概念之一,也是构成精神分析学说理论体系的重要组成部分。弗洛伊德把人格分为本我、自我和超我三个部分,自我至关重要,自我在本我、外界现实和超我之间不知不觉地以某种方式调节着其中的关系。自我一方面要以某种方式满足本我的欲望,从而缓解焦虑,消除痛苦。另外还要调节自我欲望和现实之间的矛盾,使自身的行为符合超我的要求。为了保护自我,自我便发展形成了潜意识的心理保护机制;由于这种心理保护机制是自我的功能,故又称作"自我防御机制"。

(二)心理防御机制的作用

人的心理防御机制有积极与消极两方面的作用。积极作用表现为对偏激或攻击行为有缓解作用;能暂时消除内心的痛苦和不安,使个体心理上得到满足或减轻某些挫折感。消极作用往往有一种自我欺骗的性质,常常只起到使人逃避现实的作用,有时还会使问题复杂化,提高心理冲突的程度。若使用不当或过多依赖,甚至会表现出某种心理异常。

二、心理防御机制的分类

精神分析论的心理防御机制理论目前已逐渐被多种学派的心理学家所接受,成为广义的应对策略的一部分。根据防御机制在个体心理发展中出现的先后与心理障碍的关系,心理防御机制可分为以下四种类型。

1. "精神病性"防御机制

"精神病性"防御机制也称为"自爱"或"自恋"的防御机制,在婴儿期就开始被使用。因为婴儿期尚不能区分自我与客观现实间的界线,常轻易地否定、歪曲"事实"来保护自己,正常成人偶尔会使用。精神病患者则常常极端地使用,故得名。它包括否认、曲解、投射等。

2. 幼稚的防御机制

幼稚的防御机制也称不成熟的防御机制,出现于婴幼儿期,成人中多见于较轻的精神病患者,包括退行、幻想、内向投射等。

3. 神经症性防御机制

此类型防御机制在少年期得到充分利用。因为这时个体能分辨自己的欲望和现实的要求、规范,但需要处理内心的矛盾、冲突,故常使用潜抑、隔离、转移、反向、抵消、补偿、合理化等防御机制。因在成人中常被神经症患者使用故得名。

4. 成熟的防御机制

此类型防御机制是个体成熟之后才能表现出的。这类防御机制能解除现实的困难,满足自己的欲望,也被社会所接受。包括理智化、幽默、升华等。

三、常见的心理防御机制

(一)"精神病性"防御机制

1. 否认

否认是一种比较原始而简单的心理防御机制。它把已经发生但又不能接受的不愉快的事件加以否定,认为根本没有发生过,以逃避心理上的痛苦。例如,癌症患者和濒死患者在其心理反应中,往往都经历一个否认疾病或死亡的阶段,这种做法可以暂时缓解患者的恐惧和悲哀，为他们提供时间以便逐渐适应严酷的事实，进入认可阶段。正常人有时也会利用否认机制。"掩耳盗铃"、"眼不见为净"都是否认防御机制的表现。

2. 曲解

曲解是将事实做歪曲的解释以符合自己的内心需要的潜意识机制。曲解是许多防御机制的共有成分，故被看做是一种原始的防御方法。采用这种机制的人不仅曲解事实，而且相信实际上就是如曲解的那样。如因歪曲作用而表现的精神病现象，以妄想或幻觉最为常见。再如用夸大想法来保护个体受挫折的自尊心。

3. 投射

投射又称"外投"，指将自己不能接受的欲望、感觉或想法投射到别人身上，以避免意识到那些自己不能接受的欲望、感觉和想法给自己带来的内疚、不安和焦虑等情绪。例如，"以小人之心度君子之腹"，"五十步笑百步"。

（二）幼稚的防御机制

1. 内向投射

内向投射是指将原本指向外界的本能冲动或情感转而指向自身。其特点是广泛地、毫无选择地吸收外界的事物，并将它们变为自己内在的东西。例如，一些患者常把自己生病的原因归咎于自己"前世作孽"，是"上帝"对自己的惩罚。有些心理学家认为，抑郁者的自伤、自杀行为，正是由于其对自身的过分自责，把对外界的厌恨转向自己的缘故。

2. 幻想

幻想指人在遇到困难无法处理或遇到无法忍受的一些情绪时，便脱离现实，想入非非，以其愿望和情感任意想象，以求得内心的平静和达到现实生活中无法经历的满足的防御机制。例如，一位怀才不遇的青年想象自己遇到一位伯乐，将自己安排到久已向往的岗位上大展才能；一位在爱情上遭受挫折的少女幻想自己巧遇白马王子。如果一个人沉溺于幻想中，以致分不清现实和幻想的内容，则属于病态的表现。

3. 退行

退行指一个人在遭遇挫折时，由于不能适当地应对紧张的情境，其行为表现出早年人格发展不成熟阶段的某些特点。退行是一种逃避行为，不是正视现实问题的做法，但可以争取别人的同情、理解和关心照顾或避免承担某种角色责任，以此减轻心理压力和痛苦。

根据勒温等的研究，2~5岁的儿童遭遇挫折而表现的退行性行为，平均要比实际年龄倒退一年或一年半。退行行为不仅见于小孩，有时也发生在成年人身上，例如，一个成人听到自己患重病的消息后表现出像孩子似的。

（三）神经症性防御机制

1. 隔离

将容易引起自己痛苦回忆的事情从意识中加以回避，不让自己意识到，以免引起不愉快的情绪。最常被隔离的是与事实相关的情感体验的那部分，因为这部分会引起焦虑与不安，虽然不愿意提起或想到。例如，在日常生活中，当我们的亲人死亡后，我们一般不说死亡，而说"仙逝"、"归天"。

2. 潜抑

这是心理防御机制中的一种最基本的方式。指自我把那些不能被社会文化和意识所接受的、具有威胁性的思想、欲望、情感、行为或冲动压抑到潜意识领域中,以保持内心的安宁。例如,日常生活中出现的"笔误"、"口误",部分"触景生情"等。长期压抑对人是有害的,应该以一定方式宣泄出来才有益于心身健康。

3. 转移

转移又称"置换",是指个体由于理智、社会规范和伦理道德的制约,把自己对某一对象的情感、欲望和态度不自觉的转移到另一个替代对象上。日常生活中,个体因某种原因无法向该对象表达,便会转向其他可接受的对象上。例如,日常生活中迁怒于"替罪羊"的行为,就属于转移机制。有的丈夫在外受气,回家就对妻子发脾气,妻子就向孩子发脾气,孩子就将委屈发泄到玩具或动物上。转移机制可以表现在各种心理疾患中,强迫性神经症患者,就是个体把对某种事物的厌恶转移到其他事物上去,产生一种泛化现象。

4. 反向

反向指一个人采取或从事与自己的潜意识动机、情感和观念截然相反的过激的态度和活动。即以"矫枉过正"的形式处理一些不能被接受的欲望与行为。例如,一位患者对某医生一向无好感,但为了治疗又不能得罪医生,于是就表现出对医生恭维的样子。"此地无银三百两"的民间故事,是这一机制的生动写照。

5. 合理化

合理化又称"文饰作用",一种最常见的防御机制,指个体遭受挫折后,潜意识寻找能被自我和社会认可的解释,为自己辩护。合理化所要达到的潜意识目的是避免受挫时变得失望,以摆脱可能面临的焦虑或痛苦的状态,以保持个人自尊。例如,"吃不到葡萄说葡萄酸"就是一种合理化机制的作用。

6. 补偿

一个人所追求的目标、理想受挫,或因自己生理、心理上的缺陷所引起的痛苦和自卑感,进而努力发展其他方面的才能或选择其他能获得成功的活动来代替。例如,有的学生身有残疾,学习格外用功,成为学习最好的学生。所谓"失之东隅,收之桑榆",便是一种补偿作用。这一机制如果用得恰当,不仅可以弥补缺陷,减轻痛苦,而且还会转化出巨大的动力。然而,如果过度补偿,则会导致病态。

(四) 成熟的防御机制

1. 理智化

理智化指个体以抽象、理智的方式对待紧张的情境,借以将自己超然于情绪烦扰之外。例如,某个体在遇到挫折的情况下,明知有人从中作梗,但仍能泰然处之,冷静沉着地处理问题。但是,如果一个人无论在何种情况下都无动于衷,变得麻木不仁,那就是病态了。

2. 幽默

当个体处于尴尬的境地时,常以开玩笑、说俏皮话等幽默方式进行自我解嘲,以减轻心理紧张的程度,使自己摆脱困境。幽默是一种积极的、成熟的心理防御机制,有益健康。

3. 升华

升华是指个体把不为社会所认同的动机或欲望,导向比较崇高的、符合社会要求和赞许的目标和方向进行表达的一种心理防御机制。这是一种积极的心理防御机制。孔子厄而著

《春秋》、司马迁腐而《史记》出，可称是升华的范例。

第五节　心身疾病

一、概述

（一）心身疾病的概念

心身疾病（psychosomatic diseases）又称心理生理疾患（psychophysiological diseases），是介于躯体疾病与神经症之间的一类疾病。心身疾病有狭义和广义两种。狭义的心身疾病是指心理社会因素在疾病的发生、发展过程中起重要作用的躯体器质性疾病。如原发性高血压、消化性溃疡。心理社会因素在疾病发生、发展过程中起重要作用的躯体功能性障碍，则称为心身障碍（psychosomatic disorders），如神经性呕吐、偏头痛。广义的心身疾病是指心理社会因素在疾病的发生、发展过程中起重要作用的躯体器质性疾病和躯体功能性障碍。显然，广义的心身疾病包括了狭义的心身疾病和狭义的心身障碍。本书基本上采用狭义的概念。

（二）心身疾病的范围

据现代文献报道，心身疾病有许多种，但关于心身疾病的分类，迄今为止国内外还没有一个完整的、统一的分类体系被大家所公认。结合我国临床实践，提出如下分类。

1. 内科心身疾病

内科疾病中有很多属于心身疾病，例如，呼吸系统的支气管哮喘、过度换气综合征、神经性咳嗽、神经性呼吸困难等。消化系统的胃及十二指肠溃疡、溃疡性结肠炎、神经性厌食、神经性呕吐、幽门痉挛等。循环系统的冠心病、高血压、心律失常、阵发性室上性心动过速、雷诺病等。内分泌系统的甲状腺功能亢进症、糖尿病、肥胖症等。

2. 外科心身疾病

如全身性肌肉痛、书写痉挛、风湿性关节炎等。

3. 妇科心身疾病

如痛经、经前紧张征、功能失调性子宫出血、功能性不孕、性欲减退、更年期综合征、心因性闭经等。

4. 儿科心身疾病

如异食癖、夜间遗尿症、日间尿频、站立性调节障碍等。

5. 口腔心身疾病

如口臭、唾液分泌异常、复发性慢性口腔溃疡、特发性舌痛症、咀嚼肌痉挛等。

6. 眼科心身疾病

如中心视网膜炎、眼肌疲劳、原发性青光眼等。

7. 耳鼻喉心身疾病

如梅尼埃病、咽喉部异物感、耳鸣、晕车、口吃等。

8. 皮肤科心身疾病

如皮肤瘙痒症、圆形脱发、多汗症、牛皮癣、神经性皮炎等。

9. 其他与心理因素有关的疾病

如肿瘤、肥胖症等。

二、心身疾病的发病原因

（一）社会文化因素

社会文化因素一般指人们的生活和工作环境、经济状况、职业、种族、家庭关系角色、生活方式、社会地位、社会制度、风俗习惯、宗教信仰等诸多方面的因素。

研究发现，高血压和冠心病的发病率：西方发达国家高于发展中国家，城市高于农村，脑力劳动者高于体力劳动者。美国每年高达60万人死于冠心病，占死亡人数的1/3，而尼日利亚在8000例尸体解剖中，仅仅发现60例心肌梗死，占死亡总数的0.75％。这种差异与种族、饮食习惯等有关，但更重要的可能是与社会文化因素的差异有关。

社会事件与心身疾病的关系也非常密切。具体的社会事件如战争、社会动荡和自然灾害等影响人们的心身健康。第二次世界大战期间，列宁格勒（现称圣彼得堡）被纳粹德国军队围困长达三年之久，Valdman等（1958）发现，被围居民中的高血压患病率，从战前的4％上升到64％，即使在战争结束以后，大多数人的血压仍不能恢复正常，还造成了许多人的过早死亡。Dobason等（1991）报道，澳大利亚大地震的4天内，心肌梗死及冠心病死亡率异常升高。1976年唐山地震后，在北京地区曾发现有支气管哮喘复发增多现象。

家庭、人际关系等社会支持系统的优劣也是影响人们身心健康的重要社会因素。多项研究表明，获得社会支持较少的人，患心身疾病的危险性增加。Radosavljevic研究显示甲状腺功能亢进症（简称甲亢）患者获得社会支持少。Read等认为在办公室工作的妇女，缺乏上级支持是冠心病发病的一个明显的独立因素，冠心病死亡率高、心绞痛及心肌梗死发病率高。瑞典在一项研究中，对1000名中年男性做了9年的随访，结果发现低水平社会支持的人群比高水平社会支持者的死亡危险性增加2～3倍。

（二）心理因素

1. 情绪因素

因为所有心理活动都是在一定的情绪基础上进行的，因而人们将其看成是心身联系的桥梁和纽带，不同的情绪可引起相应的生理反应。强度过高或持续时间过久的负性情绪如愤怒、恐惧、焦虑、忧愁、悲伤、痛苦等，都会使人的心理活动失去平衡，导致神经系统功能失调，影响健康。研究发现，紧张情绪可使心脏病患者出现心律失常，如阵发性房性心动过速、房性期前收缩或室性期前收缩。不良情绪还能引起胃肠道腺体分泌变化。如愤怒、激动、焦虑、恐惧都能使胃液分泌和胃腔内酸度升高，而抑郁、悲伤则可使胃液分泌减少和胃肠蠕动减慢，长期焦虑还可使充血的胃黏膜糜烂。

2. 人格因素

大量研究证明，不同人格特征的人对某些心身疾病的易患性具有明显的差异。如A型行为个体易患心脑血管疾病。C型行为个体具有忍耐、不自信、过分顺从和合作，过度压抑情绪等人格特征，其肿瘤发病率比非C型行为者高达3倍。消化性溃疡患者多具有被动、顺从、依赖、缺乏人际交往、情绪不稳定等人格特征。而支气管哮喘患者多具有内向、自我中心、爱幻想、难以忍受挫折和不爱表达自己情感的特征。偏头痛患者多具有追求完美、死板、争强好胜、嫉妒的特征。

3. 行为因素

个体的不良行为习惯也是导致心身疾病的重要因素。吸烟、酗酒、饮食、缺乏运动、暴露于有毒物质、开车超速和滥用药物等不良行为习惯已被证明与多种心身疾病有密切关系。研究证明，35岁以上吸烟者脑血管病的危险性是不吸烟者的3倍；在近3年发生的脑卒中患者中，过量饮酒者发病概率几乎是不饮酒者的1倍以上；缺乏体育锻炼等不良行为是心脑血管疾病等心身疾病发病的主要影响因素；半数以上的慢性疾病患者过早死亡是饮食不平衡或者进食过量造成的。

（三）生物因素

生理始基是产生心身疾病的重要物质基础，是指心身疾病患者病前的生理特点，也就是说不同生理始基使个体具有不同的相应心身疾病的易患性。研究还发现，高胃蛋白酶原是溃疡病的生理始基，高甘油三酯血症是冠心病的生理始基，高尿酸血症是痛风的生理始基，高蛋白结合碘则为甲状腺功能亢进症的生理始基。

此外，医学研究发现，心身疾病与遗传因素有关。心身疾病患者家庭中患同类心身疾病概率比一般人群高，例如，冠心病的家族中，患同类疾病的概率比一般人群高10倍，他们往往具有共同的人格特征和生理素质。

三、临床常见的心身疾病

（一）原发性高血压

原发性高血压（primary hypertension）是危害人类健康的最严重的心身疾病之一，也是最早被列为心身疾病行列的内科疾病。它是一种多因素疾病，除遗传因素外，心理社会因素对高血压发病起着很重要的影响作用。

1. 情绪因素

情绪对血压的影响特别明显。长期的忧虑、恐惧、愤怒常导致血压的持续升高。1971年霍肯森（Hunkenson）等对愤怒导致高血压的研究表明，在激怒的被试者中，那些必须压抑敌对反应而不允许发泄愤怒的人比允许发泄愤怒的人血压要高。研究表明，经常处于压抑状态的人的血液中去甲肾上腺素比正常人高出30%以上。动物实验研究发现，关在笼子里的狒狒王，眼看自己的"下属"自由地进食而不理它的威风和尊严，经常气得暴跳如雷，终于患上顽固性的高血压。

2. 社会文化因素

在恶劣的社会环境中生活，或责任过重、工作压力过大，或应激性不良生活事件过重过多的人群中，患高血压者多。如同样是黑人，凡世代居住非洲的，患高血压者甚少，而生活在美国北方大城市的，因其社会经济条件差，犯罪率高，暴力事件多，人口密度大，迁居率、离婚率高，所以患高血压者多；现代城市居民因就学就业竞争压力大，生活节奏快，人际关系复杂，患高血压者明显高于农村。动物实验中研究发现，如让不同群体的大白鼠生活在缺少食物的一个笼子里，结果大白鼠均因争食厮打殴斗而患高血压。

3. 人格特征

人们发现,原发性高血压患者多有易焦虑、易冲动、求全责备、主观好强的 A 型性格特点,而临床对高血压的观察也表明:药物配合心理治疗的效果明显优于单纯药物治疗的效果。

(二)冠状动脉粥样硬化性心脏病

冠状动脉粥样硬化性心脏病(coronary atherosclerotic heart disease)(以下简称冠心病)是指由于冠状动脉粥样硬化,管腔狭窄,导致心肌缺血、缺氧的心脏病,是当今世界上危害人类健康和生命最严重而且死亡率最高的疾病之一。经国内外近一个世纪的大量研究认为,冠心病除与高血压、高血脂、重度吸烟、遗传因素有关以外,心理社会因素也是重要的病因之一。

1. 社会生活事件

社会生活中发生的应激事件,如亲人死亡、环境变化等被认为是冠心病的重要病因之一。我国学者使用社会再适应量表调查 40 例心肌梗死的患者,发现病前 6 个月内患者经受的社会事件明显偏高。一般认为,经历的事件越多,冠心病的发生和复发及死亡率越高。Theorell 对一组心肌梗死患者进行了 3 个月的跟踪研究,证明了生活事件变化单位与尿中儿茶酚胺代谢产物含量变化的趋势是一致的,这意味着生活事件与心肌梗死的病情变化密切相关。

2. 社会环境与生活方式

冠心病发病率与社会结构、社会分工、经济条件、社会稳定程度有一定相关性。研究证实,社会发达程度高、脑力劳动强度大、社会稳定性差等均为冠心病的危险因素。有关冠心病发病率和易感者的研究表明,冠心病的发病率在竞争激烈的发达国家和发展中国家的发达地区较高。另外,吸烟、缺乏运动、过食等因素已被公认为同冠心病有密切联系。饮食与冠心病的关系,主要集中在脂肪这个关键连接点上,它决定了血液中胆固醇的水平,后者是冠心病发生的重要危险因素。由 7 个国家介入的国际性冠心病前瞻性研究观察了 12529 例男性,证实血液胆固醇水平可能是冠心病的重要预测指标,血液胆固醇水平在 180mg/dl 以上者患冠心病的危险性增加。

3. 人格特征

美国心脏病学家弗里德曼等提出了 A 型行为者易患冠心病的假说,并进行了前瞻性研究。研究资料表明,冠心病与 A 型行为呈正相关,其发病率至少是 B 型行为人群的 2 倍,A 型行为是冠心病独立于其他传统危险因素之外的主要致病因素。我国的研究表明,在冠心病患者中 A 型行为者占 75.73%。

知识拓展

A 型行为的特征

第一,强烈的时间紧迫感、催促感,总是企图在尽可能短的时间内完成更多的工作。

第二,急躁、无耐心,总是不满于事情进展的速度,即使是像走路、吃饭和说话这类日常事务也要很快地进行,同时做几件事。

第三,醉心于工作,对工作尽职尽责、至善至美,为了获得更多更好的成果,宁愿牺牲休息、娱乐、家庭生活和社交活动。

第四,争强好胜、雄心勃勃,经常为自己选定过高的目标,目标一旦确定,就千方百计欲使之实现。

第五,对他人常怀有敌意,有支配他人的倾向,若处于领导地位其行为常带有侵犯性。

第六,不能放松,总是想找点事做。

B型行为者正好相反。他们是些做事从容不迫、耐心、稳重、现实、悠闲自得、待人随和的人。

(三)消化性溃疡

消化性溃疡(peptic ulcer)包括胃溃疡、十二指肠溃疡、溃疡性结肠炎,是较早公认的心身疾病。人群患病率可达10%以上,男性是女性的2~4倍。

1. 社会生活事件

消化性溃疡的发生与社会生活事件关系密切相关。例如,失业、丧偶、失子、离异、自然灾害等,或不良的工作环境、缺乏休息等。我国流行病调查,有60%~84%的初患或复发的消化性溃疡患者,在症状出现前1周受过严重的生活刺激,如人际关系紧张、事业受创等。

大量的临床观察与动物实验也证实,长期的精神紧张和强烈的心理应激可扰乱消化系统的正常功能,促使胃液分泌过多或排出减慢,诱发或加重消化性溃疡的发生。

2. 情绪因素

导致溃疡发生的直接因素是胃酸和胃蛋白酶在胃黏膜的屏障防御功能下降时产生的自身组织消化。胃肠道对内外刺激十分敏感,情绪变化很容易引起胃液分泌及胃肠运动功能变异,临床上常可发现许多溃疡患者的起病往往有一段难忘的痛苦经历,而病情的加重与复发也往往与负性的情绪体验有关。

著名学者Wolff对一位因食管烫伤而不得不通过腹壁造瘘进食的患者阿汤进行过细致的观察。通过患者的瘘口,Wolff直接观察到:当他处于愤怒、怨恨或焦虑时,他的胃和脸一样充血发红,胃液分泌增多,胃运动增加,甚至看到胃酸和胃蛋白酶腐蚀胃黏膜;当他悲伤、忧虑时,胃黏膜苍白,胃液分泌不足,胃运动减弱,此时即使把食物放进去也不易消化,而且损伤胃壁。有人用白鼠做制动实验,造成白鼠的焦虑、愤怒与挣扎,24h后80%的白鼠患上了胃溃疡。

3. 人格特征

近年国外通过严格的对照研究发现,消化性溃疡患者具有内向和神经质的特点,表现为孤独、缺少人际交往、被动拘谨、顺从、依赖性强、缺乏创造性、刻板、情绪不稳定、遇事过分思虑、愤怒而常受压抑。临床观察和研究实验证实:被动、顺从、依赖性强,缺少人际交往,守旧、刻板,情绪不稳定是消化性溃疡患者常有的人格特征。患者习惯于自我克制,情绪宣泄不畅,从而迷走神经反射强烈,胃酸和胃蛋白酶原水平明显升高,易诱发消化性溃疡。

(四)糖尿病

糖尿病(diabetes mellitus)是一种典型的内分泌系统疾病。是指因为胰岛素分泌相对或绝对不足,引起代谢紊乱为主,继发脂肪、蛋白质、水、电解质等代谢障碍。糖尿病的确切病因和发病机制目前尚未完全阐明。一般认为糖尿病是多因素作用的结果。近年研究提示，情绪、生活事件、人格、心理应激、生活方式等心理社会因素，也是促发和加剧糖尿病的重要因素。

1. 心理应激与生活事件

应激包括生活与工作中的重大变故、挫折和心理冲突等。例如，外部环境的突然改变，亲人患病或亡故，被冤枉等各种原因，可造成全身处于心理应激状态，通过内分泌途径介导，致使血糖升高诱发糖尿病。Stein等对38名青少年糖尿病患者与患其他慢性疾病的患者进行对照研究，结果发现糖尿病组双亲去世和严重的家庭破裂等生活事件远比对照组多，且77%发生在糖尿病发病前。

2. 人格因素

研究表明糖尿病患者多具有被动性、依赖性、不成熟性、适应不良、缺乏安全感、优柔寡断和受虐狂的某些行为特征。对2型糖尿病患者进行了EPQ调查，结果显示糖尿病患者多表现为内向和情绪不稳定。

（五）支气管哮喘

支气管哮喘（bronchial asthma）很早就被公认为呼吸系统中典型的心身疾病。其病因主要有过敏反应、感染和心理社会因素，不过不同的患者对这三大主因的敏感性不同。有些学者认为，心理因素与生理因素几乎各占一半，也有学者对487例患者的研究表明：过敏因素为主者占29%，感染因素为主者占40%，而心理因素为主者占30%。在儿童患者中，心理社会因素显得更为重要。

1. 心理应激

心理应激产生的强烈的情绪变化可以作用于大脑皮质，然后作用于丘脑，通过迷走神经促进乙酰胆碱释放，引起支气管平滑肌收缩、痉挛、黏膜水肿而导致哮喘。如强烈的紧张性刺激，如人或动物打斗的场面，社交、性交的紧张体验均可使这些人发生哮喘，甚至形成条件反射。有位20多岁的女青年，每当与恋爱对象爱情有波折时，就出现胸闷，继而哮喘发作。还有的人因吸入花粉而患哮喘，后来当他看到人造的玫瑰花后，也出现喘息症状。

2. 人格特征

早期研究发现，支气管哮喘者多有依赖、较被动顺从、敏感、易受暗示、希望被照顾和自我中心的性格。例如，临床上常见到有的哮喘患儿，在父母面前发作很重，离开父母在医护人员照料下则很少发作；对过敏原过敏的孩子在家里时哮喘病一再复发，可一离开家庭，即使过敏原依然存在，孩子也不发病了。Luparello等曾选择40名有过敏史的哮喘患者和正常人作对照实验。首先向所有的被试者宣布：这是一个空气污染实验，每个人必须吸入几种浓度不同的物质（其实所吸入的都是根本无害的非过敏性溶液）。结果患者组的1/3出现了呼吸困难，其中12人哮喘发作，而健康组无一人出现反应。然后告诉患者"这是暗示的作用而不是溶液引起的"真相后，那些受影响者也就恢复了正常。对这些人来说哮喘与心理暗示密切相关。

（六）癌症

癌症（cancer）是一种严重危害人类健康的常见病和多发病。一般认为肿瘤的发病是综合因素作用的结果，理化因素、病毒、慢性感染、遗传、药物、激素及年龄都被证实为癌症的病因,心理社会因素与癌症则有不可忽视的密切关系。

1. 人格特征

研究发现,人格特征与恶性肿瘤的发生有一定的关系。特别是 C 型人格特征与癌症的发生密切相关。"C"是取癌(cancer)的第一个字母,所以 C 型人格亦称癌症倾向人格。这类人在遭遇重大生活挫折时,常陷于失望、悲观和抑郁中不能自拔,在行为上表现为回避、否认、逆来顺受等。美国学者(1976 年)对 182 名被试者(按人格特征分 A、B、C 三类)随访观察了 16 年,发现具有 C 型人格特征者癌症发生率比非 C 型行为者高 3 倍以上,且患恶性肿瘤者较多。

2. 应对方式和情绪

研究发现,生活事件与癌症发生的关系,取决于个体对生活事件的应对方式和情绪体验。不善于宣泄生活事件造成负性情绪体验的人、习惯压抑克制自己情绪的人,其肿瘤发生的概率较高。国外相关研究发现,肺癌患者在癌症查出之前,不是有绝望情绪,就是受到过极大的压抑。20 世纪 80 年代初,Miller 指出,确信癌症诊断的患者,尽管进行早期治疗,但病情往往迅速恶化致死;反之,怀疑肿瘤诊断者却常常较好;存活 15~20 年突然复发的癌症患者,多在复发前 6~18 个月内有过严重的情绪应激。

3. 社会生活事件

社会生活事件是日常生活中主要的应激源。心理社会紧张刺激引起的恶劣情绪可以降低机体免疫、监视功能和免疫杀伤机制,使机体每天都可能产生的突变细胞难以清除,从而发展为肿瘤。研究表明,癌症患者发病前生活事件发生率比其他患者高。生活事件引起慢性心理压力和高度情绪应激与恶性肿瘤发病率增高有关。Leshan(1967)在对大量的文献资料分析后发现,癌症发病前最常见的明显心理因素,是失去亲人的情感体验。亲人死亡事件一般发生于癌症发病前 6~8 个月。

思考题

1. 应激源有哪些分类?并举例说明。
2. 心理应激发生后,机体会有哪些表现?
3. 心理防御机制有哪些分类?
4. 心身疾病的发病原因包括哪些方面?

(乔 瑜)

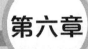

第六章 心理评估

【学习目标】
1. 掌握心理评估的基本概念和方法。
2. 熟悉智力量表、人格量表和心理评定量表的使用。
3. 学会根据患者状况，选择合适的方法和量表对其进行心理评估。

心理评估是应用心理学的理论和方法对人的心理品质及水平评定的过程。心理评估的常用方法有观察法、晤谈法和心理测验法等。护士可根据临床需要将这些方法结合运用，尽量获得患者准确的信息，不仅为心理护理提供依据，而且有助于临床诊断或疗效评估。

> **案例导入**
>
> **案例回放**：李某，45岁，在一次单位体检中检查结果显示肺部有阴影，心情便有所低落。不久后接到医院建议复查电话，复查后便安排住院。李某住院后心境更为低落，不愿与人交流，终日茶饭不思。你作为李某的主要护理人员，面对这种情况如何做？
>
> **思考问题**：1. 根据患者的症状表现，为了提高患者的心理护理效果，是否需要对患者进行心理评估？
> 2. 如果进行心理评估，采用何种方法？如何进行？

第一节 心理评估概述

心理评估（psychological assessment）是应用心理学的理论和方法对人的心理品质及水平评定的过程。心理评估的对象是人，因为人的心理过程和人格是非常复杂的，如何对其进行客观测量或描述，是心理学的重要研究范畴，也是鉴别个体心理是否正常的重要手段。

一、心理评估的任务

心理评估在心理学、医学、教育、人力资源、军事、司法等部门有多种用途，其中为临床目的所用时，主要有以下几种。

（1）通过心理评估，可以收集患者的一些基础信息，这些基础信息能为后续临床工作的开展提供参考。比如，依据患者心理反应的轻、中、重，区分临床心理干预等级，可减少临床实施心理护理的盲目性。

（2）心理评估能辅助医护人员对患者的心理或生理情况作出临床诊断，有时甚至能筛选出需要干预的对象。如从癌症患者人群中迅速甄别出有自杀意念的患者，及时采取相应干预对策，便可能在最短时间内化解患者的心理危机，挽救其生命，避免悲剧。

（3）在临床各科中，心理评估可以作为某些疾病的辅助诊断手段。例如，精神科医生可以应用心理测验对患者的病态心理进行诊断和鉴别，儿科医生借助智力测验鉴别儿童的智力发育是否正常。

（4）心理评估有助于指导制订个体心理干预措施，并常作为效果的指标，它能客观、量化地说明医护人员针对患者实施的心理干预是否有效果。

（5）心理评估是心理学和医学科学的一种研究方法，它能帮助心理学家、医护人员和研究者收集资料。

二、心理评估的方法

心理评估是一项复杂、严谨而科学的工作，正确评价和描述某种心理现象必须结合使用多种手段，综合判断，才能得出客观准确的结果。

1. 观察法

观察法（observational method）是心理学研究中最基本的方法，也是心理评估的基本方法之一。它是指研究者根据一定的研究目的、研究提纲或观察表，用自己的感官和辅助工具去直接观察被研究对象，从而获得资料的一种方法。它分为随机观察法和系统观察法，前者是指根据观察目的和观察者的经验组织观察内容和观察程序，后者则是按照研究目的采用一套固定的程序进行观察。观察既包括对被观察者的直接观察，也包括通过有关文字材料（如日记、传记、病史）或知情人提供的信息进行间接观察。观察内容主要有仪表、体形、人际交往风格、言谈举止、注意力、兴趣、爱好、各种情境下的应对行为等。在实际观察中，应根据观察目的、观察方法及观察的不同阶段选择观察目标行为。对每种准备观察的行为给予明确的定义，以便准确的观察和记录。

2. 晤谈法

晤谈法（interview method）也叫会谈法，是心理评估中一种常用方法，它是晤谈者与被晤谈者之间有目的的谈话，通过晤谈，了解被晤谈者心理信息，观察其在晤谈时的行为反应，以补充或验证所获得的资料。晤谈法的效果取决于问题的性质和接见人本身的晤谈技巧。在心理评估中，晤谈者一般是临床心理专业人员，被晤谈者是来访者或患者。通过良好的晤谈有助于建立护患合作和信任的关系，从较大范围内获取有关资料，以提供分析研究，例如，冠心病康复期的心理行为问题可以通过定期与患者及家属晤谈，获得有关心理社会因素资料，促进患者疾病康复。

3. 心理测验法

心理测验法（questionnaire method）是用以测量人们各种心理特征的个体差异的一种心理学技术。在心理评估中，心理测验法一般采用标准化、数量化的原则，可以对个体的能力、态度、人格、情绪状态进行系统评估，而且所得结果可以参照常模进行解释，因此可以减少主观因素的影响。应用心理测验量表时，被试依测验内容做出回答或反应，主试根据测验标准对被试的回答或反应进行评分，经过进一步的转换后，可以根据测验结果得出结论。心理测验的应用范围很广，比如心理学、医学、教育、人事管理等领域，在护理学领域应用心理测验可以对患者出现的心理问题进行判断及提出护理诊断。

三、心理评估在护理工作中的实施过程

随着现代医学模式的转变，心理护理已经成为现代护理模式的重要组成部分。心理护理程序的第一步就是对患者情况进行心理评估，即根据心理学的理论和方法对患者的心理状态进行全面、系统和深入的客观描述。

1. 确定评估目标

确定评估目标是心理评估过程的开端，它决定着评估的行为导向和效果。如果评估目标不明确，就难以把握住必要的信息，难以系统地搜集资料并把握问题的实质，收不到好的评估效果。如了解患者心理状况、测查人格特质以及判断是否心理异常等，这是心理评估的首要环节。

2. 收集资料

这一环节是应用心理评估的常用方法，如观察法和晤谈法等，通过患者、患者家属、医生提供信息，结合护士自己的询问和观察，了解患者问题的起因及发展、问题的可能影响因素、早年的生活经历、家庭背景等信息，主要目的在于将患者生理、心理和社会方面的信息有机结合起来，全面系统地掌握患者的有关情况，为判断其心理问题提供素材。

3. 实施测量

如果患者资料比较零散、直观、不深入，缺乏客观的评价标准，则要求护士必须借助心理测验法，对患者的心理状态做出量化评估，从而客观地分析出患者心理问题的性质、程度及主要原因。如某些特殊疾病（如癌症、严重意外所致伤残等）引发的情绪变化，患者人格的个性化特征（如内向与外向、乐观与悲观、敏感与迟钝等）影响病情康复，都可以通过量化评估获得比较客观的依据。

4. 综合评定

综合评定是对获得的患者的感性资料和测量结果进行综合分析、加工，并根据一定的判定标准或理论模式得出评估结果的过程。它具有概括总结、预测指导的作用，有助于护士确立心理护理诊断，制订心理护理计划并付诸实施。

上述四个阶段构成了护理工作中心理评估的基本环节和完整过程，有时能够一次完成，但大多数情况下常常不是一次完成的，为了使评估结果更加可靠，有时还需反复进行。

四、心理评估在护理工作中的意义

1. 心理评估有助于增强心理护理工作的针对性和有效性

一方面，心理护理评估为确立心理护理诊断、制订心理护理计划提供重要的客观依据；另一方面，在对心理护理效果进行评价时，借助心理评估的工具，可以得到量化数据，从而对所用心理护理措施是否有效做出比较准确的判定。

2. 心理评估有助于预防和治疗心身疾病

无论是心身疾病还是躯体疾病，患者在发病前以及在患病的过程中都会出现不同程度的心理问题或心理障碍。这些问题的把握和了解，就需要运用心理评估的方法。通过心理评估掌握患者的心理状态，对于做好心理护理工作是至关重要的，也是预防和治疗心身疾病的一个重要方面。

3. 心理评估有助于促进护患沟通

心理评估要求护士以观察、晤谈、心理测验等方法，较系统的评估患者的心理状态、了解患者心理失衡的原因等。各环节均需以护患双方充分接触、有效沟通为基础，既可为护患沟通提供实质性内容，又可通过评估过程辅助护士走进患者的内心世界、融洽护患关系。因此心理评估的制度化、规范化及其可操作性，既可督促护士主动与患者互动、达到有效沟通，又可丰富护患沟通的内容、形式、途径，帮助护士较快地赢得患者的信任，成为患者身心康复的指导者。

4. 心理评估在心理护理科研中发挥着重要的作用

心理评估是心理护理研究中不可缺少的方法之一。由于在心理评估中采用的是数量化的手段，并严格按科学研究的统计学方法要求进行，故目前不少临床护理研究报告中纷纷采用了心理测验和评定量表等心理评估方法，对提高心理护理研究水平起到了推动的作用。

五、护理工作中实施心理评估的原则及注意事项

1. 实施原则

（1）动态性原则　患者的心理活动随病情发展、诊疗干预手段、医院环境等因素影响，任何阶段都有发生心理失衡或危机的可能，因此临床心理评估必须贯彻"动态、实时"的原则。

（2）综合性原则　心理评估的方法各有优势和不足，可根据评估目的同时或交替使用两到三种评估方法，这样，才能比较准确地评估患者心理状态、识别患者的心理危机及其影响因素。

2. 注意事项

（1）尊重患者权益，保护患者隐私　临床心理评估需要患者自愿配合，评估者需要向患者告知评估的目的、内容及意义，得到患者的认同。如患者不予合作，可先用观察法观察，如发现异常及时予以干预。评估者不可将患者的隐私暴露给其他无关人员，做好保密工作。

（2）对心理评估者的要求　心理评估要求医护人员具备心理学知识、心理评估和心理测验等方面的专业知识并经过有关技术的专业培训。同时，良好的评估者要具备适合本工作的一些心理品质，如敏锐的观察能力、共情能力和人际沟通能力，并且在实际工作中遵循职业道德要求。

第二节　心理测验

一、心理测验的概念

心理测验是定量的心理评估方法，需要依靠各种心理测验工具（即心理量表）对个体的心理特征，如人格、情绪和行为等进行心理评估。

二、心理测验的分类

（一）按测验材料的性质分类

1. 文字测验

文字测验所用的是文字或语言材料，用文字或语言回答。它适用于有一定言语能力和懂

得测验所用语言材料的被试，大多数心理测验都属于此类。

2. 操作测验

测验题目多属于对图形、实物、工具、模型的辨认和操作，可不使用语言回答，一方面不受文化因素的限制；另一方面可适用于有言语功能障碍或不懂测验语言材料的被试，比如韦氏智力量表中就有操作测验。

(二) 按受测人数分类

1. 个别测验

个别测验每次仅以一位被试为对象，通常是由一位主试与一位被试在面对面的情形下进行。此类测验的优点在于主试对被试的行为反应有较多的观察与控制机会，尤其对某些人（如幼儿及文盲）不能使用文字而只能由主试记录其反应时，就必须采用面对面的个别测验。个别测验的缺点是不能在短时间内经由测验收集到大量的资料，而且个别测验手续复杂，主试需要较高的训练与素养，一般人不易掌握。

2. 团体测验

团体测验是在同一时间内由一名或多名主试对多数人施测，这种测验的优点主要在于可以在短时间内收集到大量资料，因此在教育上被广泛采用。团体测验的缺点是被试的行为不易控制，容易产生测量误差。

(三) 按测验目的和功能分类

1. 能力测验

能力测验又称认知测验，是指对一个人或某一团体的某种能力作出评价。这种能力可以是当前所具有的实际能力，或者是将来可能有的潜在能力；可以是一般的普通能力，或者是某种特殊的能力，如音乐、美术、体育等方面的特殊能力。对能力的测评常常是通过智力测验来完成的，包括智力测验、心理发展量表、适应行为量表和特殊能力测验等。

2. 人格测验

人格测验也称个性测验，它测量个体行为独特性和倾向性等特征。最常用的方法有问卷法和投射技术。问卷法由许多涉及个人心理特征的问题组成，进一步分出多个维度或分量表，反映不同人格特征。常用人格问卷有艾森克人格问卷（EPQ）、明尼苏达多项人格问卷（MMPI）和卡特尔16种人格因素问卷（16PF）。投射技术包括罗夏墨迹测验、逆境对话测验、语句完成测验等。

3. 神经心理测验

神经心理测验是在现代心理测验基础上发展起来的用于脑功能评估的一类心理测验方法，是神经心理学研究脑与行为关系的一种重要方法。神经心理测验评估的心理或行为的范围很广，包括感觉、知觉、运动、言语、注意、记忆和思维，涉及脑功能的各个方面。近几十年来，神经心理测验呈现出发展迅速、应用广泛的特点。最初限于医学领域的精神病学和神经病学，国外在传染性疾病的神经认知方面都开展了深入系统的研究，并进一步扩展到了司法、工业和教育领域。

三、心理测验的基本要求

一个有效的心理测验，不管它是什么类型的测验，都必须具备以下几个基本要求。

1. 标准化

标准化（standardization）指心理测验应有固定的测验内容、测验方法以及统一的答案和分数处理方法。心理测验的目的是评估人的心理行为的差异，了解人的心理变化。因此，它必须建立标准化的程序和方法，且符合客观、准确、经济、实用的原则。

2. 常模

常模（norm）是指某种心理测验在某一人群中测查结果的标准量数，即用来可作比较的标准。某个人在某项测验的结果只有与这一标准相比较，才能确定测验结果的实际意义。测验的结果是否正确，在很大程度上取决于常模样本的代表性。只有在代表性好的样本基础上才能制订有效的常模。常模有年龄常模、百分等级常模、标准分常模，还有按照区域划分的全国常模和地区常模等，用于测验时，要根据实际需要选用适合的常模。

3. 信度

信度（reliability）是指测验结果的可靠性或一致性程度。它是心理测验稳定性水平的表征。没有信度的测验量表，就好比一把橡皮筋尺，测验的结果会随着测验者掌握的松紧不同而变化，人们无法了解其正确与否。因此，一个可靠的测验必须具有较高的信度。检验测验量表的信度，一般常用"相关系数"，以相关系数的大小表示测验信度的高低，通常能力测验的信度要求在 0.8 以上，人格测验的信度要求在 0.7 以上。

4. 效度

效度（validity）是指测验的准确性或真实性程度。它是心理测验能否确实测到其所要测的心理特征或功能的表征。如果一个测验测得的不是所要测的东西，就无法解释测验结果的真实意义，就不能说这个测验是有效的测验。检验心理测验的效度，一般多采用相关系数或因素分析的方法。

四、心理测验在临床护理工作中的应用

心理测验效果依赖于心理测验的正确使用。心理测验使用不当，不但起不到其应有的积极作用，而且还可能导致判断错误，造成不同程度的不良后果。因此，对于心理测验的使用要有严格的控制，有心理学基础知识，并经过专业培训的人员才有权使用心理测验和解释结果。在使用过程中，还要以严谨的态度对待心理测验及结果，防止滥用心理测验的现象，因此，护士在选用心理测验时，要遵循以下原则。

1. 根据目的选择适合的测验

护士在使用心理测验时，首先面临的问题是选择适合的量表。因此，在使用测验前，首先详细阅读测验手册及有关资料，了解该测验的主要功能和用途，根据临床或科研工作的不同目的，如护理诊断、不同干预方法比较、预后评价、心理能力鉴定等，选择合适的测验，判断测验能否解决想要解决的问题。另外，还要根据被试特点选择适合的测验，例如，一些脑器质性损伤的患者不能做长时间的测验，应选择可以分步骤完成的测验。

2. 选择标准化测验及熟悉的测验

在临床护理中，主试应优先选用标准化程度高和有结构的测验，而不用未经标准化的测验。如果测验有常模，应当仔细了解常模的构成和标准化问题，一般而言，准备施测的对象越符合常模样本的特征，其结果的准确性就越高。同时主试应该对量表熟悉，了解量表的适用范围。比如常用量表症状自评量表（SCL-90），它是以心理症状为准则来评判一个人是否有某些心理症状及严重程度。SCL-90 对有心理症状的人，有良好的区分能力，能较好地区

分他们的心理健康水平,但不适用于判断比较普通人之间心理健康水平的差异。另外,主试应选用自己熟悉和具有使用经验的测验,而不用无经验的测验。在选用国外引进的测验时,主试也必须选择经过我国修订的测验。

总而言之,护理人员必须谨慎选择心理量表,并需要在专业心理测量人员的指导下对测量结果进行分析和解释,以便于临床护理工作的实施。

第三节 智力测验

一、智力测验概述

(一)智力测验的产生

智力测验(intelligence test)是指在一定的条件下,使用特定的标准化的测验量表对被试施加刺激、从被试的一定反应中测量其智力的高低。换言之,它是指由经过专门训练的研究人员采用标准化的测验量表对人的智力水平进行科学测量的一个过程。

科学的智力测验起始于20世纪的法国。比内(A. Binet)认为,智力是由多种能力组成的,智力测验必须包含大量不同类型的测验项目。1905年,为了筛查智力有缺陷的儿童,比内和他的助手西蒙(T. Simon)用语言、文字、图画、物品等形式编制了世界上第一个智力测验量表,这一量表的产生开启了智力测量的发展道路。

(二)智商

在智力测验中用于衡量智力水平高低的尺度有很多,但目前大家最熟悉也最常用的当属智商(intelligence quotient,IQ),而智商又分比率智商(ratio IQ)和离差智商(deviation IQ)两种。

1. 比率智商

1916年,斯坦福大学教授推孟(L. M. Terman)修订的斯坦福-比内量表第一次引入了智商的概念,表示一个人在智力发展上同其他同龄人相比时的相对水平,是智力年龄与实际年龄两者的比率,这就是比率智商。其计算公式为:

$$智商(IQ)=智龄(MA)/实龄(CA)\times 100$$

由于智力水平与年龄之间并非正比关系,而是到了一定年龄后出现稳定状态,并随后会出现下降态势,比率智商只适用于16岁以下儿童。

2. 离差智商

1949年韦克斯勒在他编制的儿童智力量表中首次采用了离差智商取代比率智商。离差智商采用了一种新的方法,放弃了智龄,运用了离差。其基本原理是:把每个年龄段的儿童的智力分布看作常态分布,被试的智力高低由其与同龄人的智力分布的离差的大小来决定。它表示的是被试的成绩偏离同年龄组平均成绩的距离。其计算公式为:

$$智商=100+15(X-M)/SD$$

式中,X为被试的成绩;M为样本成绩的平均值;SD为样本成绩的标准差。它表示的是个体智力在年龄组中所处的位置,因此是表示智力高低的一种理想的指标。

许多心理学家按照智商分数的分布对智力的水平加以划分并进行分类,但划分的标准不尽相同。其中最具代表性的是韦克斯勒的智力分类(表6-1)。

表 6-1　智力等级分布表

智力等级	智商范围	人群中的理论分布比率/%
极超常	≥130	2.2
超常	120～129	6.7
高于平常	110～119	16.1
平常	90～109	50.0
低于平常	80～89	16.1
边界	70～79	6.7
智力缺陷	≤69	2.2

（三）智力测验在临床护理的应用范围

目前智力测验是临床护理中使用广泛的一类测验，主要应用有以下几方面。

1. 用于儿童保健和优生优育

智力测验在儿童保健和儿童精神病学中主要是用于鉴别儿童智商。智商低于 70 只是诊断智力发育迟滞的客观标准之一，还应该评定儿童社会适应能力是否有明显缺损才能做出准确的诊断。

2. 用于老年护理

随着人均寿命延长和社会老龄化趋势，老年人的健康问题越来越受到全社会重视。阿尔茨海默病是老年医学中的常见病，严重影响患者及其家庭的生活质量。智力损害是阿尔茨海默病的一个重要特征。

3. 用于发展性问题

在临床心理咨询工作中，经常会遇到学生学习问题、行为问题，以及高中生、大学生的择业问题，智力测验结果常常能为医生进行鉴别诊断和咨询策略提供参考。

二、韦克斯勒智力量表

韦克斯勒智力量表（Wechsler Intelligence Scale）是目前世界上使用最为广泛的智力评估测验，是美国心理学家大卫·韦克斯勒（D. Wechsler）编制的。韦克斯勒量表有一个系列，包括三套适合不同年龄段用的量表：韦氏成人智力量表（WAIS）及其修订本（WAIS—R），韦氏儿童智力量表（WISC）及其修订本（WISC-R），韦氏学前儿童智力量表（WPPSI）及其修订本（WPPSI—R）。现以韦氏成人智力量表作介绍，这里我们选用的是龚耀先教授 1981 年修订的中文版本（WAIS—RC）。量表中设计了 11 个分测验，分为两类，一类是言语测验，包括知识、领悟、算术、相似性、数字广度、词汇 6 个分测验；另一类是操作测验，包括数字符号、图画填充、木块图、图片排列、图形拼凑 5 个分测验。11 个分测验量表分数可合并成言语分、操作分和全量表分。查相应年龄的 IQ 表，便可以得到三个智力商数：言语智商（VIQ）、操作智商（PIQ）和全量表智商（FIQ），它们均是以 100 为平均数、15 为标准差的离差智商。下面对各分测验的主要内容作简要介绍。

（一）各分测验的主要功能

1. 知识

韦克斯勒认为，智商越高的人，兴趣越广泛，好奇心越强，所以获得的知识就越多。故此测验主要测量人的知识广度、一般的学习及接受能力、对材料的记忆及对日常事物的认识能力。

2. 领悟

此测验主要测量判断能力、运用实际知识解决新问题的能力以及一般知识。该测验与知识测验相比，受文化教育影响小，但记分难以掌握。

3. 算术

此测验主要测量数学计算的推理能力及主动注意的能力。该能力随年龄而发展，故能考察智力的发展，同时对预测一个人未来心智能力很有价值。

4. 相似性

此测验设计用来测量逻辑思维能力、抽象思维能力与概括能力，是智力的很好测量指标。

5. 数字广度

此测验主要测量人的注意力和短时记忆能力。临床研究表明：数字广度测验对智力较低者测的是短时记忆能力，但对智力较高者实际测量的是注意力，其得分未必会高。

6. 词汇

本测验主要测量人的言语理解能力，与抽象概括能力有关，同时能在一定程度上了解其知识范围和文化背景。研究表明，它是测量智力的最佳指标，可靠性很高。但其记分较麻烦，评分标准难掌握，实施时间也较长。

7. 数字符号

该测验主要测量一般的学习能力、知觉辨别能力及灵活性，以及动机强度等。该测验与工种、性别、性格和个人缺陷有关，不能很好地测量智力，但具有记分快、不受文化影响的特点。

8. 图画填充

此测验主要测量人的视觉辨认能力，以及视觉记忆与视觉理解能力。填图测验有趣味性，能测量智力，但它易受个人经验、性别、生长环境的影响。

9. 木块图

该测验主要测量辨认空间关系的能力、视觉结构的分析和综合能力，以及视觉-运动协调能力等。在临床上，该测验对于诊断知觉障碍、注意障碍、老年衰退具有很高的效度。

10. 图片排列

此测验主要测量被试的分析综合能力、观察因果关系的能力、社会计划性、预期力和幽默感等。它也可以测量智力，可作为跨文化的测验。但此测验易受视觉敏锐性的影响。

11. 图形拼凑

此测验主要测量处理局部与整体关系的能力、概括思维能力、知觉组织能力以及辨别能力。在临床上，此测验可了解被试的知觉类型，其对尝试错误方法所依赖的程度，以及对错误反应的应对方法。此测验与其他分测验相关较低，并对被试的鉴别力不甚高。

（二）对韦氏智力量表的评价

1. 优点

（1）韦氏智力量表具有复杂的结构，不但有言语分测验，还有操作分测验，可同时提供三个智商分数和多个分测验分数，能较好地反映一个人智力的全貌和测量各种智力因素。

（2）韦氏智力量表用离差智商代替比率智商，这是计算智力测验结果的方法上的一次改革。

（3）韦氏智力量表临床应用的多，积累了大量的资料，已成为临床测验中的重要工具。除可测量智力外，还可研究人格，而且可以作为神经心理学的主要测量量表。韦克斯勒报道，如数字广度、数字符号、木块图等分测验的成绩随年龄增高而降低，这些测验与另一类不受年龄影响的分测验（词汇、知识和图片排列等）成绩的比值，即"退化指数"，可作为脑功能退化的商数。

2. 缺点

虽然韦氏智力量表有以上优点，同时还有一些缺点，比如：韦氏智力量表的三个独立本的衔接欠佳，表现在同一被试用两个相邻量表测验如 WAIS 和 WISC 时，其智商水平在 WAIS 的系统性高于 WISC。测验的起点报告偏难，有的分测验（如相似性测验）方法对低智力者难以说明，故不便测量低智力者。有的分测验项目过多（如词汇测验），增加测验时间等。尽管韦氏智力量表有某些不足，到目前为止还是被广泛用作智力诊断的工具。

三、中国比内测验

1924年，我国心理学家陆志韦对比内-西蒙智力量表、斯坦福-比内智力量表进行了修订，叫中国比内-西蒙智力测验，适用于江浙一带。1936年，陆志韦和吴天敏教授对中国比内-西蒙智力量表进行了第二次修订，使其适用于北方。1979年，吴天敏教授主持第三次修订，1982年完成《中国比内测验》。

该测验共有51个项目，从易到难排列，每项代表4个月智龄，每岁3个项目，可测验2~18岁被试。中国比内测验必须个别施测，并且要求主试必须受过专门训练，对量表相当熟悉且有一定经验，能够严格按照测验手册中的指导语进行施测。在评定成绩的方式上，放弃了比率智商，而采用离差智商的计算方法来求IQ，但因其智商的平均数为100，标准差为16，故智商的分级标准也不同于韦氏智商。表6-2为比内-西蒙智力量表的智商分布表。

表6-2 比内-西蒙智力量表的智商分布表

智力等级	智商范围	理论百分数/%
非常优秀	≥140	1.6
优秀	120~139	11.3
中上	110~119	18.1
中等	90~109	46.5
中下	80~89	14.5
边缘状态	70~79	5.6
智力缺陷	≤69	2.9

另外，智力缺陷又可分为愚鲁（IQ为50~69）、痴愚（IQ为25~49）和白痴（IQ为25以下）三个等级。

第四节 人格测验

一、明尼苏达多项人格问卷

明尼苏达多项人格问卷（MMPI）是美国明尼苏达大学教授哈萨威（S. R. Hathaway）

和精神科医生迈金利（J. C. Mckinley）在 1940 年编制的，它是采用经验标准法编制自陈量表的典范。经过 60 多年的不断修订，补充，被翻译成 100 多种文字，在几百个国家里进行了使用，至今已发展得极为成熟。它从多个方面对人的心理进行综合的考察，是世界上被使用次数最多的人格测验之一。20 世纪 80 年代初，中国科学院心理所宋维真将明尼苏达多项人格问卷引入我国。

MMPI 主要功能是测查个体的人格特点，可以用于测试正常人的人格类型，也可用于判别精神病患者和正常者。编制者从大量病史、早期出版的个性量表及医生笔记中选出了一千多个题目，然后对正常和异常被试进行重复测试、交叉测试，选出两组被试反应明显不同的题目构成问卷。最后定型的 MMPI 共包括 566 个自我报告的题目，实际上是 550 个，其中 16 个是重复题目。这些重复题目主要用于测查被试反应的一致性，看作答是否认真。如果被试对同一题目前后反应不一致，那么被试作答的认真性便值得怀疑。

（一）量表构成

MMPI 题目要求被试根据自己的实际情况作出"是"、"否"以及"不作回答"三类反应。这些题目组成了 14 个量表，其中包括 4 个效度量表和 10 个临床量表。

1. 效度量表

（1）疑问量表（Q，question scale） 此量表反映被测试者回避问题的倾向，对问题毫无反应及对"是"、"否"都进行反应的项目总数，或称"无回答"的得分。高得分者表示逃避现实或个体有心理冲突。如果在前面 399 题中原始分数超过 22 分，则说明被测试者对问卷的回答不可信。

（2）谎言量表（L，lie scale） 共 15 题，此量表用于检测被测试者是否在过分夸大自己的优点，企图给人一个好印象。高分者总想让别人把他看得要比实际情况更好，不能客观评价自己。如果 L 量表原始分超过 10 分，就不能信任 MMPI 的结果。

（3）诈病量表（F，validity scale） 共 64 题，多为一些比较古怪或荒唐的内容。分数高表示被试不认真、理解错误，表现一些互相无关的症状，或在伪装疾病。如果测验有效，F 量表是精神病程度的良好指标，其得分越高暗示着精神疾病程度越重。

（4）修正量表（K，correction scale） 共 30 题，是对测验态度的一种衡量，其目的有两个：一是为了判别被试接受测试的态度是不是隐瞒，或是防卫的；二是根据这个量表修正临床量表的得分，即在几个临床量表上分别加上一定比例的 K 分。

2. 临床量表

（1）疑病量表（Hs，hypochondriasis） 共 30 题，此量表原来是为了鉴定疑病患者而制定的。其特征是对自己的身体健康的一种过度的关心，担心自己有病或不健康。得分高者即使身体无病，也总是觉得身体欠佳，表现疑病倾向。

（2）抑郁量表（D，depression） 共 60 题，此量表最初是为评价抑郁症候而制定的。抑郁的特征是缺乏干劲，对未来没有希望，一般对自己的生活状况极其不满。它与忧郁、淡漠、悲观思想与行动缓慢有关。分数太高可能会自杀。

（3）癔症量表（Hy，hysteria） 共 60 题，此量表原来是为了区别对紧张状况产生歇斯底里反应的患者而制定的。得分高者多表现为依赖、天真、外露、幼稚及自我陶醉，并缺乏自知力。

（4）精神病态量表（Pd，psychopathic deviate） 共 50 题，此量表原来是为了区别那些被诊断为非社会性类型和非道德类型的精神病态人格的患者而制定的。这种病态的特征是说谎、偷盗、性异常、酗酒等，但不包括重大犯罪行为，可反映被试性格的偏离。高分数的人为脱离一般的社会道德规范，蔑视社会习俗，常有复仇攻击观念，并不能从惩罚中吸取教训。

（5）性度量表（Mf, masculinity-feminity）　此量表也叫男子气-女子气量表，共60题，反映被测试者的男性化或女性化程度，男性和女性需要分别记分。

（6）妄想量表（Pa, paranoia）　共40题，此量表是为了区分那些被判断为具有关系妄想、被害妄想、夸大自我概念、猜疑心、过分敏感、意见和态度生硬等偏执性人格而制定的。高分者具有多疑、孤独、烦恼及过分敏感等性格特征。

（7）精神衰弱量表（Pt, psychasthenia）　共48题，此量表是为了测定精神衰弱的一般性症候类型而制定的。精神衰弱的特征为焦虑、强迫动作、强迫观念、无原因的恐怖等。高分者表现紧张、焦虑、反复思考、强迫思维、恐怖以及内疚感，他们经常自责、自罪、自卑和不安。

（8）精神分裂症量表（Sc, schizophrenia）　共78题，此量表原来是为了区别精神分裂症的患者而制定的。其特征包括思维、感情和行为混乱。高分者表现异乎寻常的或分裂的生活方式，如不恰当的情感反应、少语、特殊姿势、怪异行为、行为退缩和情感脆弱。

（9）轻躁狂量表（Ma, hypomania）　共46题，此量表原来是为了区别有躁狂性症候的精神科患者而制定的。其特征包括情绪高昂、联想过多过快、精力充沛、易怒等。

（10）内向量表（Si, social introversion）　共70题，此量表是为了鉴别对社会性接触和社会责任有退缩回避倾向者。高分者表现内向、胆小、退缩、不善交际、屈服、过分自我控制、紧张、固执及自罪。低分数者表现为外向、爱交际、富于表情、好攻击、健谈、冲动、不受拘束、做作、在社会关系中不真诚。

这10个分量表对被试在10种人格特质上做出评估，给出分数。

（二）量表结果解释

MMPI的解释主要考虑各量表的高分特点，如果对应分量表的T分在70分以上（按美国常模），或T分在60分以上（按中国常模），便视为可能有病理性异常表现或某种心理偏离现象。

二、卡特尔16种人格因素问卷

卡特尔16种人格因素问卷（16PF）是美国卡特尔教授编制的用于人格检测的一种问卷，它是世界上最完善的心理测量工具之一，适用于16岁以上的青年和成人，共有187个项目。它可作为了解心理障碍的个性原因及心理疾病诊断的重要手段，也可用于人才选拔。

（一）量表构成

卡特尔在其人格的解释性理论构想的基础上编制了16种人格因素问卷，从16个方面描述个体的人格特征。这16个因素或分量表的名称和符号如下。

乐群性（A）：高分者外向、热情、乐群；低分者缄默、孤独、内向。
聪慧性（B）：高分者聪明、富有才识；低分者迟钝、学识浅薄。
稳定性（C）：高分者情绪稳定而成熟；低分者情绪激动不稳定。
恃强性（E）：高分者好强固执、支配攻击；低分者谦虚顺从。
兴奋性（F）：高分者轻松兴奋、逍遥放纵；低分者严肃审慎、沉默寡言。
有恒性（G）：高分者有恒负责、重良心；低分者权宜敷衍、原则性差。
敢为性（H）：高分者冒险敢为、少有顾忌、主动性强；低分者害羞、畏缩、退却。
敏感性（I）：高分者细心、敏感、好感情用事；低分者粗心、理智、着重实际。

怀疑性（L）：高分者怀疑、刚愎、固执己见；低分者真诚、合作、宽容、信赖随和。

幻想性（M）：高分者富于想象、狂放不羁；低分者现实、脚踏实地、合乎成规。

世故性（N）：高分者精明、圆滑、世故、人情练达、善于处世；低分者坦诚、直率、天真。

忧虑性（O）：高分者忧虑抑郁、沮丧悲观、自责、缺乏自信；低分者安详沉着、有自信心。

实验性（Q1）：高分者自由开放、批评激进；低分者保守、循规蹈矩、尊重传统。

独立性（Q2）：高分者自主、当机立断；低分者依赖、随群附众。

自律性（Q3）：高分者知己知彼、自律谨严；低分者不能自制、不守纪律、自我矛盾、松懈、随心所欲。

紧张性（Q4）：高分者紧张、有挫折感、常缺乏耐心、心神不定、时常感到疲乏；低分者心平气和、镇静自若、知足常乐。

（二）量表结果解释

本测验每一个测试题有a、b、c三个答案，根据被试对每一问题的回答，分别对a、b、c记为0、1、2分或2、1、0分。使用记分模板只能得到各个量表的原始分数，需要通过查16种人格因素常模表将其换算成标准分数（标准为10分），16种人格因素中，1~3分为低分，8~10分为高分。根据被试在各因素上的得分，就可以了解被试的人格特征。

三、艾森克人格问卷

艾森克人格问卷（Eysenck personality questionnaire，EPQ）是英国心理学家艾森克（H. J. Eysenck）编制的一种自陈量表，有成人问卷和儿童问卷两种格式。经过多次修订，已经获得可靠的信度和效度，在国际上广泛应用。

EPQ包括四个分量表：内外向量表（E）、神经质量表（N）、精神质量表（P）和效度量表（L）。

内外向量表（E）：分数高表示人格外向，可能是好交际，渴望刺激和冒险，情感易于冲动。分数低表示人格内向，可能是好静，富于内省，除了亲密的朋友之外，对一般人缄默冷淡，不喜欢刺激，喜欢有秩序的生活方式，情绪比较稳定。

神经质量表（N）：反映的是正常行为，并非神经症。分数高者可能焦虑、担心、郁郁不乐、忧心忡忡，遇到刺激有强烈的情绪反应，以至于出现不够理智的行为。分数低者情绪反应缓慢且轻微，很容易恢复平静，他们通常稳重、性情温和、善于自我控制。

精神质量表（P）：并非暗指精神病，它在所有人身上都存在，只是程度不同。分数高者可能是孤独、不关心他人，难以适应外部环境，不近人情，反应迟钝，与别人不友好，喜欢寻衅搅扰，喜欢干奇特的事情，并且不顾危险。低分者能与人相处，能较好适应环境，态度温和、不粗暴。

效度量表（L）：测定被试的掩饰、假托或自身隐蔽，或者测定其社会性朴实幼稚的水平。L与其他量表的功能有联系，但它本身代表一种稳定的人格功能。

第五节 临床评定量表

临床评定量表可分为自评量表和他评量表，自评量表评定者和被评对象为同一主体，评定者根据量表内容对自己进行评估；他评量表评定者和被评对象为不同主体，由了解被评者情况的人根据他们的观察按量表内容对评定对象进行评估。从本质上讲，评定量表与心理测验特别是人格问卷没有区别。一般而言，评定量表结构简单，易于操作。

一、症状自评量表

症状自评量表（self-reporting inventory）又称 90 项症状清单（SCL-90），该测验共有 90 个项目，适用对象包括初中生至成人（16 岁以上）。测验目的是评定个体是否有某种心理症状及其严重程度如何，对有心理症状（即有可能处于心理障碍或心理障碍边缘）的人有良好的区分能力。

（一）量表构成

该量表共 9 个分量表，即躯体化、强迫症状、人际关系敏感、抑郁、焦虑、敌对、恐怖、偏执和精神病性。9 个因子含义如下。

1. 躯体化（somatization）

该因子主要反映主观的身体不适感。包括心血管、胃肠道、呼吸和其他系统的不适，以及头痛、背痛、肌肉酸痛和焦虑等躯体不适表现。

2. 强迫症状（obsessive-compulsive）

反映临床上的强迫综合征。主要指那些明知没有必要，但又无法摆脱的无意义的思想、冲动和行为，还有一些比较一般的感知障碍也在这一因子中反映。

3. 人际关系敏感（interpersonal sensitivity）

人际关系敏感主要是指个体在某些人际交往情境中的不自在与自卑感，特别是与其他人相比较时更加突出。

4. 抑郁（depression）

反映与临床上抑郁症状群相联系的广泛的概念。苦闷的情感与心境为代表性症状，还以生活兴趣的减退、动力缺乏、活力丧失等为特征，并包括失望、悲观，以及与抑郁相联系的认知和躯体方面的感受，另外，还包括有关死亡的思想和自杀观念。

5. 焦虑（anxiety）

焦虑一般指那些烦躁、坐立不安、神经过敏、紧张以及由此产生的躯体征象，如震颤等。

6. 敌对（hostility）

主要从三方面来反映敌对的表现：思想、感情及行为。其项目包括厌烦、摔物、争论，直到不可控制的脾气爆发等各方面。

7. 恐怖（phobia anxiety）

引起恐怖的因素包括出门旅行、空旷场地、人群或公共场所和交通工具。此外，还有社交恐怖。

8. 偏执（paranoia ideation）

偏执主要指投射性思维、敌对、猜疑、妄想、被动体验和夸大等。

9. 精神病性（psychoticism）

其中幻听、思维播散、被控制感等反映精神分裂样症状项目。

未能归入上述因子的,主要反映睡眠及饮食情况。

(二) 结果评定

SCL-90的结果统计指标主要为两项,即总分和因子分。

1. 总分

总分是90个项目单项分相加之和,能反映其病情严重程度。

总均分:总分/90,表示从总体情况看,该被试的自我感觉位于1~5级间的哪一个分值程度上。

阳性项目数:单项分≥2的项目数,表示被试在多少项目上有"症状"。

阴性项目数:单项分=1的项目数,表示被试"无症状"的项目有多少。

阳性症状均分:(总分-阴性项目分)/阳性项目数,表示被试在"有症状"项目中的平均得分。反映受检者自我感觉不佳的项目,其严重程度究竟介于哪个范围。

2. 因子分

因子分共包括10个因子。每一因子反映被试某一方面的情况,因而通过因子分可以了解被试的症状分布特点,并可作廓图(profile)分析。

量表作者未提出分界值,按全国常模结果,总分超过160分,或阳性项目数超过43项,或任一因子分超过2分,需考虑筛选阳性,需进一步检查。

二、焦虑自评量表

焦虑自评量表(self-rating anxiety scale,SAS)是W. K. Zung编制的,共20个项目,用于测量焦虑状态轻重程度及其在治疗过程中的变化情况。经过几十年来的反复使用和验证,该量表已成为心理咨询师、心理医生、精神科医师最常用的心理测量工具之一。主要用于疗效评估,不能用于诊断。SAS适用于具有焦虑症状的成年人。

按照中国常模结果,SAS标准分的分界值为50分,其中50~59分为轻度焦虑,60~69分为中度焦虑,69分以上为重度焦虑。

三、抑郁自评量表

抑郁自评量表(self-rating depression scale,SDS)是W. K. Zung编制的,其特点是使用简便,并能相当直观地反映抑郁患者的主观感受。主要适用于具有抑郁症状的成年人,包括门诊及住院患者。但是对严重迟缓症状的抑郁,评定有困难。另外,SDS对于文化程度较低或智力水平稍差的人使用效果不佳。

抑郁自评量表由20道题组成,包含:①精神性-情感症状(2个项目);②躯体性障碍(8个项目);③精神运动性障碍(2个项目);④抑郁的心理障碍(8个项目)。该量表为4级评分的自评量表,是根据自己一个星期之内的感觉来回答的。在回答时,应注意,有的题目的陈述是相反的意思,例如,心情忧郁的患者常常感到生活没有意思,但题目之中的问题是感觉生活很有意思,那么评分时应注意得分是相反的。

按照中国常模结果,SDS标准分的分界值为53分,其中53~62分为轻度抑郁,63~72分为中度抑郁,72分以上为重度抑郁。

四、生活事件量表

生活事件量表(life event scale,LES)有多个版本,我们这里选用的是由杨德森、张亚林 1986 年编制的生活事件量表。使用"生活事件量表"的目的是对精神刺激进行定性和定量。LES 适用于 16 岁以上的正常人、神经症、心身疾病、各种躯体疾病患者以及自知力恢复的重性精神病患者。

LES 共含有 48 条我国较常见的生活事件，包括三方面的问题：一是家庭生活方面；二是工作学习方面；三是社交及其他方面。在施测时，填写者首先阅读指导语，然后根据调查者要求，将某一时间范围内（通常为一年内）的事件记录下来。然后根据自身实际感受去判断那些经历的事件对本人来说是好事或坏事？影响程度如何？影响持续时间多久？调查者按照测验要求记分。LES 总分越高反映个体承受的精神压力越大。95%的正常人一年内的 LES 总分不超过 20 分，99%的不超过 32 分。负性事件的分值越高对心身健康的影响越大；正性事件分值的意义尚待进一步的研究。

五、A 型行为类型评定量表

A 型行为（A 型性格）是美国著名心脏病学家弗里德曼（M. Friedman）和罗森曼（R. H. Rosenman）于 20 世纪 50 年代首次提出的概念。他们发现许多冠心病患者都表现出一些典型而共同的特点，例如，雄心勃勃、争强好胜、醉心于工作但是缺乏耐心、容易产生敌意情绪，常有时间紧迫感等。他们把这类人的行为表现特点称之为 A 型行为类型（type A behavior pattern），而相对缺乏这类特点的行为称之为 B 型行为类型（type B behavior pattern）。A 型性格被认为是一种冠心病的易患行为模式。冠心病患者中有更多的人是属于 A 型性格，而且 A 型性格的冠心病患者复发率高，愈后较差。

中国版的 A 型行为类型评定量表（TABP）是 1983 年由张伯源主持全国性的协作组开始修订的。整个问卷包含 60 个题目，分为三部分。

TH：共 25 个项目，表示时间匆忙感、时间紧迫感和做事快节奏等特点。

CH：共 25 个项目，表示竞争性、缺乏耐性和敌意情绪等特征。

L：共 10 个题目，作为测谎题目，用于考察被试回答量表问题是否诚实、认真。

A 型行为的主要特点如下。

（1）过分努力地工作，有雄心和强烈的竞争意识；总是处于时间压力下，从来不满足于工作的进度，总是试图在最短的时间内完成尽可能多的工作。

（2）对过去的成就总不满意，不断地为自己确立新的更高的奋斗目标，并为此不懈的努力，宁愿牺牲娱乐和家庭生活。

（3）没有耐心，对人常怀有敌意。

B 型行为的主要特点：从容不迫，悠闲自得，稳重现实，随遇而安，对人比较随和，较少侵犯性。

思考题

1. 心理评估的方法有哪些？
2. 如何对一个来访的患者问题进行心理评估？
3. 常用人格量表有哪些？如何使用和评分？
4. 评定量表的选择标准有哪些？

（祝伟娜）

第七章 心理干预

【学习目标】
1. 掌握心理咨询、心理治疗的概念及区别与联系；咨访关系技术、参与性技术和影响性技术；放松训练的主要方法；理性情绪疗法的原理和常用技术。
2. 熟悉心理咨询的工作对象；心理咨询的形式和程序；行为治疗的原理和常用技术；人本主义治疗的原理和常用方法；心理干预的基本步骤和基本技术。
3. 了解精神分析治疗的原理和常用技术；暗示疗法、催眠疗法的常用方法。

心理干预（psychological intervention）是指在心理学理论指导下有计划、按步骤地对一定对象的心理活动、个性特征或心理问题施加影响，使之发生朝向预期目标变化的过程。心理干预主要包括心理咨询、心理治疗和心理危机干预等。

第一节 心理咨询

案例导入

案例回放：李某，大一女生，19岁，主要问题为心情郁闷，唉声叹气，情绪持续低落一月余。自述考入大学后，由于生活自理能力较差，期中考试的成绩不理想导致心情郁闷、哭泣，不愿与别人交往。晚上入睡困难，白天头昏脑涨，上课注意力不能集中，甚至产生了退学的想法。

思考问题：根据来访者的心理问题的特点，如何对其进行心理干预？

一、心理咨询概述

（一）心理咨询的概念

咨询在英文中是"counseling"，源于拉丁语的 consilium，基本含义是商讨或协商，也具有考虑、谈话、忠告的含义。咨询是一个涵盖非常广泛的概念，涉及职业指导、教育辅导、心理健康咨询、婚姻家庭咨询等生活的各个方面。

心理咨询（psychological counseling）是指心理咨询师运用心理学的理论、方法和技术，协助来访者解决心理问题的过程。

> **知识拓展**
>
> **什么不是心理咨询**
>
> 为了更清楚地界定心理咨询工作的性质，避免心理咨询的简单化、庸俗化或扩大化，需要作以下区别。
> ① 心理咨询过程中涉及提供信息、资料，但仅仅如此，则不是心理咨询。
> ② 心理咨询会涉及某些法律、道德、思想意识等问题，只有这些问题引起了心理问题才与心理咨询有关。
> ③ 心理咨询是人与人之间的交谈，但与日常交谈不同，是咨询师与来访者的深层交流。
> ④ 只有教导，视来访者为所教诲的人，则不是真正的心理咨询，咨询师更应重视倾听。
> ⑤ 仅仅只是安慰，不是心理咨询，咨询的重点是站在更高的层次上给予来访者以人生的启迪，使其能敢于面对自己和自己的感觉，并做出积极的行动。
> ⑥ 心理咨询不是帮助解决问题，而是助人自助。
> ⑦ 心理咨询不为来访者作选择、作决定，而是促使来访者自己负起责任。

（二）心理咨询的对象

心理咨询的工作对象可分为三类：第一类是发展性咨询，主要针对精神正常，但遇到了与心理有关的现实问题并请求帮助的人群；第二类是心理健康咨询，主要针对精神正常，但心理健康水平较低，产生心理障碍导致无法正常学习、工作、生活并请求帮助的人群；第三类是康复性咨询，主要针对某些特殊人群，即临床治愈的精神病患者，帮助他们恢复社会功能、防止疾病的复发。

（三）心理咨询的任务

总体而言，心理咨询的主要任务是帮助来访者发现和处理现有的问题和内心冲突；帮助来访者更全面地认识自我、他人和社会，启发其认识到新的或曾被忽视的良好人生经验和体验，逐渐改变不适应的反应和行为方式，增强社会适应能力。

心理咨询的具体任务主要包括：

1. 建立和体验新的人际关系

心理咨询首先是心理咨询师和来访者建立一种真诚、共情和彼此信任的新型人际关系的过程，并把这种体验和感受逐步应用于心理咨询室之外的人际关系中，利用咨询中学到的技术，有效地处理人际关系中的互动。

2. 认识和处理内部冲突

心理咨询的重要任务之一是帮助来访者认识到心理问题主要源于其自身尚未解决的内部冲突，解决问题的关键主要是自己，而非外部，从而逐渐认识到内部冲突产生的原因，找到解决方法。

3. 改变不合理信念

来访者产生心理困扰的原因是其会有不同类型的不合理信念，通过心理咨询，让来访者逐渐认识正是这些不合理的信念导致了各种心理问题的产生，进而形成合理的信念。

4. 付诸有效行动

心理咨询的关键是来访者是否能付诸有效的行动，只有来访者感受到新的行动所带来的新的、积极的体验和感受，才真正开始了自助，进一步去解决心理困扰。

二、心理咨询的形式和程序

（一）心理咨询的形式

心理咨询按照不同的标准可划分为不同的形式。按照心理咨询的人数划分，可有个体咨询、家庭咨询和团体咨询；按照心理咨询的途径划分，可分为门诊咨询、信件网络、电话咨询、网络咨询和现场咨询等；按照心理咨询的时程划分，可分为短程咨询（一个月之内）、中程咨询（一个月至三个月之间）和长程咨询（大于三个月）。

1. 以心理咨询的人数划分

（1）个体咨询　此种方式是心理咨询最常见的形式，一般意义的心理咨询就是指个体心理咨询，其中一对一的面谈是最主要的形式。

（2）团体咨询　团体咨询指在团体情境下进行的一种心理帮助与指导的咨询形式，它是通过团体内人际交互的形式，模拟社会生活情境，促使个体在交往中通过观察、学习、体验，认识自我、探讨自我、接纳自我，调整改善与他人的关系，学习新的态度与行为方式，以发展良好的生活适应的助人过程。在帮助那些有着类似问题和困扰的人时，团体咨询是一种经济而有效的方法。

2. 以心理咨询的途径划分

（1）门诊咨询　此种咨询多在心理咨询机构面对面进行，其优点是一对一的面谈，可以更有效地与来访者沟通，使咨询不断深入发展，此种双向交流探讨心理问题，一般效果较好。门诊咨询对路途遥远的来访者不太方便。

（2）信件咨询　此种方法限于地域距离远而使用。咨询者将自己的心理问题以信函形式发给心理咨询师。心理咨询师仅能按照信函内容解答有关问题。此种咨询方法因信息了解有限、交流有限、引导方式有限，效果一般。

（3）电话咨询　电话咨询指来访者将心理问题通过电话向心理咨询师咨询，虽然交流的自由度比信件咨询大些，但是由于通话时间的限度，只可以给咨询者一定的启示，很难较为全面地解决咨询者的全部心理问题。

（4）网络咨询　随着网络信息手段的普及，网络咨询因其时空影响较小，快捷清晰，普及很快。这种咨询方式既可以提出所要咨询的问题，又可以减少某种窘迫感，尤其是QQ、微信等网络聊天工具的应用，增强网络咨询的使用范围。但也有一些不足之处，如咨访双方真实身份的识别、咨询师如何弥补不在现场的影响力不足和避免信息沟通不充分引发的误会等问题都需要研究和思考。

（5）现场咨询　现场咨询指心理咨询师深入到基层，如学校、社区、企业、部队和医院病房等现场，为广大来访者提供多方面心理服务的一种咨询形式。

（二）心理咨询的程序

心理咨询是一个自然发展过程，但也有一定的阶段性。学者们对此各有提法，但总的来说是一致的，都必须经历建立关系、制订方案、实施方案和结束阶段。

1. 建立关系阶段

咨询关系是指心理咨询师和来访者之间的相互关系。无论何种心理咨询学派，都必须以良好的咨询关系为基础。咨询关系的建立受到咨询师和来访者的双重影响。就来访者而言，其咨询动机、期望水平、自我觉察能力等，会影响咨询关系；就咨询师而言，其咨询态度对咨询关系的建立和发展具有重要的影响。因此，咨询师的尊重、热情、真诚、共情的态度，不是单纯的工具或手段，而是咨询师职业理念和人性的表达，也是心理咨询的核心内容。

一般而言，咨询师应热情自然地接待来访者，请其入座，简单介绍心理咨询的性质和原则，特别要讲明尊重隐私的保密性原则。

咨询师要注意对来访者的生理和心理状态表示关注。同时，要留心倾听，表示对他的尊重和信任。细心倾听是建立良好关系的决定因素，倾听本身就是一种治疗。要善于听，特别是要会听弦外音、言语中的隐义。要耐心倾听，对来访者谈话内容不要表现出惊讶、厌恶等情绪反应。在倾听的过程中，咨询师表现出共情、真诚等态度，让来访者有一种被尊重、被接纳、被理解、被信任的感觉，从而缩短咨访之间的距离，来访者才可能倾诉其真情实感，吐露其埋藏在心底的心理问题。

2. 制订方案阶段

制订个体心理咨询方案主要包括确定咨询目标和制订咨询方案。

（1）确定咨询目标

① 收集资料：全面掌握来访者的有关资料，探讨来访者的问题。心理咨询师在听取来访者自述和他人介绍情况后，应通过询问和观察，尽量全面收集来访者的有关资料。主要包括：来访者的基本情况（Who），即姓名、性别、年龄、家庭及其生活的社会文化背景，了解基本情况有助于分析其心理问题产生的社会背景。了解来访者存在的心理问题是本阶段的主要任务。通过来访者的自述和必要的询问，弄清他们当前究竟被什么问题所困扰（What）、问题的严重程度如何，问题从何时开始和持续时间有多久（When），问题在哪里发生的（Where），问题产生的原因是什么（Why），问题与哪些人或事情相关（Who、Which）以及事情是如何演变的（How）。简称6W+1H。

来访者在陈述自己的问题时，会有种种不同的表现。咨询师应考虑来访者的不同年龄、身份、个性特点，加以区别对待。对于坦率谈论自己的问题的人，应让他们倾诉内心的苦衷，让其按照自己的思路，把问题讲清。倾听中可通过肯定、重复、适当插话或提问，以便澄清问题。有的来访者谈话不够直率，吞吞吐吐、转弯抹角或进行试探，对此类来访者咨询师应设法辩明其原因。是对咨询性质缺乏了解，对心理咨询师不够信任，还是他们心中有难言之隐，不好启齿；或者是性格过于内向，不善于表达自己的思想感情等。辩明原因后，再进行针对性的启发和诱导。

② 分析资料：在分析整理来访者资料基础上，判断其心理问题的类型和严重程度。首先，要弄清来访者的问题属于何种类型，是青春期发育问题、学习工作中的问题，还是生活中的人际关系问题。从程度上看，是正常人的情绪不安、心理失衡，还是人格障碍，或者是神经症、精神病等，这些都是分析诊断中必须搞清的问题。其次，心理咨询师对已获取的咨询信息，应认真地进行审慎性的分析、整理、综合、比较和抽象概括，从而系统地、具体地掌握来访者的心理问题内容、意义和本质。例如，来访者心理问题的原因、性质、环境因素以及处理心理问题的严重程度，来访者的人格是否健全，社会适应能力是否良好等。心理咨询师只有对这些心理问题有了直接的把握和领悟，才能对来访者的心理问题做出正确、有效的诊断。

③ 制订咨询目标：向来访者说明有效咨询目标的基本要素，咨访双方共同制订咨询目标。有效的咨询目标具有具体可行、积极、双方可以接受、属于心理学性质和可以评估性等特点。

(2) 制订咨询方案　咨询方案有助于满足来访者的知情权，使咨访双方明确行动方向和目标，便于操作、检查及总结经验和教训。一般来说，咨询方案包括：①咨询目标；②咨询师、来访者双方各自特定的责任、权利和义务，如严格遵守保密守则，并说明保密例外等；③咨询的次数和时间安排，一般每周1~2次，每次50min左右；④咨询的具体方法、过程和原理；⑤咨询效果及评价手段；⑥咨询的费用，严格按照国家规定的收费标准执行；⑦其他问题及有关说明。

3. 实施方案阶段

咨询师在给予来访者帮助的时候，是要靠来访者自己的努力，通过改变其认知结构和行为方式来恢复心理平衡。这种帮助不是开处方的方式，而是建立在咨询师的专业知识、对人性的深刻领悟以及在对来访者心情、处境充分理解的基础上，帮助其分析自己的问题的性质，寻找问题产生的根源，树立战胜困难的信心，商讨解决问题的对策。咨访双方通过充分的分析讨论后，来访者一般会从多方面受到启发，形成新的思路。最后如何行动，要尊重来访者的意愿。

在咨询实践中，来访者的自我领悟、自我完善是一个循序渐进的长期过程，心理咨询师是一个教育者、引导者和启发者。

4. 结束阶段

咨询若干次取得预期效果后，便可进入结束阶段。

(1) 综合所有资料，做出结论性解释　在临结束前，咨询师要与来访者做一次全面讨论，使其对自己有一个更清楚地认识，进一步了解问题的前因后果，明确今后的努力方向。

(2) 帮助来访者应用所学的经验　咨询师要渐渐退出自己的角色，引导来访者把在咨询过程中学到的新经验应用到日常生活中去，不需他人指点，也能自行处理困难。激励、支持来访者走向成长。

(3) 让来访者接受离别　有些来访者经过较长的咨询，可能形成依赖感，不愿结束。对依赖性强的来访者可采取逐渐结束的方法，逐渐缩短时间，延长间隔，在不声不响中离别。有时也可明确停止日期，但必须提前通知对方，使其思想上有所准备。

(4) 追踪研究　咨询之后，咨询师在可能的情况下，应对其心理行为的变化进行追踪研究，以便总结经验，提高心理咨询的水平。咨询也可能产生另外一种后果，即咨询未能解决来访者的心理问题，咨询效果不佳。这种情况，可能有两种原因：一方面，是心理咨询师在咨询过程中分析问题有偏颇，咨询不得力；另一方面，则可能是来访者未接受心理咨询师的分析和帮助，未采取咨询双方讨论的行动方案，因而未能获得预期的效果。总之，通过对咨询后最终结果的了解，能够促进咨询师的成长。

三、心理咨询中的咨访关系

(一) 咨访关系概述

咨访关系是指咨询师和来访者之间围绕改变来访者所表现的心理行为问题或者症状而形成的一种特殊关系。在心理咨询中，所有学派都非常重视咨访关系的建立和运作，认为咨访关系是心理咨询的基础。

不同学派对咨访关系的作用机制有不同的理解，来访者中心理论认为，咨访关系的作用在于提供一种安全温暖的氛围，并借以降低来访者的防御；咨访关系和所谓助长条件（尊重、真诚、共情、积极关注）是有效咨询的必要和充分条件。社会影响理论认为，咨访关系的作用在于增强咨询师在来访者心中的可信性，进而来访者的态度被咨询师所给出的说服性信息所改变。心理动力学理论认为，把移情关系（来访者对咨询师的情感和态度）看成一个媒介，依据这个媒介，咨询师得以发现来访者早期的依附情况及内部工作模型等，从而促成来访者的领悟。

（二）良好咨访关系的建立

良好的咨访关系在心理咨询中非常重要，因为心理咨询是特殊的助人工作，只有来访者信任咨询师，才能畅所欲言，才能采纳咨询师的意见；而咨询师只有接纳来访者，才能更尽心尽力地为来访者服务。因此，良好的咨访关系本身就具有助人效果，也为来访者提供了建立良好关系的榜样；良好咨访关系是心理咨询的第一步，也是咨询能够顺利进行的保证。

咨访关系的建立是咨询师和来访者相互作用的结果，从咨询师的角度来分析，咨询师的尊重、真诚、共情、积极关注，特别是共情是建立良好咨访关系的必要条件。

（三）咨询师的技术

1. 尊重（respect）

（1）尊重的含义　尊重，意味着对来访者的现状、价值观、人格和权益，予以接纳、关注、爱护。罗杰斯非常强调尊重对心理咨询的意义，提出了著名的"无条件的尊重"观点，即对于来访者，咨询师需要不带任何企图和要求，无条件地给予尊重和接纳，尊重其是一个独特的、有价值的、有潜能的和可以改变的人；而对于来访者的行为和性格特点，不去过多评判，因为每一个来访者问题的背后都有相对于它自身来说合理的原因。罗杰斯将"无条件的尊重"列为使来访者人格产生建设性改变的关键条件之一。

（2）尊重的意义　尊重是建立良好咨访关系的重要条件，是有效助人的基础；可以给来访者创造一个安全、温暖的氛围，从而最大程度地表达自己；可使来访者感到自己受尊重、被接纳，获得一种自我价值感，特别是对那些急需获得尊重、接纳和信任的来访者，尊重具有明显的助人效果。

（3）尊重的表达　首先，尊重意味着完整接纳；其次，尊重意味着一视同仁；第三，尊重意味着以礼待人；第四，尊重意味着信任对方；第五，尊重意味着保护隐私；第六，尊重应以真诚为基础。

（4）尊重技术实训

来访者：我觉得人生空虚……我常常在想，每天劳碌奔波是为了什么？

请问，咨询师如何应用尊重的技术来回应来访者？

2. 真诚（sincerity）

（1）真诚的含义　真诚是指在咨询的过程中，咨询师以"真正的我"出现，没有防御和伪装、表里一致、真实可信地置身于与来访者的关系之中。

（2）真诚的意义　一方面，真诚可以为来访者提供一个安全自由的氛围，让来访者感受到信任和安全，从而更开放的表达自我；另一方面，咨询师自身的真诚为来访者提供了一个良好的榜样，并可能去模仿和内化，从而起到促进其改变的积极效果。然而，真诚的表露并不一定完全是顺其自然的事情，同样存在着恰如其分的问题。运用不当，有时会起反作用。

（3）真诚的表达　第一，真诚不等于说实话；第二，真诚不是自我发泄；第三，真诚应该实事求是；第四，真诚应该适时适度。真诚是内心的自然流露，不是靠技巧所能获得的，真诚建立在对人的乐观看法、对人有基本信任、对来访者充满关切和爱护的基础上，同时也建立在接纳自己、自信谦和的基础上。在助人过程中，真诚的表达是一种智慧，前提是既有益于咨询的进行，又有助于对方的成长。

（4）真诚技术实训

来访者：在这次考试中，你给了我40分，我感到很难过，我觉得我已了解所教的内容，觉得可以通过的。

咨询师A：不要责备我，不是我给你40分，而是你自己丢掉的！

咨询师B：给你40分，我感到很抱歉，我是非常希望能给你好分数的！

咨询师C：我非常抱歉，恐怕我不能做什么，我必须按照规定办事。

咨询师D：你觉得你已学好了，但是你仍考不好，我不了解原因在哪。

咨询师E：我了解你对分数的失望。多少我有些责任。你认为我在惩罚你，我对此感到难过。

请问，在咨询师对来访者的回应中，哪一个更符合真诚技术的表达？

3. 共情（empathy）

（1）共情的含义　共情又称同理心、同感、通情达理等，指咨询师设身处地地从来访者的立场体会、感受来访者的心情和观点（又称内心世界），同时透过适当的沟通方法将这种理解传达给对方。共情是指咨询师对来访者时刻保持敏感，变换自己的体验，能够理解和分担来访者精神世界中的各种负荷的能力，而不是进行判断和支持来访者的能力。咨询师是以共情的方式对来访者作出反应，尝试与来访者一起思考，而不是代替其思考。按照流行的说法，共情有换位思考、感同身受和将心比心等含义。

共情包括三方面含义：一是咨询师借助于来访者的言谈举止，深入对方内心去体验他的情感、思维；二是咨询师借助于知识和经验，把握来访者的体验与他的经历和人格间的联系，以更好理解问题的实质；三是咨询师运用咨询技巧，把自己的"通情达理"传达给对方，以影响对方并取得反馈。

（2）共情的意义　共情一般被认为是心理咨询中影响咨访关系建立和发展的首要因素，是心理咨询师的基本特质。

（3）共情的表达　首先，咨询师应走出自己参照框架而进入来访者的参照框架，把自己放在来访者的处境中感受其喜怒哀乐；其次，当咨询师不太肯定自己的理解是否准确、是否达到了共情时，可使用尝试性、探索性的语气来表达，请来访者检验做出修正；三是共情的表达应适时适度，因人而异，否则会适得其反；四是共情的表达除了言语表达外，还有非言语行为，要重视并把两者结合起来，即一方面，咨询师回应来访者的内容应该反映来访者的言语和非言语所蕴藏的信息；另一方面，除咨询师的言语表达外，还有非言语表达，后者有时更有效，更简便；五是咨询师要把握好自身的咨询师角色，既要能进，也要能出，出入自如，恰到好处，需要注意的是共情是指体验来访者的内心"如同"体验自己的内心，而非"就是"；最后，表达共情时需考虑到来访者的特点和文化背景。

（4）共情技术实训

来访者1：我与父亲的关系很僵，他对我太严厉了！

来访者2：我已经度过了如此倒霉的一个学期，我不知道自己做了些什么，也不知道该做些什么。

来访者3：我的父母正在闹离婚，我不希望发生这样的事情！

请问，咨询师如何应用共情的技术来回应来访者？

4. 积极关注 (positive regard)

（1）积极关注的含义　积极关注指咨询师对来访者言语和行为积极和正性的方面或长处给予选择性关注，从而使来访者拥有积极的价值观，认识和利用自身的积极因素，拥有改变自己的内在动力。通俗而言，积极关注就是帮助来访者能够客观、辩证看待自己和外部世界。

（2）积极关注的意义　积极关注本身就具有助人的效果，尤其对于自我评价低或因面临挫折而"一叶障目不见泰山"的来访者，咨询师的积极关注能够帮助其深化对自我的认知，能够全面、客观、辩证地看待自己和外部世界，认识到自己的优势和对未来的希望，激发其内在的动力，促进来访者实现咨询的目标。

（3）积极关注的表达　第一，咨询师要辩证、客观的看待来访者，看到来访者消极、负性和不足的一面，还要看到其积极、正向和优势的一面；第二，咨询师要帮助来访者辩证、客观地看待自己，看到自己的优势，挖掘自身内在的潜能和资源；第三，积极关注时避免盲目乐观；第四，积极关注时尤其避免过分消极；第五，积极关注时要尊重事实，实事求是。

（4）积极关注技术实训

来访者1：最近我每天都感觉身体不舒服，心情很差，活着真是没意思！

来访者2：我现在学习成绩不好，和同学相处也不好，真是一无是处！

请问，咨询师如何应用积极关注的技术来回应来访者？

四、心理咨询常用技术

心理咨询的技术（技巧）包括参与性技术和影响性技术两大类，参与性技术（attending skills）包括倾听、询问、反应技术、重复和鼓励技术、具体化技术等；而影响性技术（influencing skills），又称干预技术，包括面质、表达技术、自我开放、解释和指导等，在具体临床心理实践中，通常采用上述相关技术。

（一）参与性技术

1. 倾听 (attending)

（1）倾听的含义　倾听是指咨询师通过自己的语言和非语言行为向来访者传达一个信息，咨询师正在很有兴趣地听着来访者的叙述，表示理解和接纳。倾听是心理咨询的第一步，倾听既是咨询师职业理念的体现，也是咨询师职业技能的展现，也是建立良好咨访关系的基本要求。倾听包括咨询师通过身体传达的专注，以及内心的专注。

（2）倾听的表达

① 用心感受：倾听不仅用耳，更要用心，设身处地地感受。不但要听懂来访者通过言语、行为所表达出来的东西，还要听出来访者在交谈中所省略的和没有表达出来的内容，听出弦外之音、潜台词或隐含意思，甚至是来访者自己都不知道的心理倾向性。

② 保持情感中立：咨询师可适度保持不惊讶、厌恶、奇怪或非常激动、气愤等神态，来表达无条件的尊重和接纳，也可适当地回应"我能理解你当时为什么生气，要是别人也会如此"等。

③ 理解性倾听：倾听还要理解来访者所传达的内容和情感，并适当表示理解，帮助其澄清自己的想法，不要作价值评判。

④ 适当参与：善于倾听，不仅在于听，还在于要有参与，有适当的反应。反应既可以是言语性，也可以是非言语性。比如，用"嗯""是的""然后呢""请继续"等言语来鼓励

来访者继续说下去，或者用微笑、眼睛的关注、身体的前倾、相呼应的点头等。

> **知识拓展**
>
> **倾听技术中的专注技巧**
>
> 美国心理咨询学家伊根（Egan）在1994年提出的SOLER技术：
> S（sit squarely）代表"坐或站的时候要面对别人"。
> O（be open）表示"姿势要自然开放"。
> L（lean forward）表示"身体微微前倾"。
> E（eye contact）代表"目光接触"。
> R（feel relaxed）表示"适当放松"。

2. 询问

（1）开放式询问（open-ended question）　开放式询问通常使用"什么""如何""为什么""能不能""愿不愿意"等词来发问，让来访者就有关问题、思想、情感给予详细说明。它没有固定的答案，容许来访者自由地发表意见，从而带来较多的信息。不同的用词可导致不同的询问结果。比如，带"什么"的询问往往能获得一些事实、资料；带"如何"的询问往往牵涉到某一件事的过程、次序或情绪性的事物；而"为什么"的询问则可引出一些对原因的探讨；有时用"愿不愿""能不能"起始的询问句，以促进来访者作自我剖析。

开放式询问在咨询中应用的注意事项：虽然开放式问题给来访者的回答以较大的自由度，可能会得到不同来访者各种各样的答复，但开放式问题的目标都始终趋向于来访者问题的特殊性；开放性提问要建立在良好的咨询关系的基础上，否则，来访者就可能产生被讯问、被窥探、被剖析的感觉，从而产生怀疑和抵触情绪；开放性问题要给来访者足够的时间回答问题，来访者可能没有现成的答案。

（2）封闭式询问（close-ended question）　封闭式询问通常使用"是不是""对不对""要不要""有没有"等词，而回答也是"是""否"式的简单答案。这种询问常用来收集资料并加以条理化，澄清事实，获取重点，缩小讨论范围。当来访者的叙述偏离正题时，用来适当地终止其叙述。需要注意的是，由于封闭式询问限制了来访者进行内心探索和自由表达，使谈话趋于非个人化，因而不宜多用。

询问是在了解情况，帮助来访者宣泄情感，认识自己，也是在表达咨询师对来访者的态度，引导谈话的方向。如何询问是一种技术，怎样才能使用到位，是咨询师需要反复体会和实践的基本功。封闭式询问与开放式询问各有长短，咨询中应把两者结合起来使用。

3. 反应技术

（1）内容反应（reflection of content）　内容反应又称为释义，是指咨询师把来访者的主要言谈、思想加以综合整理后，再反馈给来访者。这会使来访者有机会再次剖析自己的困扰，重新组合那些零散的事件和关系，深化谈话的内容。其主要作用是：①让来访者有机会再回顾自己的叙述；②可以对来访者所叙述的内容进行归类、整理，找出重要内容；③咨询师可以了解自己的理解是否准确；④传达一种信息：我在认真地倾听你的叙述，并了解了你的意思；⑤把话题引向重要的方向。

内容反应在咨询中应用的注意事项：这一技术可以使用在任何阶段；咨询师所做的内容反应，不能超过或减少来访者叙述的内容；咨询师尽量用自己的语言，不重复来访者的语言；咨询师的语言要简洁明了和口语化。

（2）情感反应（reflection of feeling） 情感反应是指咨询师把来访者语言与非语言行为中包含的情感整理后，反映给来访者。其主要作用是：①协助来访者觉察、接纳自己的感觉；②促使来访者重新拥有自己的感觉；③使咨询师进一步正确地了解来访者，或使来访者更了解自己；④有助于建立良好的咨询关系。

情感反应技术在咨询中应用的注意事项：这一技术可以使用在任何阶段；咨询师所做的情感反应，不能超过来访者表达的情感；咨询师尽量用自己的语言，不重复来访者的语言；既要反映言语所表达的情感，更要反映非言语传达的情感；尽量不要重复来访者的用词；焦点放在此时此刻的情感上和反映来访者的多种情感。

反应技术所"反应"的是来访者言语和非言语行为表达的主要思想和情感，内容反应和情感反应往往结合起来使用，点头、微笑或专注地倾听、简洁的词语本身就是一种最好的反应，内容反应与情感反应的结合就是初级通情达理。

4. 重复和鼓励技术

重复技术也称为复述技术、鼓励技术（encouragement），即直接地重复来访者的某些话，来强化来访者叙述的内容并鼓励其进一步讲下去。例如，来访者说，"我和女朋友已经相爱半年了，可我父母不赞同，反对我大学谈恋爱。我很苦恼，睡眠也不好，不知怎么好？"咨询师可作不同选择："你说你们相爱半年了？""你父母不同意你们恋爱？""你父母不赞同大学里谈恋爱？"和"你说你很苦恼"等。重复来访者不同的内容，可以引导来访者朝不同的方向作深入阐述。咨询师重复的部分，必须是关键性、值得探讨的部分，是来访者本人的感受与想法，而不是别人的。一般情况下，最后面的信息是情感表达最强烈的部分，常常比其他部分更重要，可选择此作重复。

重复技术在咨询中应用的注意事项：咨询师重复的部分，必须是关键性、值得探讨的部分；重复的内容是来访者说的话，而不是用咨询师自己的语言来重复；重复的内容是来访者此时此刻的感受与想法，而不是过去的经验；重复的内容是来访者本人的感受与想法，而不是他人的。

5. 具体化技术

具体化技术（specific）也称澄清技术，心理咨询中，我们常会遇到一些来访者，他们所叙述的思想、情感、事件是模糊、混乱、矛盾、不合理的。这些模糊不清的东西（如问题模糊、过分概括和概念不清等）常常是引起他们困扰的重要原因。为此，咨询师需要使用具体化技术，以"何人、何时、何地、有何感觉、有何想法、发生什么事，如何发生"等问题，协助来访者更清楚、更具体地描述其问题。

具体化技术在咨询中应用的注意事项：当来访者的叙述有多个含糊不清的地方时，咨询师可以选择最关键的一个，让来访者具体化；咨询师通过具体化技术，不仅要澄清问题，还要让来访者学习如何就事论事，如何对事不对人，让其明白其思维方式是如何影响自己情绪和行为的。

（二）影响性技术

1. 面质（confrontation）

面质又称质疑、对峙、对质等，是指咨询师指出来访者身上存在的矛盾，一般在来访者出现言行不一致、理想和现实不一致、前后语言不一致和咨访意见不一致时使用。

应用面质技术时，咨询师应注意：一要有事实根据；二是避免个人发泄；三要避免无情攻击；四是可以使用尝试性面质，将面质和支持结合起来应用。正如艾根（Egan，1973）所说，没有支持的面质会发生灾害，而没有面质的支持则是贫血的。

2. 表达技术

（1）内容表达（expression of content）　内容表达技术常用于咨询师传递信息、提出建议、提供忠告、给予保证、进行褒贬和反馈等。咨询过程中各种影响技巧的运用其实离不开内容表达，都是通过内容表达起作用的。广而言之，指导、解释、影响性概述、自我开放等都是一种内容表达。提出忠告和建议也是咨询师内容表达的一种形式，但应注意措辞的缓和、尊重，比如"我希望你……""如果你能……或许就会更好"而切不可"你必须……""你一定要……""只有……才能……"；同时，咨询师不应认为自己的忠告、意见是唯一正确且必须实行的，否则会影响咨访关系。

（2）情感表达（expression of feeling）　咨询师将自己的情绪、情感活动状况告知给来访者，即为情感表达。情感表达与情感反应有所不同。前者是咨询师表达自己的喜怒哀乐，而后者则是咨询师反应来访者叙述中的情感内容。

正确使用情感表达，既能体现对来访者设身处地的反应，又能传达自己的感受，使来访者感受到一个真实的咨询师形象，了解咨询师的人生观，同时咨询师这种开放的情绪分担方式为来访者做出了示范，易于促进来访者的自我表达。咨询师所作的情感反应，其目的是为来访者服务，而不是为作反应而反应，或者为了自己的表达、宣泄。因此其所表达的内容、方式应有助于咨询的进行。

3. **自我开放**（self-disclosure）

自我开放也称自我暴露、自我表露，指咨询师表达自己的情感、思想、经验与来访者共同分担。它与情感表达和内容表达非常相似，是这两者的一种特殊组合。

咨询师的自我开放可以建立并且促进咨访关系，能使来访者感到有人分担了他的困扰，感受到咨询师是一个普通的人，能借助咨询师的自我开放来实现来访者更多的自我开放。

自我开放一般有两种形式，第一种形式是咨询师把自己对来访者的体验感受告诉来访者。正信息是指表达的信息是积极、正面、赞扬性的，如"对于你刚才的坦率，我非常高兴"，咨询师传达的正信息须是实际的、适度的、真诚的，不然会适得其反；负信息是指表达的是消极的、反面的、批评的信息，如"你迟到了15分钟，我觉得有些不高兴，或许你有什么原因，你能告诉我吗？"传达负信息的自我开放时，应注意到它可能会产生的副作用。第二种形式的自我开放是咨询师暴露与来访者所谈内容有关的个人经验，如"你所提到的考试前紧张，我以前也有这种体验，每到大考前，我就开始焦虑、烦躁，晚上睡不好……但不知这时候你的学习效率怎么样？"一般来说，咨询师的这种自我开放应比较简洁，因为目的不在于谈论自己，而在于借自我开放来表明自己理解并愿意分担来访者的情绪，促进来访者更多地自我开放。

总之，咨询师的自我开放不是目的而是手段，应始终把重点放在来访者身上。

4. **解释**（interpretation）

解释是指运用某一种理论来描述来访者的思想、情感和行为的原因、过程、实质等，以加深来访者对自身的行为、思想和情感的了解，从而产生领悟，提高认知，促进变化。解释是面谈技巧中最复杂的一种。

咨询师有必要向来访者说明是否有心理问题，以及所存在问题的性质，发生的主要原因，病情演变的过程及因果关系，目前存在问题的症结所在，咨询的过程、方法和效果等。应该针对不同的来访者，采用对方能理解的理论和语言对心理问题做出科学的解释，给来访者提供一种新的认识自身及存在问题的方式。

解释技术在咨询中应用的注意事项：解释前要了解情况，把握准确，不能随意的解释；可以用询问的方式进一步搞清问题，用探讨的方式表达个人的看法；应有利于咨询的进行，有利于来访者问题的解决；咨询师所掌握的信息不一定都要告诉来访者。例如，强迫症是一种典型的心理疾病，如果对方对心理疾病之类的词很敏感，对强迫症是什么又不了解，还不如告诉是"强迫行为"，再适当作些说明更好，免得对方误解或增加心理负担。灵活运用解释技术，要根据来访者的人格特点、心理问题的性质，选择适合时机和适合的理论，选择来访者能够接受的方式进行解释。

5. 指导

指导是咨询师直接指示来访者做某件事、说某些话或以某种方式行动。指导技巧是影响力最明显的一种技术。不同心理咨询学派对指导的态度不尽相同。例如，行为主义学派，主要针对行为方式，指导来访者做各种训练（放松训练、系统脱敏等）；理性情绪行为疗法，主要针对认知，指导来访者用理性信念取代非理性信念；精神分析取向疗法中，在寻找来访者心理问题的原因时，指导来访者作自由联想等。

指导技术在咨询中应用的注意事项：咨询师应十分明了自己对来访者指导些什么、效果怎样，叙述应清楚，应让来访者真正理解指导的内容；咨询师不能以权威的身份出现，强迫来访者执行，若来访者不理解、不接受，效果就差甚至无效，还会引起来访者反感；指导时的言语和非言语行为都会对来访者产生影响。

五、心理咨询师的基本要求

1. 专业知识、技能方面的要求

心理咨询师要具备心理咨询的专业能力和较为丰富的社会人文知识。心理咨询师应该有心理学、社会学、行为科学、精神病学等方面的基础，掌握一定的心理咨询的理论、方法、技术，并经过心理咨询的专门训练，具备心理诊断、心理评估和心理咨询的技能。

2. 职业道德的要求

在 2001 年 8 月我国首次颁布试行的《心理咨询师职业标准》和 2012 年新颁布的《中华人民共和国精神卫生法》中，对心理咨询师的职业道德作出了明确的规定，主要包括：心理咨询师应提高业务素质，遵守执业规范，为社会公众提供专业化的心理咨询服务；心理咨询师不得因为任何方面的因素歧视来访者；心理咨询师与来访者之间不得产生和建立咨询以外的任何关系，尽量避免双重关系；心理咨询师必须让来访者了解心理咨询工作的性质、特点和这一工作可能的局限性以及来访者自身的权利和义务；心理咨询师始终严格遵守保密原则；心理咨询师不得从事心理治疗或精神障碍的诊断、治疗；心理咨询师发现来访者可能有精神障碍的，应建议其到符合规定的医疗机构就诊。

3. 心理品质方面的要求

心理咨询师的心理素质包括：敏锐的观察力；善于表达，言语有打动人心的力量；真诚、热忱、乐于助人；乐观自信，有坚韧不拔的意志；善于倾听，对人宽容，能够设身处地地理解别人（共情）；明白自身限制，有清晰的内省；善于控制个人的利益。

六、心理咨询案例分析

一般资料：来访者，女性，12岁，小学六年级学生，因地震受到心理创伤，无法继续上学，由家长陪同前来心理咨询。

下面是心理咨询师和来访者的一段咨询谈话：

心理咨询师：你需要我提供什么心理帮助？

来访者：地震后我无法到学校去上学，一想到学校就浑身发抖，特别害怕，老师和爸爸妈妈都说我应该来心理咨询，所以我就来了。

心理咨询师：能详细谈谈你的情况吗？

来访者：地震的时候我正在教室上课，地震发生后我在老师的帮助下跑了出来，可我看到得太惨了，心里真是太难受了。从那以后我晚上不敢关灯，一闭眼那些死伤同学的情形就会浮现在脑海里，不敢睡觉。真的很烦，现在体重下降，胃难受，总想发脾气，经常头痛、失眠，您说我这是怎么回事？

心理咨询师：我很能理解你的心情，也为你的情况着急。我也参加过地震的救援工作，你说的情况我也见过很多。什么事都得慢慢来，你这样急也解决不了问题。你现在最想解决什么问题？我们来讨论一下。

来访者：我最想解决的是能够正常上学，把那些可怕的记忆抹去，还想让自己别这么烦。

心理咨询师：那咱们就针对你这个问题来制订一个咨询方案吧。咨询方案就是咨询的计划，包括咨询目标、实现咨询目标所用的心理学方法或技术、咨询过程、时间和次数的安排等。

来访者：好吧。

多选：1. 心理咨询师说"能详细谈谈你的情况吗？"，所使用的技术与提问方式是（　　）
A. 具体化技术　　B. 开放式提问　　C. 摄入性谈话　　D. 封闭式提问

多选：2. 来访者在心理方面的主要症状包括（　　）
A. 恐惧　　B. 焦虑　　C. 激情　　D. 安全

多选：3. 引发该来访者心理问题的主要因素包括（　　）
A. 地震带来的恐惧　　B. 追求完美　　C. 一些惨烈的情形　　D. 不爱上学

多选：4. 该来访者出现的躯体症状包括（　　）
A. 失眠　　B. 内心苦恼　　C. 头痛　　D. 体重下降

单选：5. "我也参加过地震的救援工作……"这时心理咨询师使用的技术是（　　）
A. 自我表扬　　B. 自我指导　　C. 自我解释　　D. 自我开放

单选：6. "什么事……你这样急也解决不了问题"，说这句话心理咨询师的目的（　　）
A. 指导　　B. 启发　　C. 引导　　D. 教育

多选：7. "我很能理解你的心情，也为你的事情着急"，这时心理咨询师使用的技术包括（　　）
A. 参与性技术　　B. 情感反应　　C. 影响性技术　　D. 情感表达

单选：8. 来访者一闭眼那些死亡同学的情形就会浮现在脑海里是（　　）
A. 闪回　　B. 抑郁症状　　C. 焦虑症状　　D. 疑病症状

多选：9. 心理咨询师在介绍咨询方案时忽略了（　　）
A. 咨询目标　　B. 评估及手段　　C. 原理过程　　D. 双方责权力

单选：10. 心理咨询师在制订咨询目标时正确的做法是（　　）
A. 由来访者决定　　B. 双方共同商定　　C. 由咨询师决定　　D. 上级咨询师定

多选：11. 咨询目标应该具备的特征包括（　　）
A. 具体　　B. 完美　　C. 可行　　D. 持续

多选：12. 真诚在心理咨询中所起的作用是使（　　）
A. 来访者感到安全　　　　　　　　　　B. 求助者感到被接纳
C. 咨询师宣泄情感　　　　　　　　　　D. 咨询师能认识到自我

第二节　心理治疗

> **案例导入**
>
> **案例回放**：对于常人而言，手术室令人生畏，惨白的墙壁，刺眼的无影灯，手术人员的独特衣着与准备工作更使每个患者心惊胆战……
>
> 接下来，是一位手术室护士真实的描述：
>
> 第一眼看到小D时，她静静地躺在手术台上，等我们完成术前准备工作。也许出乎她自己的意料，短短几分钟的等待，竟将她在家人面前维持了很久的勇气和镇定击得粉碎。在捱人的等待中，小D的感情和身体上的压力使她的焦虑、痛苦和恐惧在此时此境达到顶点，她无法自控……
>
> **思考问题**：如何根据患者的心理和生理的特点，对其进行心理干预？

一、心理治疗的概念

（一）概念

心理治疗（psychotherapy）是在良好治疗关系的基础上，由经过专业训练的治疗师运用心理治疗的有关理论和技术，对来访者进行帮助的过程，以消除或缓解来访者的问题或障碍，促进其人格向健康、协调的方向发展。

（二）心理治疗与心理咨询的异同

1. 相同点

从心理咨询和心理治疗的定义看，二者有许多重要之处相互重叠，主要有：

（1）理论方法　二者所采用的理论方法是一致的，例如，咨询心理学和心理治疗中采用的来访者中心疗法、理性情绪行为疗法的理论和技术是一致的。

（2）工作对象　二者进行工作的对象常常相似。例如，咨询师和治疗师可能都会面对有婚姻问题的来访者。

（3）成长与改变　在强调来访者的成长和改变方面，二者是相似的。心理咨询和心理治疗都是希望通过双方的互动，达到使来访者改变和成长的目的。

（4）关系　二者都注重建立咨访（治疗师和患者）双方良好的人际关系。

2. 不同点

尽管有上述相似之处，一些心理咨询师做了一些心理治疗的工作，一些心理治疗师也在做心理咨询的工作，心理咨询和心理治疗之间还是有不同点的。主要有：

（1）主要对象　心理咨询的工作对象主要是正常人或康复的患者；心理治疗主要是针对

有心理障碍的人进行。

(2) 针对心理问题　心理咨询着重处理正常人所遇到的一般性心理问题；心理治疗的适用范围主要是心理障碍、行为障碍、心身疾病、神经症和康复中的精神患者等。

(3) 时限性　心理咨询时间一般较短，咨询次数从1次到几次；而心理治疗由几次到几十次不等，耗时较长。

(4) 工作目标　心理咨询工作的目标是具体的、确定的；而心理治疗的目的则是减少症状，其目标是让人产生改变和进步。

二、行为治疗

(一) 概述

行为治疗（behavior therapy，BT）主要根据行为主义的学习原理来认识和治疗心理问题，其中包括经典条件反射、操作性条件反射以及模仿学习的原理。BT认为人的行为是通过学习获得的，异常行为也是学习得到的，要改变异常行为必须根据学习理论，通过观察、模仿、强化等学习方式来获得新的适应性良好的行为。

与其他心理治疗方法相比，行为治疗更注重对患者的病理心理及有关功能障碍（即问题行为）进行行为方面的确认和分析，更注重确定治疗目标和制订相应的干预措施。

(二) 行为治疗中的常用技术

1. 放松训练（relaxation training）

放松训练对于应对紧张、焦虑、不安、气愤的情绪和情境非常有用，可以帮助个体振作精神，恢复体力，消除疲劳，稳定情绪。经常使用的放松的方法有深呼吸放松法、渐进肌肉放松法和想象放松法。

(1) 深呼吸放松法　是最常用的放松方法，与日常生活中个体自我镇定的方法相似。治疗师可配合对方的呼吸节奏给予如下的指示语：一吸……一呼……一吸……一呼……；或深深缓缓地吸气，屏住5、4、3、2、1，慢慢地呼出去；深深缓缓地吸气，屏住5、4、3、2、1，慢慢地呼出去……。

(2) 渐进肌肉放松法　①准备工作：找一个舒服的姿势，可以靠在沙发或躺在床上，应在安静的环境中，光线不要太亮，尽量减少无关刺激；②放松的一般顺序：头部→手臂部→躯干部→腿部（脚部）；③每一部分肌肉放松的5个步骤：集中注意→肌肉紧张→保持紧张→解除紧张→肌肉松弛。治疗师在给出放松指示语时，特别要注意利用自己的声调语气来创造一个有利于患者放松的氛围。

(3) 想象放松法　实施起来虽然比渐进肌肉放松法更为容易，但效果常常因人而异。言语指导的内容是治疗师事先需要了解的部分，要知道患者在什么样情景中最感到舒适、惬意和放松。一般的情景是在海边、森林和草原等。治疗师在给出指示语时，要具有想象力，注意语气、语调的运用，节奏要逐渐变慢，配合对方的想象。

在具体实施放松训练时，经常将深呼吸放松法、渐进肌肉放松法和想象放松法结合起来应用。

2. 系统脱敏疗法（systematic desensitization）

系统脱敏治疗由心理学家沃尔普（J. Wolpe）创立，用于治疗焦虑和恐惧的患者。其基本原理：当引起焦虑、恐惧的刺激物出现时，让身体放松来抑制焦虑、恐惧的反应，逐渐削弱、直至最终切断刺激物与焦虑、恐惧的条件联系，即运用放松技术拮抗刺激引起的条件性焦虑（恐惧），实质是一种交互抑制（reciprocal inhibition）。具体方法是治疗师首先同患者一起制订不同程度的焦虑、恐惧的情境等级表，然后让其在每一情境等级运用放松技术抑制焦虑、恐惧反应的发生，达到对焦虑情境等级的逐步脱敏。

具体操作步骤如下。

（1）收集病史　收集患者的症状史和有关心身状态的应激史，找到与患者的焦虑恐惧情绪有关的各种刺激、事件和情境。

（2）制订焦虑情境等级表　治疗师与患者一起划分引起患者焦虑恐惧的各个具体情境，并由弱到强排列成等级次序表。

（3）放松训练　让患者学习一种自我放松技术，较多选择渐进肌肉放松训练法；当焦虑恐惧情境出现时能主动地运用自我放松来抗衡。

（4）脱敏训练　治疗师按照等级表上焦虑情境由弱到强的次序，引导患者在深度放松状态下，想象自己身临等级表上的每一情境，如能保持放松状态，则能达到对每一组情境所致焦虑的去条件化。如此去条件化过程由轻到重一步步进行下去，从而能对整个焦虑情境不再过敏。反之，则需在这一等级反复训练直至能轻松应对。

3. 满灌疗法（flooding therapy）

满灌疗法是指让患者处于最为强烈的焦虑情境或想象中，并持续一段时间不允许患者逃避，从而消除患者面临焦虑情境的焦虑情绪和逃避反应的发生。该疗法的建立是基于假说：逃避诱发焦虑的情境实际是条件反射性地强化焦虑。该疗法疗效较好，它使患者能直接面对最令其焦虑、恐慌的情境，从中获得顿悟，不再焦虑、恐惧。但该疗法对于某些患者常难以接受，也可能出现强烈反应而导致意外事件发生，如心肌、脑、肺梗死，昏厥等。因此，满灌疗法运用时应慎重，因对象而异。

4. 模仿学习（imitation learning）

让患者通过模仿他人的适应性行为而学习。其原理来源于社会学习理论。社会学习理论认为人的行为是在后天环境中通过观察学习来获得的。因此，若需建立或消除一种行为，可通过给予患者一个榜样、一种示范，使之能效仿，获得某种行为或取代不适应行为。如对与异性交往不知所措的人，治疗师可以引导其观察日常男女的正常交往，或男女交往的录音、录像，以及治疗师与异性交往的示范表演，从而获得与异性交往的适宜行为、方法等。

5. 自信训练（assertive training）

自信训练又称决断训练。适用于那些在社交生活中不善于表达自己的人。如不敢对他人表达愤怒、拒绝；不勇于表现自己的能力、才华；人际交往中的被动、拘谨等不自信行为。自信行为训练可采用角色扮演、模仿学习和阳性强化等技术。治疗师与患者一起演绎问题情境，分析患者问题行为，治疗师作行为示范，对患者的自信行为给予奖励、正强化。

6. 强化法（reinforcement）

强化法建立在操作条件反射理论基础上，通过强化，可塑造、保持、增强某种行为，通过惩罚可减弱、消除某种行为。因此，强化有正强化（给予一个好的刺激）、负强化（去掉一个坏刺激）、正惩罚（施加一个坏刺激）、负惩罚（去掉一个好刺激）之分。常用的强化法有代币法和消退法。

（1）代币法（token economies）　代币法指以替代钱币的筹码来奖赏患者的适应性行为，此筹码可换取一定的实物奖励，这是正强化。代币可以是小红旗、奖牌、小红花、兑换券等。代币法可用于培养儿童的良好行为习惯，也可用于精神病院的患者适应行为的训练。

(2) 消退法（extinction） 即对来访者的不适应行为不予注意，不给予强化，使之减弱或消退。如幼儿以哭闹来引起父母的注意，若父母坚决不予理睬，幼儿哭得没趣，自己会停止哭闹。这就是对儿童的某些非适应性行为不予注意，不予强化，会使其停止。若给予强化，不管是正强化、还是负强化，都可能使这些行为固着。

7. **厌恶疗法**（aversion therapy）

厌恶刺激（如电击、催吐剂、体罚、厌恶想象等）附加在某一问题行为反应之后，以抑制和消除该问题行为。每次当问题行为出现时，及时实施让患者身体不舒适、痛苦的厌恶刺激，促使个体避及问题行为。因此，运用该疗法应让厌恶刺激必须与问题行为同时并现，且有足够的强度使患者产生痛苦（尤其是心理上的，而非生理上的），并持续较长时间，否则难以见效。

> **知识拓展**
>
> **生物反馈疗法**
>
> 生物反馈疗法是通过现代电子仪器，将个体通常状态下不能觉察到的内脏器官的生理功能进行描记，并转化为数据、图形或声、光等反馈信号，是个体根据反馈信号的变化了解并学习调节自己体内不随意的内脏机能及其他躯体机能，达到预防和控制疾病的目的。目前，借助生物反馈仪器可有意识地控制心率、血压、皮温、肠胃蠕动、肌肉活动、汗腺分泌、脑电图、情绪紧张度等功能活动。生物反馈仪的分类为肌电生物反馈仪、皮温生物反馈仪、皮肤电生物反馈仪和脑电生物反馈仪等。主要适应证包括：睡眠障碍，伴有紧张、焦虑、恐惧的神经症，心因性精神障碍，心身疾病，儿童多动症，考前焦虑和人际紧张等心理问题和残疾人的康复训练等。

三、精神分析治疗

（一）概述

精神分析治疗（psychoanalytic psychotherapy）也称动力心理治疗，由弗洛伊德创立，该理论认为人的早年心理冲突会存在于潜意识中，在一定条件下（如精神刺激、素质因素等），这些潜意识的心理冲突会转化为各种症状（神经症、心身疾病等）。精神分析学家通过"自由联想""释梦"等方法，帮助患者将压抑在潜意识中的各种心理冲突，主要是幼年时期的精神创伤和焦虑情绪体验等带入意识中，使无意识的心理过程转变为意识的内容，使患者了解、领悟症状的真正意义，重新认识自己，并改变原有的行为模式，从而达到治疗的目的。

精神分析的目的不单纯是消除患者症状，而是通过对早年心理冲突的分析，增强并调节患者的自我功能，从而使患者能更好地承受各种压力，适应社会。

（二）精神分析治疗的主要技术

1. **自由联想**（free association）

自由联想是精神分析治疗的基本方法。治疗师要求患者毫无保留地诉说他头脑中所想到的一切，即使是一些自认为是荒谬的、奇怪的、羞耻的或与治疗无关的想法等。通过自由联想，患者无意识的大门不知不觉地被打开，无意识里的心理冲突浮现到意识领域，治疗师对患者所讲述的信息进行分析后，发现患者的内心冲突，并使之有所领悟，从而建立新的思维方式。

2. 阻抗（resistance）的处理

阻抗本质上是患者对于心理治疗过程中自我暴露与自我变化的抵抗，一般表现为对某种焦虑情绪的回避，或对某种痛苦经历的否认。当患者出现阻抗时，往往正是其心理症结之所在。因此，治疗师在整个治疗过程中需不断分辨并引导患者认识、承认进而克服各种形式的阻抗，将压抑在潜意识中的情感发泄出来，并促使患者对其自身特定思想、行为方式的领悟。因此阻抗既是治疗中的危机，又是治疗中的契机，克服阻抗是心理治疗的重要组成部分。

3. 移情（transference）的处理

移情是指患者把对父母或对过去生活中某个重要人物的感情、态度和属性转移到了治疗师身上，并相应地对治疗师做出反应的过程。发生移情时，治疗师成为了患者某种情绪体验的替代对象。移情有正移情（positive transference）和负移情（negative transference）。正移情即为把治疗师当成过去喜欢、思念、热爱的对象。负移情即把治疗师当成过去憎恨、敌对、厌恶的对象。出现移情是心理治疗过程中的正常现象，面对患者的移情，治疗师应保持清醒、冷静的头脑，不被移情困惑和过度卷入。精神分析治疗认为患者在治疗过程中都会产生移情，透过移情，治疗师可具体观察到患者对他人的情感问题，这个"他人"常是在患者生命中有重要作用的。治疗师应鼓励患者宣泄自己压抑的情绪，充分表达自己的思想感情和内心活动。患者在充分宣泄情绪后，会感到放松，再经过治疗师的分析得以领悟后，心理症状会逐渐化解。

4. 释梦（dream interpretation）

精神分析学派认为，梦并非无目的、无意义的行为，而是代表个人愿望的满足，与被压抑的无意识的活动有着某种联系。梦分为隐梦和显梦两种，通过对显梦的分析可以直接找到疾病的症结，对隐梦则要透过现象了解症结。患者讲述的梦境，知觉到的梦，实际是具有象征意义的显梦，而真正影响人的精神活动的无意识的内容则经过化装、变形存在于隐梦中。为寻找梦的隐义，则需要剥开显梦的层层化装，这就是治疗师对梦的分析、解释工作。为了更准确地释梦，治疗师通常要求患者把梦中不同的内容进行自由联想，以便发掘梦境的真正含义。

四、人本主义治疗

（一）概述

人本主义治疗（humanistic therapy）主要以罗杰斯的自我理论为基础发展形成，该理论认为，个体自我概念中的冲突和矛盾是导致心理异常的原因。自我概念的形成来源于个人的主观经验和他人的客观评价，当二者不一致时，就会产生心理冲突。心理治疗应以患者为中心，通过创设尊重、温暖、真诚的人际关系，协助患者重新认识自我，重建真实的自我概念，向着自我实现的方向发展。

（二）人本主义治疗的常用方法

1. 来访者中心疗法（client-centered therapy）

来访者中心疗法是创造一个良好的、适宜的环境，相信患者只要得到治疗师的温暖和鼓励,通过真诚关怀的态度、尊重、接纳和了解,患者就有机会去体验并探索其真实的感受,在治疗关系中学会为自己负责,并获得更多的自我了解。治疗过程集中在患者的思维和情感上,治疗师耐心地倾听患者的陈述,并采取理解和宽容的态度,对其情感做出反应,以便让患者尽量表达和暴露自己,充分体验到他的感情和自我概念的不协调,将其揭示出来加以改变,就能使患者有所进步。

2. 会心团体治疗法 (encounter group therapy)

会心团体治疗法是罗杰斯创立的一种团体心理治疗方法,由背景或问题相似的个体组成小组,通过团体活动来帮助参加者改变适应不良的行为或人际交往障碍等心理问题,也可以用于希望提高交往能力和适应能力的正常人。会心就是指心与心的沟通和交流,概括了这些团体咨询最根本的特点。因此,会心团体被视为发展性团体咨询,或成长性团体咨询。会心团体主要包括人际关系小组、敏感训练小组、个人成长小组、人类潜能小组等,强调团体中的人际交往经验,都注重此时此地的情感问题。团体咨询的目的不是为了治疗,而是促进个人的成长,包括了解自我,增强自信,寻求有意义的人际关系等。

3. 支持疗法 (supportive therapy)

支持疗法一般是指治疗师采用劝导、启发、鼓励、同情、评理、说服、消除疑虑和提供保证等方法,帮助患者认识问题、改善心境、提高信心,从而促进其心身康复的过程。治疗师应尽可能激发患者的自尊和自信,使其看到自身的优点和长处,鼓起战胜困难的勇气,提高适应能力和社交技能,最终消除心理障碍,渡过危机。

五、理性情绪行为疗法

(一) 概述

理性情绪行为疗法(rational-emotion behavior therapy,REBT)是认知心理治疗的一种方法,由艾利斯(A. Ellis)在20世纪50年代末提出。该疗法的创立基于他独特的人性观,即人可以是理性的,也可以是非理性的。当人按照理性去思维、去行动,人就会快乐,行动也富有成效。人都会有一些不合理的思维和信念,当人处于非理性时,常常通过内化言语重复某种不合理的信念,导致情绪困扰、行为异常。因此他指出:人的情绪困扰、行为结果(consequences)不是由某一诱发性事件(activating events)所引起,而是由经历这一事件的个体对这一事件的认知评价(beliefs)所导致的,即ABC理论。而治疗的核心是对不合理信念加以驳斥和辩论(disputing),使之转变为合理的信念,最终达到新的情绪及行为治疗效果(effects)。这样,原来的ABC理论就进一步扩展为A→B→C→D→E的治疗模型。

> **知识拓展**
>
> **区分合理与不合理信念的五条标准**
>
> ① 合理的信念基于已知客观事实;不合理的信念则更多主观臆测。
> ② 合理的信念能自我保护,生活愉快;不合理的信念则产生情绪困扰。
> ③ 合理的信念更快达成自己的目标;不合理的信念则难以实现目标并苦恼。
> ④ 合理的信念使人不介入他人的麻烦;不合理的信念则易受他人的影响。
> ⑤ 合理的信念很快消除、减轻情绪冲突;不合理的信念则困扰持久、反应过度。

(二) 理性情绪行为疗法的常用技术

理性情绪行为疗法认为不合理信念是心理障碍、情绪和行为问题的症结,因此该疗法的中心工作是围绕着批驳不合理的信念而进行的。主要技术有:

1. 与不合理信念辩论

与不合理信念辩论是理性情绪行为疗法最常用、最具特色的方法,称作苏格拉底的辩论法,即所谓"产婆术"的辩论技术。其方法是让患者说出他的观点,然后依据他的观点进一步推理,最后引出谬误,从而让患者认识到自己先前思想中不合理的地方,并主动加以矫正。其基本形式称为"三段式推论",一般从"按你所说…",推论"因此…",再推论"因此…",直至产生谬误,形成矛盾。

治疗师的提问应具有明显的挑战性和质疑性的特点,其内容紧紧围绕患者信念的非理性特征。针对不合理的信念辩论时可采用质疑式提问"你是说你应该受到大家的喜欢吗?"、"你是否认为凡事都应按你的想法去做才对呢?"或夸大式提问"是否别人都不做任何事情只围着你看?"等,直截了当或夸大地挑战患者的信念的不合理之处,促使其与治疗师辩论,并在辩论中逐渐认识自己信念的非理性、不现实性和不合逻辑性,逐步动摇直至放弃不合理信念,以理性信念取代非理性信念。

2. 理性情绪想象技术 (rational-emotive imagery, REI)

理性情绪想象技术是理性情绪行为疗法最常用的技术之一。需要在治疗师的指导下,帮助患者进行想象。具体分为三步:首先,让患者在想象中进入产生过不适当的情绪反应或自感最受不了的情境之中,并体验在此种情境下的强烈情绪反应;然后,帮助患者改变这种不适当的情绪反应并体会适度的情绪反应;最后,停止想象。让患者讲述他是如何想的,情绪有哪些变化。对患者情绪和观念的积极转变,治疗师应及时给予强化,并补充其他相关的合理信念。

3. 认知家庭作业 (cognitive homework)

认知家庭作业也是理性情绪行为疗法中常用的技术,它实际上是治疗师和患者之间会谈的延伸,即让患者在完成作业的过程中,更好掌握会谈中的内容,并学会和自己不合理的信念进行辩论。主要形式有:理性情绪行为疗法自助量表 (RET self-help form),实际上是患者自己进行 ABCDE 工作的过程;理性的自我分析 (rational self-analysis, RSA),与 RET 自助量表基本类似,也是要求患者报告 ABCDE 各项,但报告重点要以 D 即与不合理信念的辩论为主。

六、暗示疗法和催眠疗法

(一) 暗示疗法

1. 概述

暗示疗法 (suggestion therapy) 是一种古老的心理治疗方法,它是指治疗师利用暗示对患者施加积极的影响来减轻或消除其症状的一种方法。

一般来说,暗示可以分为实施暗示与接受暗示两个方面。实施暗示是动机的直接移植,而非说理论证;接受暗示是无意识地接受信息,不加分析、判断地遵照行动。

暗示可以使被暗示者出现明确的生理与心理的变化。格雷厄姆 (Craham W) 1960 年对荨麻疹与雷诺病的受试者所做的"态度诱导实验"发现，患者的皮肤温度发生了与原疾病相反的改变。也有学者发现暗示能改变人的行为与动机，甚至重新唤起了消失的记忆。因此，人们可以利用暗示治疗疾病。

2. 方法

暗示疗法可分为觉醒状态与非觉醒状态下两类方法。觉醒状态的暗示疗法又分直接暗示疗法（是指医生用事先编好的暗示性语言对静坐的患者进行治疗）和间接暗示疗法（是指借助于某种刺激或仪器的配合，并用语言强化来实施的治疗）。非觉醒状态下的暗示疗法是医生使患者处于催眠状态时实施的治疗。

暗示疗法常用以下方法。

（1）言语暗示　将暗示的信息通过言语形式传达给受暗示者，从而使受暗示者心理上产生影响。如在临床工作中治疗师对焦虑患者说"这个药对治疗你的焦虑、紧张有奇效"。那些易受暗示的患者服药后会感到镇静、安神。

（2）操作暗示　通过对受暗示者进行某些操作，如躯体检查、仪器探查或虚拟的简单手术而引起其心理、行为改变的过程。

（3）药物暗示　患者使用某些药物，利用药物的作用而进行的暗示。安慰剂治疗也是一种药物暗示。

（4）其他的方法　还可以采用环境暗示、笔谈暗示、自我暗示等多种方法，均可以取得一定的疗效。

（二）催眠疗法

1. 概述

催眠（hypnosis）即催眠师通过一定的诱导、暗示方法（即为催眠术），使被催眠者进入到一种既不同于睡眠又不同于觉醒的特殊的意识状态，也称催眠状态。在此状态下，被催眠者接受暗示性增高，自主判断能力、自主意愿及行为能力发生改变，感知觉、记忆及生理功能也会发生不同程度的改变。

催眠不等于睡眠，而是一种高度放松的状态；被催眠者对外界信息具有高度接受能力，并且直接进入其潜意识，从而促成感觉和行为发生积极的转变；在这一过程中，被催眠者会感到极放松，极安静；在这一状态中，其潜意识中的潜能（智慧）能够得到高度开发，思维、知觉以及感觉都更加敏锐。因此根据个体这一特性，发展出催眠疗法。

催眠疗法（hypnosis therapy）是应用一定的催眠技术使人进入催眠状态，并用积极的暗示改变患者的心身状态和行为，以治疗患者躯体疾病或精神疾病的一种心理治疗方法。催眠疗法也是一种暗示疗法。

2. 方法

（1）准备工作　首先要积极与患者建立起良好的信赖关系，并且向患者解释催眠疗法的原理和治疗过程，消除患者对治疗的疑虑，增强对治疗师的信赖。

（2）催眠诱导　催眠者诱导患者进入催眠状态。在此过程中，一方面要诱使患者的意识进入一种全面的抑制状态（除接受催眠者的指令外）；另一方面又要保持患者和催眠者（治疗师）之间信息联系的畅通。催眠诱导的基本技术是语言诱导，因此，暗示性的诱导语言在任何时候都必须准确、清晰、简单、坚定。

催眠诱导的方法很多，常用的方法有凝视法，凝视法是通过刺激被催眠者的视觉器官而使其注意力集中的方法。这种方法又可分为光亮法、吸引法和补色法。

催眠诱导还可以采用渐进肌肉放松法（言语诱导逐步全身肌肉放松）、倾听法（刺激听觉器官使其注意力集中）、抚摸法（刺激皮肤使其注意力集中）、观念运动法（通过体验某种观念并与身体某个部位运动相结合使其注意力集中，如十指紧贴法、双手并拢法、身体摇摆法等）。

(3) 实施治疗　催眠本身不是心理治疗，而是心理治疗所借助的手段或技术。催眠的目的在于解除患者的防御机制，改善情绪，缓解症状，分析病因寻找症结，消除病症，健全人格等。因此在进入催眠状态后的治疗实施更为重要。主要方法有直接暗示、引发想象、催眠分析、年龄回归等。

(4) 催眠唤醒　整个治疗结束后，应用唤醒技术使被催眠者逐渐苏醒，这是治疗中的必要环节。唤醒方法应得当，否则造成被催眠者不舒适，影响治疗效果和治疗关系。通常采用数数暗示法、定时暗示法、转入睡眠法、快速唤醒法。

第三节　心理危机干预

> **案例导入**
>
> **案例回放**：小明（化名）是 2008 年 5 月 12 日汶川大地震中灾区某中学初中一年级的学生，在无情的自然灾害面前，他痛失双腿。对于一个花季少年来说，这无异于是个晴天霹雳。从他得知自己双下肢已被截肢后，就变得沉默寡言，整天看着自己空荡荡的裤腿发呆，夜里常从噩梦中惊醒，脾气也变得越来越暴躁，经常发脾气摔东西。
>
> **思考问题**：如何根据患者的心理和生理的特点，对其进行心理干预？

一、心理危机概述

（一）心理危机的概念

心理危机是指个体或群体面临突然的生活事件或重大生活逆遇（如亲人去世、婚姻破裂或天灾人祸）时，既不能回避，又无法利用现有资源和惯常应对机制加以应对，而导致人们在认知、情感和行为上出现功能严重失调以及社会混乱状态。实际上，"危机"一词最早源于存在主义哲学中"危机"的一个概念，意指一种喜剧化的片刻，充满了情感的韵味，可能包含各种可能性的"恰当时机"。

凯普兰（Gerald Caplan）于 1964 年首次提出"心理危机"的理论，他认为当一个人必须面对的困难情境超过了自身应对能力时，这个人就会产生暂时的心理困扰，这种暂时性的心理失衡状态就是心理危机。卡奈尔（Cristi Kanel）认为心理危机实质上包括三方面的内涵：一，危机事件的发生；二，对危机事件的感知导致当事人的主观痛苦；三，惯常的应付方式失败。

（二）心理危机的种类

传统上心理危机分为两类，即为发展危机和情境危机。发展危机是指在正常成长和发展过程中，急剧的变化所导致的异常反应。例如怀孕、升职和退休等。情境危机，指由存在于外在生活环境中的情境导致的危机。例如堕胎、自杀、急慢性疾病、离婚、分居、意外事件和失业等。

有的专业人士认为，心理危机可分为发展性危机、情境性危机、存在性危机和障碍性危机。存在性危机往往伴随人生的重要问题，如人生的目标、责任、自由、承诺、独立性等。障碍性危机又称病理性心理危机，是个体因为认识的存在性问题而产生的心理危机，在这类危机中，病理性心理如情绪上的抑郁、焦虑或心理危机疾病等是个体的主要特征。

另外，有的人按照危机出现的速度将危机分为潜在危机、慢性危机和突然出现的危机。潜在危机往往存在一系列事件的预示，但当事人并不认为会形成危机。如夫妻持续争吵、冷战可能导致婚姻的破裂。慢性危机则是有一些预先警告，并且这种情况造成了实际损害。如个体性情孤僻、不合群、敏感、多疑，导致环境不适应或人际关系紧张，如果持续时间较长可能导致心理危机。突然出现的危机多为已经发生的损害，如失业、空难、恐怖袭击等社会突然事件。

(三) 心理危机产生的原因

一般而言心理危机产生的原因包括主观和客观两个方面。

1. 客观原因

(1) 自然环境　自然环境因素主要包括不能克服和控制的自然环境带来的限制，而这些自然因素给人们的生活带来了严重的威胁和损失。如地震、台风、龙卷风、洪水、干旱、流行性传染性疾病等。

(2) 社会环境　社会环境也会造成心理危机。如国家的政治动荡、金融危机、战争、恐怖事件、人际关系危机、恋爱危机、家庭暴力等。

2. 主观原因

(1) 认知评价　人们在遇到应激刺激时，会有什么样的反应取决于个人对应激事件的认识和解释，即认知评价。如果事件本身被个体认为是有威胁的，那么就会带来相应的影响，如果被理解为积极或没有危险，那就不会有危机反应。正如古希腊哲学家爱比克泰德所说："困扰人的不是事情本身，而是对事情的看法"。加拿大病理生理学家塞里有着相似的观点："问题不在于发生了什么，而在于你如何对待它"。例如，一对夫妇怀孕了，有的夫妇会欣喜若狂，因为他们对孩子已经盼望已久，但对于另外一对夫妇，可能会产生焦虑，因为他们还没有做好成为父母的心理准备，所以就会产生强烈的心理冲突。

(2) 躯体疾病　在医疗环境中，我们不难发现，患长期慢性疾病的患者，如脑血栓、心脏病、糖尿病、肾病、癌症患者，因为疾病的现状和心理压力，常常会情绪低落、悲观失望，严重可能会有自杀观念和行为，出现我们平常难以理解的现象，例如，总是迁怒于他人，指责医护人员的治疗工作，埋怨家人照顾不周，小题大做。他们常常提出过高的治疗和照顾期望，导致医患关系、家庭关系紧张，甚至关系危机。

(3) 人格特征　每个人都有自身特有的人格特征，人格特征影响着个体的生活方式、行为习惯，同时也影响着个体对心理社会刺激物的认知评价，而认知评价对个体应对危机的方式、危机产生的强度产生影响。人格中倾向于敏感、内向的个体，在面临危机事件时，容易导致心理危机。造成这样局面的原因有两个：一是内向性格不善于人际交往，不容易得到和利用社会支持；二是内向性格的人往往把注意力指向自身，这会加剧自己的消极情绪体验，从而使行为应对更趋于无效。

二、心理危机干预概述

(一) 心理危机干预的概念

帕瑞德（Howard Parad）认为心理危机干预就是在混乱不安的时期一种积极主动地影响心理社会运作的历程，以减缓具破坏性的压力事件所带来的直接冲击，并协助受到危机直接影响的人们，激活其明显的与潜伏的心理能力及社会资源，以便能适当地应对压力事件所造成的结果。也就是说，心理危机干预是一种通过调动处于危机之中的个体自身潜能，来重新建立或恢复危机爆发前的心理平衡状态的心理咨询和治疗技术。心理危机干预属于广义的心理治疗范畴。

心理危机干预的目的在于一方面进行环境急救，同时缓冲压力事件给个体带来的情感性的应激；另一方面，就是通过治疗性澄清，引导个体统合自身能力积极应对，因为心理危机干预不总是事后要去面对的事情。通过心理危机干预最终达到预防疾病、缓解症状、减少共病和阻止迁延的作用。干预重点是缓解症状和预防疾病。主要表现在以下几个方面。

(1) 根据危机出现的现实状况，积极提供医疗救助，如处理昏厥、情感休克或激动状态。

(2) 通过和受应激刺激的个体进行心理沟通，支持当事者充分表达自己的情感，鼓励其建立自信心和进行正确的自我评价，提供适当建议，促使问题向正向发展或得到有效解决。

(3) 进行筛查，对存在自杀观念和自杀行为的个体，要有效防止过激行为，如自伤、自杀或攻击行为等。

(二) 心理危机干预的原则

1. 正常性原则

危机发生后，尽管有些个体会出现认知、情绪和行为上的偏离现象，甚至有些还伴有较为严重的躯体症状，有些国家甚至把心理危机干预当成精神医学的服务范围，但我们不能把干预对象当成所谓的"患者"，因为从整体分析，心理危机干预借用的手段是属于心理咨询和心理治疗的手段，帮助被干预者宣泄情绪，让被干预者认识到当前的目标和观念的不合理性，认识到目前采取的应对方式的局限性和无效性，甚至是伤害自身的，进而改变被干预者的认知、情绪和行为，这并非医疗治疗过程。

2. 针对性原则

一般来说，处在心理危机的个体，通常认为自己不能面对困难或处理相应问题，有的表现出压抑自己的情绪，或表现出软弱无能的行为。所以，心理危机干预的首要任务就是确定要干预的问题是什么，有针对性地采取措施，让处在危机中的个体，正视自己的痛苦，与工作人员积极合作，在专业人员的帮助启发下，使自己的痛苦体验得到宣泄，偏激的行为得以控制，早日摆脱危机的影响。

3. 支持性原则

危机发生后，处在危机之中的个体，非常需要得到有力的支持，这些支持可以来自家庭、工作单位、社会等，在心理危机干预的过程中，要让个体感受到不论何时，只要有需要，都会获得必要的支持。当然，还要鼓励被干预者能积极主动寻求帮助和支持。

4. 行动性原则

危机发生后，面临危机的个体在应对危机的过程中常常会表现出逃避矛盾和困难的行为,或者表现出偏执的破坏性行为,或者表现出自残自杀的行为等,所以心理危机干预者要积极予以制止或控制,在积极的鼓励和支持下,让被干预者明确危机当中有效的应对措施,避免不必要的伤害和损失。

5. 保密性原则

心理危机干预的过程可能会涉及被干预者的个人隐私,所以在干预工作中要充分尊重当事人的人格,避免把其个人资料透露给第三方。

(三) 心理危机干预的领域和对象

当心理危机出现后,一般会有三种表现:其一,被干预者自己可以有效地应对危机,从中获得经验和能力,在危机过后,可以积极面对危机带来的各种变化,使得自己得到更大的成长,获得更多的信心。其二,被干预者虽然能够度过危机,但只是把不良的结果排除在自己可以意识到的范围以外,实质是一种压抑和掩盖,因为并没有真正解决问题,在今后的生活中,如果再次出现相同或类似的情景,潜藏的危机表现还会出现。其三,被干预者在危机开始后,就出现了心理崩溃,如果不给予立即的、有效的帮助,就不可能恢复正常。第二和第三种情况是心理危机干预的服务领域和对象,具体来说主要有以下几种。

(1) 由于日常生活、学习、工作中过大的压力而出现心理异常的人 如工作压力过大导致的抑郁。

(2) 遭遇突发事件后出现的心理或行为异常的人 如遭遇家庭重大变故、性危机、自然灾害、社会意外事件等导致的抑郁自杀。

(3) 人际关系失常后出现的心理或行为异常的人 如青少年在学校因为朋友关系不良遭遇的群殴暴力事件。

(4) 情感受挫后出现的心理或行为异常的人 如失恋、离婚、被遗弃等。

(5) 性格内向、孤僻或缺少社会支持的人在适应新环境过程中出现的适应性危机 如青少年因为个性不能适应中学的集体生活和学习模式,导致辍学。

(6) 因家境贫寒、经济负担重、感到严重自卑的人。

(7) 身体存在严重疾病或存在残缺的人。

(8) 存在严重心理问题疾病的人 如抑郁症、精神分裂症、神经症等。

(9) 因为自己身边的人出现危机状况而受影响的人 如自己的同学自杀身亡。

三、心理危机的评估

心理危机的评估是指具有专业技能的临床心理学人士或有过培训的心理危机干预工作者利用相关理论和技术对心理危机的类型、严重程度以及干预过程中危机当事人的反应进行鉴别、判断和预测的过程。

(一) 心理危机评估的一般内容

当个体处于心理危机状态下时,干预者要对危机的严重程度、被干预者目前的情绪状态以及自杀的危险性依次进行评估。

1. 评价危机的严重程度

通常从个体的认知、情绪、行为和躯体状态四个方面来展开。考察被干预者的注意力是否过分集中在应激事件,是否存在记忆力和识别能力下降,是否出现非理性的自我否定的成分,如自责、夸大、以偏概全等。考察被干预者情绪状态,判断其针对危机的态度,如处在危机状态的当事人往往会表现出高度的紧张焦虑、抑郁、悲伤和恐惧等情绪。评估考察被干预者的反常行为，以此了解被干预者的主观能动性和自控能力。例如，有的被干预者会表现为社交能力下降，日趋孤单，对周围人的漠不关心等。还要评估被干预者的躯体是否存在不适的表现，如失眠、多梦、早醒、食欲缺乏、头痛等。

2. 评估被干预者目前的情绪状态

处在心理应激状态的人，主要表现出焦虑、抑郁、恐惧和愤怒等情绪。关于情绪状态的评估在这里不再复述，需要选用的量表和方法可参考第六章心理评估相关内容。

3. 评估自杀的危险性

心理危机可能引发个体的各种非理性的行为，自杀是其中的一种，也是对人身可能造成最为严重后果的行为。因此，心理危机干预者要对被干预者作出自杀危险性评估。在对危险性进行评估时必须注意，尽可能在短时间内迅速作完，以便及时干预和抢救。对被干预者自杀的危险性评估可通过两种途径进行：一种是了解危险因素，例如，是否有家族史、自杀未遂的行为、自杀计划，心理危机事件的性质，有无药物过敏史，有无分配个人财产或安排后事等行为，是否有特别的行为或情绪变化等；另一种是注意自杀线索，自杀线索可以是言语的、行为的、也可以是处于某种状态的。例如，被干预者会经常说"还不如死了算了"，"我不想活了"等。

（二）心理危机评估的主要方法

心理危机的评估方法，通常和其他心理问题的评估方法是一致的，主要包括晤谈法、观察法、心理测验法、临床评估法等，具体的方法和步骤不再复述，可参考第六章心理评估相关内容，在此要重点强调一下心理危机在评估过程中应特别注意的事项。

评估谈话过程中，要遵循共同的标准程序，因为干预者的能力和主观性存在差异，所以在晤谈前要提前做好准备，必要时要有备用方案。例如，提前准备会谈的内容、提问的措辞等。尽快能全面收集被干预者的背景资料，例如，被干预者的个性、职业、兴趣、专长等。谈话所涉及问题要符合规范，提问的问题要简易明了，易于理解和回答，充分考虑被干预者的知识水平和理解能力。在熟练掌握心理晤谈技术的同时，要注意危机状态下的被干预者特殊的情感体验和个性特征。在观察被干预者时，要注意观察被干预者所处情境的特殊性，注意观察被干预者的全面信息和行为活动，如动作、言语、表情、体态等。在进行心理测验时，要根据被干预者的具体表现，选择恰当的心理测量量表，防止滥用量表进行重复性测验；施测人员要经过专业的培训，保证测验的标准化和结果的有效性。如果被干预者需要进行临床诊断评估，应转介给专业机构，由临床专业医务人员完成。

四、心理危机干预的模式和步骤

（一）心理危机干预的模式

Belkin 等提出了三种基本的心理危机干预模式，即平衡模式、认知模式和心理社会转变模式。这三种模式为不同的心理危机干预策略和方法奠定了基础。

1. 平衡模式

此模式认为被干预者在危机状态下处于一种心理情绪失衡状态，他们原有的应对机制和解决问题的方法不能满足当前的需要。因而此时心理危机干预的工作重点应该放在稳定被干预者的情绪上，使他们重新获得危机前的平衡状态。这种模式对早期危机进行干预特别适合,因为这时个体已经失去了对自己的控制,分不清解决问题的方向,不能做出适当的选择。

2. 认知模式

此模式要求咨询师帮助被干预者认识到,自身在认知中存在的非理性和自我否定的内容,重新获得思维中的理性和对自我的肯定,从而使被干预者能够实现对生活危机的控制。因为该模式认为,危机导致心理伤害的主要原因在于被干预者对危机事件和围绕事件的境遇进行了错误思维,而不在于事件本身或与事件有关的事实。认知模式较适合于那些心理危机状态基本稳定下来、逐渐接近危机前心理平衡状态的被干预者。

3. 心理社会转变模式

此模式认为人是遗传和社会环境共同作用的产物。社会环境和社会影响总在不断地变化,人也在不停地变化、发展和成长,因而在帮助危机状态下被干预者恢复常态的过程中,需要考虑到心理、社会等因素的影响。例如,考虑被干预者的心理资源、应对能力、同伴、家庭、职业、宗教和社区等对其的影响。心理危机干预的目的在于将个体内部适当的应付方式、社会支持和环境资源充分地结合起来,从而使被干预者能够有更多的问题解决方式的选择机会。

(二) 心理危机干预的步骤

心理危机干预没有一个统一固定的程序,但是一些基本步骤是共同的。Gilliland 和 James 提出了心理危机干预六法。

1. 保证受害者安全

在心理危机干预中,咨询师必须首先保证被干预者的生命安危,把危险降低到最小的可能,使被干预者处于尽可能的安全境地,这是第一步,之后再考虑心理危机的干预。

2. 明确问题

其实质是站在被干预者的角度设身处地理解和确定被干预者的问题。否则,干预就没有方向,也无法确定客观的目标。为了帮助被干预者确定问题,专业人员应该使用倾听、积极关注、无条件积极接纳被干预者,达到共情、理解、真诚、接纳和尊重的效果。在与被干预者沟通和交流的过程中,咨询师应该通过努力去让被干预者相信,你确实是在关心他,想帮助他。咨询师应该无条件地以积极的方式接纳被干预者,在倾听中不评价被干预者的经历和感受,也不显露其他需求。给被干预者的唯一印象是你正在一心一意地帮助他。

3. 给予支持

强调咨询师积极地、无条件地接纳被干预者在危机后表现出的情绪和行为,在心理上给予被干预者强大的心理支持。通过与被干预者的沟通与交流,使被干预者理解心理危机发生的原因和表现,接纳现实,调动自身积极资源应对应激。

4. 迅速提出并验证应对危机的变通方式

大多数被干预者会认为已经无路可走,咨询师要帮助被干预者了解更多问题解决的方式和途径,充分利用环境资源,采用各种积极应对方式,使用建设性的思维方式,最终确定能处理其境遇的适当选择。常用的方式如下。

(1) 变通环境支持 咨询师应该启发被干预者看到现实中环境支持的渠道并非单一,虽然有些环境状态没法改变,但也不是完全的绝境,只要多加思考和尝试可以发现存在其他环境支持的可能,还有其他可以利用的环境资源。

（2）变通应对模式　通常被干预者对自己的应对模式习惯而又固定，所以一旦觉得固有的模式无法奏效时会显得十分茫然。咨询师应该引导被干预者走出习惯的行为模式，变通办法，采用其他的应对方法处理当前的问题及困难。

（3）变通思维方式　为了使被干预者降低应激状态的焦虑和恐惧的程度，调整他们的思维方式通常有显著效果。咨询师应该帮助被干预者改变悲观及无望的认知，让他们从积极的角度去看待自己、环境及将来，这样就能使被干预者增加努力的信心，从走投无路的困境中走出来。

5. 制订计划

在制订计划时，要充分考虑到被干预者的自控能力和自主性，与被干预者共同制订行动计划以克服其情绪失衡状态。

6. 获得承诺

回顾有关计划和行动方案，并从被干预者那里得到诚实、直接的承诺，以便被干预者能够坚持实施，并为其制订的心理危机干预方案负责。

五、心理危机干预技术

（一）心理危机干预基本技术

心理危机干预基本技术是指心理危机干预者（以下简称干预者）为处于危机状态下的被干预者提供心理干预治疗或心理援助的技术。干预者在施助的时候，尽管其目标、被干预者的状况、操作形式等方面与心理咨询和治疗有所不同，但它们的专业技能仍然是相通的。心理咨询与治疗技能中的一些基本要素同样适用于心理危机干预，如建立安全关系、情感表达、倾听、共情等。下面将对这几个最基本的专业技术进行阐述。

1. 建立安全关系

在讨论建立安全关系之前，要先关注一个基础性问题，即安全感问题，这不仅包括被干预的安全，也包括其情感密切投注的亲人和朋友的安全。在安全感没有建立之前，心理危机干预所需要的安全关系就很难建立，所以在建立安全关系、实施心理危机干预之前，最需要做的就是帮助被干预者恢复安全感。例如，在地震后，迅速将幸存者带到安全地带，给他们衣物、食品和饮料等，帮助他们通过各种渠道了解其亲人的信息，提供联络工具使他们能够与亲人通话，亲人的声音和问候会很快将其安抚，使他们平静下来。对于心理受伤严重的个体，如儿童，往往可以提供毛绒玩具来使其重新建立依恋关系，恢复安全感。毛绒玩具作为过渡性客体可以帮助儿童迅速度过心理危机，但应注意这种过渡性客体最终也需要通过真实的、安全的人际依恋来取代。

接下来就是建立安全的干预关系，要建立安全的干预关系，干预者的自信和镇定极为重要。干预者的自信和镇定展示了其强有力的自我功能，并且传递出"灾难过去了，事态被控制住了，你现在安全了"这样的信息，这会给干预者带来积极的正性影响，被干预者也会由此变得平静。这里不单单是一个技术层面的问题，同时也蕴含了干预者人格中的特质，因此，在这方面不足的干预者需要专业培训和实践磨炼。

2. 情感表达

例如，遭受创伤的个体，往往会过多的表达闯入性的记忆画面，可能会不停地描述所经历的场景，表面看来似乎有很好地表达，但是此时要特别留意在被干预者的表述中是否有个人体验和情感的流露与宣泄，纯粹叙事性的、没有融入情感的表达不具有心理危机干预意义，所以进行心理危机干预的一个重要的内容就是促进被干预者表达情感，帮助其浮现内在的情感。促进情感表达需要良好的倾听和共情，需要提供一种安全的关系氛围。在这一过程中，要给予被干预者必要的支持和肯定。

应当允许被干预者有不表达情感的愿望，尊重他们在是否表达情感上的选择。不是所有的被干预者都急于表达自己的情感，有些被干预者会表现得比较沉默或者谈论一些与情感根本不相干的话题，他们此时需要回避情感来暂时维系内心的平衡。如果强行让其谈论情感，可能会唤起被干预者强烈的焦虑和阻抗，使双方关系紧张。在被干预者心理脆弱的情况下，这样的施助关系很可能给被干预者带来二次创伤。

3. 倾听

（1）干预者身体的倾听（非语言行为） 干预者通过表情、姿势等传递出对被干预者的关注，让被干预者感受到干预者愿意聆听与陪伴他。就干预者的身体倾听，美国心理咨询学家艾根在1994年提出了五个要素（简称SOLER），具体可参见本章第一节相关内容。

（2）干预者心理倾听

① 倾听的方法：a.干预者要用心去倾听。因此，倾听过程不仅要用到自己的耳朵，还要用眼睛、用心灵去观察、去"听"。用耳朵去听被干预者的谈话内容和方式，不仅要听到他在说什么，还要听到他是怎么说的，进而去听谈话内容的潜在含义；用眼睛去捕捉被干预者的表情、姿态及其变化，发现与之相联系的心理意义。例如，一个被干预者在被干预的时候，总是不停地转移视线，如果有人走动，他的目光会立刻追随过去，这些非语言信息流露出他的紧张不安，而当干预者很关切询问他现在是否感觉到紧张时，被干预者表达了自己的紧张感受，与此同时，被干预者开始变得平静一些，并愿意与干预者交谈。b.干预者不仅要听，还要参与，并有适当的反应。反应既可以是语言性的（如将自己理解的内容传递给被干预者，让他感到你不仅在听，而且听得懂），也可以是非语言性的（如点头等）。

② 倾听时的注意事项——五忌：a.忌轻视被干预者。不能认为对方是大惊小怪、无事生非，而抱有轻视、不耐烦的态度。b.忌干扰、转移被干预者的话题。不能不时地打断被干预者的叙述而转移话题，使被干预者无所适从。c.忌做道德或正误的评判。不要按照自己的标准或价值观，对被干预者的言行举止和价值观念发表评论。一名中学生因地震时一人独自跑出教室而深感内疚，此时干预者如果根据自己的观点告诉对方"没关系的，别难过了，你跑出来没有错"，反而可能使被干预者感到自己没有被理解。表面的劝说式教导此时是苍白无力的。d.忌急于下结论。仓促的结论往往与实际不符，导致被干预者对来自干预者的信任、关注和理解产生怀疑。e.忌倾听时东张西望，或看手表，或接听电话。要保证整个交谈与倾听过程的连贯性和投入性。

4. 共情

通常共情是站在被干预者角度去体会和理解其感受的。共情意味着干预者尝试去理解被干预者的内心体验，并给予恰当的反馈，使被干预者感受到被理解以及情感上获得支持。共情包含同情的成分，但又不是同情，同情不一定会有对对方的理解和体会。共情不仅有同情，更有理解。要准确表达共情，要从被干预者内心的参照系出发。设身处地体验他的内心世界。因此共情不是干预者任意的凭空想象，通过语言准确表达对被干预者内心体验的理解。只有表达出对被干预者的共情，才会有干预的效果，而语言正是这种共情的主要载体。共情也可借助非语言行为，如目光、表情、姿势、动作变化等，表达对被干预者内心体验的理解。表达共情应适时、适度、因人而异。重视反馈信息，以此可以评估共情的准确性。

请看下例：

被干预者："自从灾难发生后，我的确对女儿控制得多了，尽管她不太满意。"

干预者："看来你很担心女儿的安全，对她更多的控制会让你的担心少些。"

被干预者："是的，我很怕失去她，在控制她的时候，我会觉得我在帮她做些什么。"

干预者："嗯，这会让你感到在保护女儿方面你是有所作为的。"

共情可以使晤谈走向深入，所以在面对遭受创伤的被干预者时，不提倡干预者没有任何节制、没有任何界限地努力体验被干预者在创伤情境下的所有体验，否则干预者自己可能会遭受心理创伤，丧失干预的能力。

5. 尊重

尊重是指干预者接纳、关注、爱护的态度，意思是要尊重被干预者的现状、价值观、权益和人格。这是建立良好关系的重要条件，也是被干预者对干预者产生信任的一个关键因素。在创伤性应激事件发生后进行心理危机干预时，尊重变得尤为重要。

现在将以汶川大地震后的心理危机干预实践为例，介绍三点干预者表达尊重时的注意事项。首先，尊重意味着完整地接纳一个人，包括他身上的消极面和缺点。有些被干预者由于创伤的刺激变得易激惹，易表现出攻击性。此时干预者可能会对其产生厌恶情绪，这种情绪如果不处理就会影响心理危机干预过程。干预者的职业素养要求其发挥兼容器的作用，要做到这一点有一个主要前提，就是对被干预者有足够的尊重，并尊重他在遭受创伤后所有反应。其次，尊重意味着信任对方，信任被干预者的选择，信任被干预者的自愈能力，这就要求在心理危机干预过程中尊重被干预者对是否接受心理危机干预的选择。很多灾区群众并不想接受心理危机干预，在进行心理学知识教育后，很多人也觉得没必要对自己进行心理危机干预。在这种情况下，我们应尊重他们的选择，并留下联络方式，在他们需要的时候再进行帮助。最后，要尊重被干预者的心理防御。例如，很多灾区群众在震后遭受了重大变故，如丧失亲人等。尽管心理危机干预的内容之一是促进他们情感的表达，但很多人并非按干预者希望的去做，他们在回避表达、回避情感。对他们来讲，这时的回避也许是维系心理平衡的唯一途径。在与他们接触的时候，干预者宜尊重这种回避的心理防御，避免强行讨论创伤话题，强行让他们再次暴露于创伤回忆和情感中。

以上介绍了心理危机干预中的晤谈与辅导的基本技术与操作，这些内容是心理危机干预时最基础的方式方法。在实际操作中，干预者应在此基础上，再灵活有效地根据具体情境和被干预者情况采用诸如认知重建等心理学方法进行心理危机干预。

（二）常见的心理危机干预技术

1. 非指导性咨询

非指导性咨询重视个体心理上的独立性，认为如果被干预者对自身的问题有所领悟，就更可能会做出自己明智的选择。此技术的特点是追求平等的咨询关系，以被干预者为中心，强调被干预者发觉自己的潜力，重点不是被干预者的过去，而是直接处理被干预者现在的问题，尤其是以情绪为主，耐心倾听，强调共情。在干预中，干预者只是起到一个支持者的作用，通过倾听、鼓励、反馈、强化和建议，不断帮助被干预者建立信心。

2. 指导性咨询

指导性咨询通常以被干预者为中心，通过与被干预者产生共情后，对其进行解释、重构、核实，以达到指导他们认识自己错误观念、改变原有认知的目的。此种技术适用于缺乏能动性、完全不能应对目前危机的被干预者，干预者担当问题的主要确定者，并制订可行性计划，作为指导者、领导者和督导者让被干预者付诸行动。

3. 支持性心理疗法

支持性心理疗法是帮助被干预者度过心理危机，克服消极情绪，调整认知、减轻心身压力的一种非特异性心理治疗方法，通过疏泄、暗示、保证、改变环境、情感支持等环节来完成。一方面可以降低被干预者的情感张力；另一方面也有助于建立良好的沟通和合作关系，为日后进一步的干预工作做准备。

4. 团体心理干预

目前关键事件应激晤谈法（CISD），是常用的团体心理干预方法，具体方法就是在遭受创伤后不久将具有相同创伤经历的人组成小组，一个小组以 8~12 人为宜，小组提供被干预者一个场所和机会，可以帮助每个人与他人分享自己的感受，被干预者可以通过互动在组内得到支持，从而促进反应的正常化，缓解自身心理和生理状态的焦虑，最后干预者带领被干预者通过对应对方式的集思广益，帮助其采取切实可行的方法来应对心理危机。此方法广泛应用于灾难后的心理危机干预工作，及时的 CISD 会减少日后创伤后应激障碍（PISD）的发生率。CISD 的操作过程一般需要 2~3h，包括以下几期。

（1）介绍期　干预者进行自我介绍，说明 CISD 的规则，解释保密原则。

（2）事实期　干预者请被干预者描述危机事件发生时或发生后，关于自己及事件的一些实际情况，在事件发生过程中的所见、所闻、所嗅、所在和所为，每位被干预者都要发言。

（3）感受期　干预者请被干预者描述自己在事件发生过程中的感受。

（4）症状描述期　干预者请被干预者描述自己的应激反应综合症状，如失眠、食欲下降、注意力不集中、记忆力下降、决策和解决问题的能力减退等。

（5）辅导期　干预者介绍正常的应激反应表现，讲解事件、应激反应模式，动员团体成员相互支持，强调适应能力，讨论积极的适应和应对方式等。

（6）恢复期　干预者澄清并总结会谈中的问题，就被干预者提出的疑问予以回答，讨论行动计划，强调小组的相互支持和可利用的资源，并做最后的总结。

5. 其他方法

在心理危机干预过程中，还会因为遭遇心理危机被干预者的具体情况存在差异，而选择不同的心理危机干预方法。例如被干预者躯体紧张表现严重的可选取放松疗法、被干预者不能或不愿开口说话的可以采用音乐疗法、绘画疗法、沙盘游戏疗法等。

六、常见心理危机的干预

1. 躯体疾病时的心理反应及干预

（1）急性疾病时的心理反应　主要表现为情绪变化，常见的有焦虑、恐惧、抑郁。具体表现为患者感到紧张、忧虑、不安。严重者感到大祸临头，伴发自主神经症状，如眩晕、心悸、多汗、震颤、恶心和大小便频繁等，并可有交感神经系统亢进的体征，如血压升高、心率加快、面色潮红或发白、多汗、皮肤发冷、面部及其他部位肌肉紧张等，患者对自身疾病，轻者感到担心和疑虑，重者惊恐不安，因心理压力可导致情绪低落、悲观绝望，对外界事物不感兴趣，言语减少，不愿与人交往，不思饮食，严重者出现自杀观念或行为。

（2）慢性疾病时的心理反应　主要表现为情绪反应和性格的改变。具体表现为心情抑郁沮丧，尤其是性格内向的患者容易产生这类心理反应，也可产生悲观厌世的想法，甚至出现自杀观念，或总是责怪别人、责怪医生未精心治疗，埋怨家庭未尽心照料等，故意挑剔和常因小事勃然大怒。他们对躯体方面的微小变化颇为敏感，常提出过高的治疗或照顾要求，因此导致医患关系及家庭内人际关系紧张或恶化。

干预以指导性咨询、积极的支持性心理治疗结合药物治疗为主，以最大程度减轻其痛苦，选用药物时应考虑疾病的性质、所引起的问题，以及患者的抑郁、焦虑症状。以癌症为例，如疼痛可用吗啡，抑郁用抗抑郁药，焦虑用抗焦虑药处理。

2. 恋爱关系破裂的表现及干预

失恋可引起严重的痛苦和愤懑情绪，有的可能采取自杀行动，或者把爱变成恨，采取攻击行为，攻击恋爱对象或所谓的第三者。一般持续时间不长，给予适当的帮助和劝告可使被干预者顺利渡过危机期，危机期过后相当长一段时间内，被干预者可能认为对世界上的女人（或男人）都不可信，产生很坏的信念，但这不会严重影响其生活，而且随着时间的迁延会逐渐淡化。

干预以非指导性咨询为主，通过支持性心理疗法，与被干预者充分交谈，给予支持与鼓励，启发当事人认识到感情不能勉强，也不值得殉情，而且肯定还有机会找到自己心爱的人。同样，对拟采取攻击行为的当事者，应防止其攻击行为。指出这种行为的犯罪性质并可能带来的严重后果，因此既要防止被干预者自杀，也要阻止其鲁莽攻击行为。

3. 婚姻关系障碍的表现及干预

夫妻的感情破裂，结局多是离婚，如果双方都能接受则不会引起危机，否则可能引起危机。如果是夫妻间暂时纠纷，如受当时情绪的影响使矛盾激化时，可能引发冲动行为，甚至凶杀。干预原则一般为让其暂时分居，等待双方冷静思考并接受适当的心理辅导后，帮助解决问题，防止以后类似问题的重演。

如果是夫妻间长期纠纷，其原因包括彼此不信任、一方有外遇、受虐待、财产或经济纠纷等。这可以使双方（尤其是女方）产生头痛、失眠、食欲和体重下降、疲乏、心烦、情绪低落等，严重者出现自杀企图或行为。此时干预以非指导性咨询和支持性心理疗法为主，在调解双方矛盾前提下，通过干预后，让被干预者认识到是否离婚将不是唯一问题，婚姻关系的调整是主要问题。对有自杀企图者应预防自杀，可给予适当药物改善睡眠、焦虑和抑郁情绪。

4. 亲人死亡的悲伤反应（居丧反应）及干预

与死者关系越密切的人，产生的悲伤反应也就越严重。亲人如果是猝死或是意外死亡，引起的悲伤反应最重。

（1）**急性反应** 在听噩耗后陷于极度痛苦。严重者情感麻木或昏厥，也可出现呼吸困难或窒息感，或痛不欲生、呼天抢地地哭叫，或者处于极度的激动状态。干预原则为将昏厥者立即置于平卧位，如血压持续偏低，应静脉补液。处于情感麻木或严重激动不安者，应给予药物使其进入睡眠。当居丧者醒后，应通过倾听、共情技术，营造支持性气氛，让居丧者采取符合逻辑的步骤，逐步减轻悲伤。

（2）**悲伤反应** 在居丧期出现焦虑、抑郁，或自己认为对死者生前关心不够而感到自责，脑子里常浮现死者的形象或出现幻觉，难以坚持日常活动，甚至不能料理日常生活，常伴有疲乏、失眠、食欲下降和其他胃肠道症状。严重抑郁者可产生自杀企图或行为。

干预主要以支持性心理疗法为主，让居丧者充分表达自己的情感，给予最大的心理支持和鼓励、安慰。同时还可根据当事人的具体需要，用药物改善睡眠，减轻焦虑和抑郁情绪。对自杀企图者应有专人监护。

(3) 病理性居丧反应 如悲伤或抑郁情绪持续 6 个月以上，明显的激动或迟钝性抑郁，自杀企图持续存在，存在幻觉、妄想、情感淡漠、惊恐发作，或活动过多而无悲伤情感，行为草率或不负责任等。干预一般选取适当的心理治疗方法和抗精神病药、抗抑郁药、抗焦虑药等治疗。

5. 破产或重大经济损失

被干预者常处于极度悲伤和痛苦中，感到万念俱灰而萌生自杀的想法，并进一步采取自杀行动。干预原则是让被干预者感受到干预者对其情感上的支持和理解，并让被干预者认识到自杀并不能有效地解决所发生的问题，而且因此还可能会引发更为复杂的不可预测的结果。如果通过语言交流不能使被干预者放弃自杀企图，应派专人监护，防止被干预者采取自杀行动。渡过危机期后，被干预者可能逐渐恢复信心，可能在一段较长的时间情绪低落，伴有失眠、食欲下降或其他消化道症状，可给予支持性心理治疗和抗抑郁药治疗。

6. 重要考试失败

对个人具有重要意义的考试失败可引起痛苦的情感体验，通常表现为退缩、不愿与人接触，严重者也可能采取自杀行动。发生这类情况的大多是年轻人，可塑性大，危机过后大多能重新振作起来。干预以非指导性咨询和支持性心理疗法为主，对自杀企图者采取措施予以防止。

思考题

1. 简述心理咨询、心理治疗的概念及区别与联系。
2. 在心理咨询中，如何与来访者建立良好的咨访关系？
3. 在心理咨询中，如何应用倾听和询问的技术？
4. 简述行为治疗的原理和常用技术。
5. 简述理性情绪行为疗法的原理和常用技术。
6. 心理危机干预的基本步骤包括哪些？
7. 心理危机干预的基本技术包括哪些？

（汪启荣　乔　瑜）

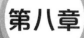

第八章 患者心理与护患沟通

【学习目标】

1. 掌握患者角色的概念；患者角色转换的类型；不遵医行为的原因；提高遵医率的方法；护患沟通的特征与护患关系中常用的沟通技巧。

2. 熟悉患者的角色特征；求医行为、遵医行为和不遵医行为的概念；求医行为的分类及影响因素；人际沟通的基本方式和主要障碍；护理工作中常见的沟通错误。

3. 了解患者角色的心理特点；人际沟通的意义、特征、基本要素和层次。

患者从健康状态转为疾病状态，不仅生理功能发生改变，社会功能受损、生活质量下降，心理和行为也会发生相应变化。护理人员必须能识别患者的心理特点，掌握足够的沟通技巧，以便能为患者实施有效的心理护理。

案例导入

案例回放：患者，男，48岁，右上腹疼痛10年，以夜间痛为主，未进行规律治疗。近日疼痛加重，并伴有食欲下降、反酸、嗳气等症状，来院就诊，被诊断为"胃癌"。患者认为医院诊断有误，医疗水平差，要求到其他医院继续检查。经过医护人员的耐心解释和家属的劝慰后，患者接受了患病的事实，但在等待手术住院期间，患者表现为生活不能自理，事事均需要他人照顾，对家属过度依赖……

思考问题：患者出现了什么问题？护士应如何处理？

第一节 患者心理

患者在患病或产生病感后，在诊断、治疗和护理过程中，会发生一系列心理反应或心理变化。虽然不同患者的心理反应和心理需求不同，具有个性，但是也有一些共性的、规律性的心理特征，对医患角色及心理特点的理解有助于医务工作者正确认识和分析医疗过程中的患者行为，从而为形成和谐的医患关系及正确处理医疗行为中的人际关系奠定基础。

一、概述

患者（patient）是一种特殊的社会角色，是医疗活动的主要对象。患者是指从社会人群中分化出来的，躯体或精神患有疾病的特殊人群，是生理或心理功能处于不正常状态的人。当个体具有求医行为、受到社会认可和有特定社会文化背景的认同这三个基本条件时才称之为患者。患者也需遵守社会所规定的行为规范、权利和义务，但可以在一定范围内享受某些待遇，并被免除某些义务。

由于患病事件的出现，患者的心理过程、社会关系和社会行为都会发生变化。作为护患关系中的主导者，护理人员有必要考虑到疾病对患者造成的心理影响在疾病的诊断和治疗过程可能发生的作用，充分调动其积极因素，并尽量避免消极因素的发生。

二、患者的角色

角色（role）是借用舞台上的用语，本意指在戏剧表演中，演员在舞台上的言谈举止要符合所扮演者的身份和社会地位。角色一词比较形象地反映了行动中人和人的关系，是社会行为和社会规范的具体体现。从社会学角度来看，当一个人被宣布患病后，其社会状态和行为也发生了改变，从而获得了患者角色，其原有的社会角色就部分或全部被患者角色所替代。尽管人的职业、地位、信仰、生活习惯、文化程度各异，所患疾病和病情也不尽相同，但患者角色相同。

（一）患者角色的概念

患者角色（patient role）又称患者身份，是指被医务人员和社会所认同的患病者应具有的心理状态和行为模式。当一个人患病后，便会受到不同的对待，人们期待他有与患者身份相应的心理和行为，即担负起"患者角色"。

（二）患者角色的特征

1951年美国社会学家帕森斯（Parsons T）提出了患者的四种角色特征。

1. 免除或部分免除社会职责

根据疾病的性质和严重程度，相应减轻患者平时承担的社会责任。如急危重症患者可在较大程度上免除父亲、妻子、儿子、职员等角色责任。

2. 不必对疾病负责

人对患病本身无法控制，患病后患者不能靠主观意愿治愈，而只能处于一种需要得到帮助的状态。所以，患者对于患病并因此而解脱社会义务的状况是无责任的，不应责怪患者为什么得病，而应对患者提供必要的帮助。

3. 寻求帮助

患者有寻求医疗、护理帮助和情感支持的权利和义务。

4. 恢复健康的义务

生病不符合社会的愿望和利益，社会希望每个成员都健康，以承担应有的责任和角色。患者自身也需要为恢复健康而努力，如配合医疗、护理工作，适宜的锻炼，以加速康复。

由此可见，患者角色既有从常态社会职责中解脱出来的权利，又有积极求助于正规化医疗技术部门的帮助、积极配合医疗护理工作、尽快康复的义务。

（三）患者角色的心理特点

千差万别的个体承担着千差万别的社会角色，一旦生病，要适应患者角色，此时的表现也是千差万别的。但基于患者角色特定的心理状态和行为模式，仍具有共同规律，其心理特点如下。

1. 社会角色退化

患者生病后其原本所担任的社会角色就会部分或全部被患者角色所代替，也就是说对原有社会角色所承担的社会或家庭的责任和义务被减少或免除。根据疾病的性质和严重程度，可获得病假休息、住院治疗等权利，此时患者角色在个体的全部社会角色中占了主导优势，甚至取代了其他一切社会角色。

2. 求助意愿增强

处于疾病状态的患者，为了减少痛苦、根除病患，都希望得到并主动寻求他人的帮助。即使那些患者病前非常独立，不愿接受他人帮助的人，这时也主动寻医或请人帮助就医。

3. 心理能力下降

一个人患病后往往会被其他人当作弱者给予同情，加以保护。而且患者自己此时此刻也希望得到更多的关注，同时还会出现认知改变，情绪失衡，意志减弱和判断力、自我调节能力、适应能力、控制能力等心理能力不同程度的降低。

4. 康复愿望强烈

虽然患者角色可以帮助患者免除部分或全部社会责任，但大多数人都有着对健康本能的渴望。每一个患者都依照自己对疾病的认识，选择最佳的方式，积极接受各种治疗和护理措施，争取早日康复。

5. 合作意识增强

患者为了能早日康复，不仅积极主动与医务人员沟通、密切合作，同时还会加强和其他患者的沟通合作，对有利于疾病康复的建议，均会给予积极关注。但有时这种关注会造成患者获得的信息不准确，不利于疾病的治疗，因此医务人员应给予合理的引导。

（四）患者角色转变

角色转变（transition of patient role）是指个体承担并发展一个新角色的过程，是一个失去原来的社会心理平衡达到新的社会心理平衡的适应过程。患者进入患者角色，要摆脱很多社会角色和责任，这个角色转变的过程并不容易，有的患者能适应患者角色，有些患者则会出现角色适应不良的现象，通常患者角色转变有以下几种类型。

1. 患者角色适应

患者基本上进入患者角色，与患者角色的"指定心理活动和行为模式"相符合。表现为比较冷静，客观地面对现实，关注自身的疾病，配合医务工作，主动采取必要的措施减轻病痛。患者角色适应的结果有利于疾病的康复。

2. 患者角色缺如

患者角色缺如指已经患病的个体未能进入患者角色，不能按照患者的角色行事，不享受患者权利，也不履行患者义务。多发生在由常态角色向患者角色转变时，或发生在疾病突然加重时。表现为患病后不承认或没有意识到自己是个患者，否认自己有病或否认病情的严重程度，拒绝认同患者角色。另外，角色行为缺如还表现为：有些患者虽然承认自己有病，但没有意识到病情的严重性，治疗与护理措施执行不够，容易出现一些不利于疾病康复的行为，如因勉强从事不能胜任的工作而使病情加重。造成这种情况的原因比较复杂。例如，在中国传统观念中，"带病坚持工作或学习"都会得到表扬，原因不言而喻，但这样的"坚持"会使疾病迁延不愈或加重，对患者的身体健康百害而无一利。但是，当今社会竞争激烈，一旦患病就有可能使他们丧失一些很好的机会，如就业、入学、升迁等，有可能会影响到整个人生的发展轨迹。当患者出现这种情况时，医务人员一方面要给予充分理解；另一方面更要向患者说明不积极配合治疗会影响身体健康，延缓疾病痊愈，让患者尽快实现角色适应。

3. **患者角色冲突**

患者在角色转变中，不愿或不能放弃原有的角色行为，与患者角色行为相互冲突。角色行为冲突主要表现为心理上的冲突，患者焦虑不安以至痛苦，从而使病情加重。主要有两方面的涵义：一是指患者患病后需要从他所承担的其他众多社会角色中解脱出来进入患者角色时，所出现的心理冲突；二是指在患者已经进入患者角色后由于出现其他问题，需要患者从患者角色解脱出来，进入其他某种社会角色，此时患者所表现出来的心理冲突。角色冲突使角色扮演者感到力不从心，左右为难。美国社会心理学家米德称之为"角色紧张"，角色紧张对个体的身心健康有害无益，因此一旦产生了角色紧张，就要设法消除。米德认为，个体首先应该从众多角色中挣脱出来，把时间和精力用到那些对其更有价值的角色上。

4. **角色行为减退**

由于病情缓解或出现角色冲突，使已进入角色的患者表现出对患者角色的否定或不重视。这种情况主要由两种原因造成：①患者的疾病经过一段时间的治疗出现好转的征象，患者容易出现乐观情绪，不再重视自己的疾病，或转而从事其他工作，不利于疾病的进一步治疗和康复；②已进入角色的患者，由于强烈的感情需要（如工作、家庭等原因），出现角色冲突，从患者角色挣脱进入其他社会角色。出现角色冲突的患者有很多人随之会出现角色行为减退。

5. **患者角色强化**

患者适应了患者角色，安于已适应的患者角色现状，不愿重返常态角色。角色强化多发生在由患者角色向常态角色转变时。由于产生了对疾病的习惯心理，患者依赖性加强，自信心减弱，对自己的能力表示怀疑，对承担原来的社会角色恐慌不安，不愿重返原来的生活环境。或者自觉病情严重程度超过实际情况，小病大养。这是病后体力和能力下降，原有条件比医院条件差或原社会角色任务重等因素在起作用，也有可能是由于期望继续得到患者角色所获得的利益以及与家庭不和、人际关系紧张等社会因素有关。患者坚持不放弃患者角色，患者家人的态度起很大作用。患者出现角色行为强化，会延长患者再社会化的进程，影响其正常生活。医务人员应及时告知患者的病情进展情况，详细介绍其能从事的工作类型，减轻其心理负担，同时也要让其家属不要给予患者过度的关注，以便能让患者尽早恢复正常生活。

6. **患者角色异常**

患者对疾病缺乏正确的认识，受病痛折磨以及悲观、失望等不良情绪的影响而出现的行为异常。如对医务人员的攻击性言行，病态固执、抑郁、厌世、甚至自杀等。

以上几种患者角色在疾病的不同阶段、不同情境下有可能随时发生变化。如一位母亲生病住院,但在她还没有痊愈出院时,她的儿子也生病了,这时这位母亲不顾自己的病情坚持要去照顾她的孩子。对上面的事例进行分析,可以看出,在她儿子还没有生病时,这位母亲是角色适应的,但她儿子生病后,她就出现了角色冲突(表现为心理上的左右为难),但最终母亲的角色战胜了患者角色,出院照顾自己的儿子,出现了放弃患者角色的行为,则认为此时她的患者角色行为减退了。

三、患者的求医行为与遵医行为

(一)求医行为

1. 求医行为的概念

求医行为(medical help jerking behavior)是指当人们发现自己身体不适或处于疾病状态时,向医疗机构或医务人员寻求帮助的社会行为。

2. 求医行为的分类

人的行为受意识支配,求医决定的作出可能是患者本身,也可能是他人或社会,据此把求医行为分成以下三种类型。

(1)主动求医行为　当个体感到身体不适或产生病感时,在自我意识支配下产生求医动机,主动寻求医疗服务,称为主动求医行为。这是最常见的求医行为。

(2)被动求医行为　自我意识尚未发育成熟、意识丧失或自身能力缺乏的患者,由患者家长、家属或他人做出求医决定而产生的求医行为,属于被动求医行为。

(3)强制求医行为　指社会机构、卫生医疗机构及患者的亲友或监护人为了维护社会人群和患者个人的健康和安全,而对患有如严重的精神病、传染性疾病等患者给予强制性治疗的行为。

3. 影响求医行为的因素

影响求医行为的因素很多,求医者的人格特征、对疾病的认识水平和社会经济状况等因素都会对个体的求医行为产生影响。

(1)对疾病的认识水平　个体产生求医动机的最初原因是对自身变化的体验和感受。因此,对疾病程度的认知适当与否,是影响患者求医行为的最主要原因。只有那些对患者来说是有意义的症状,才能驱使人们产生求医行为。

(2)以往的求医经历　对于重复求医的人来说,以往的求医经历常对求医行为产生继发性影响。患者对所求助医院及医护人员的满意程度、治疗效果以及一些诊疗措施是否留下深刻的伤痛回忆,会严重影响到患者的求医行为。一般来说,在求医经历中有较强挫折感的人,在日后常出现消极的就医行为。

(3)个体人格特征　个体求医行为与性格倾向、疾病体验及生存动机等人格特征密切相关。内向性格的人多对于自身症状感受敏感;A型性格的人易忽视自身症状;对强烈生存动机的个体,常表现出积极的求医行为。

(4)个体承受医疗费用的能力　医疗费用款额大小、人们对医疗经费价值的认同程度,也会影响到个体的求医行为。一般情况下,可以享受公费医疗、社会保险的个体,多主动求医;而没有医疗保险或对自己所付医疗费用的价值不认同的个体,则多数为消极求医或拒绝求医。

(5)医疗保健设施的因素　医疗保健服务的可得性和可接受性,对求医行为也有较大影响。边远山区交通不便,城市医院人满为患,均制约着人们求医行为。医务人员热情、周到，尊重患者，人们愿意来此求医。

(6) 社会经济发达程度　经济发达，人们生活水平提高，医疗保健服务设施以及医疗服务水平的提高，都会促进人们的求医行为。

上述很多影响求医行为的因素，并不是单一起作用的，往往是多种因素综合作用，对个体的求医行为产生影响。

(二) 遵医行为

1. 遵医行为和不遵医行为的概念

遵医行为（follow the doctor advice）是指患者为了预防、治疗疾病而与医嘱保持一致的行为。如遵医务人员嘱咐按时服药、治疗、调节饮食和生活等。遵医行为的好坏是影响疾病疗效和疾病转归的决定性因素。患者的不遵医行为是指患者不遵照医生的处方或医嘱进行治疗的行为，不遵医嘱的形式多样，表现为自己改变服药剂量，减少服药天数或次数，甚至自行停止服药；不按要求进行饮食调节、复诊；不执行或改变其他医嘱计划等。

2. 不遵医行为的原因

(1) 患者不认同医生对自己的看法　主要是由于患者对医生不信任造成的。医生性格的主观武断、不容分辩，或优柔寡断、朝令夕改，追求大量不必要的实验室检查，或对检查和开药过于简单、夸夸其谈、不担风险等，都可能引起医患关系不良，造成遵医嘱率下降。

(2) 治疗措施对患者要求过高　如果要求患者改变工作习惯、生活方式、饮食和嗜好，并要求其持之以恒，患者必须付出很大的努力才能做到，如肥胖症、糖尿病的饮食控制，许多患者即使了解治疗措施的意义，也因难以办到而不遵医嘱。

(3) 治疗措施过于复杂　药物种类过多，服用方法又不一样。有研究发现，要患者做得越多，做不到的就越多。

(4) 对治疗措施的作用信心不足　当治疗效果不明显时，往往不积极执行医嘱，慢性病患者尤其容易发生此种情况。

(5) 没有理解医生的医嘱　医生对服药方法和指导语不明确，使用的是一些专业的名词术语，解释过于简单或过于繁琐。或者医生没有作必要的讲解，以致患者没弄清楚，或错误地理解了医生的嘱咐，不懂装懂，因此不能正确执行医嘱。

此外，患者方面的原因：老年患者容易健忘；年轻患者容易忽略病情；急性患者症状缓解以后就会放松警惕；慢性病患者治疗过程中，没有见到明显效果之前容易产生心理懈怠，这些人都可能自动停止执行医嘱。文化水平较低、经济条件较差的患者或者孤僻、固执、多疑个性的人，不执行医嘱的比例较高。

3. 提高遵医率的方法

(1) 提高患者对医务人员的满意度从管理制度、业务水平、服务态度、医德修养、医疗环境等各个方面提高医务人员的素质和工作效率。患者对医务人员越满意，就越倾向于遵医嘱办事。

(2) 提高患者对医嘱的理解、记忆和执行程度　①医务人员对遗嘱要耐心解释，反复说明，提高患者对医嘱的理解和记忆水平；②尽可能动员患者共同参与治疗，调动其主观能动性，简化治疗方案和程序；③避免同时开列多种药物和对患者提出过多要求，要抓住重点分阶段进行；④患者执行医嘱期间，应该经常检查督促执行情况。

第二节 护患沟通

人际关系是人与人在相互交往过程中所形成的心理关系,护理人员在医疗、护理活动中与患者建立起来的护患关系是特殊的人际关系。沟通是人际关系中最重要的一部分,人们要通过沟通与他人建立关系,越擅长沟通,越容易建立良好的关系;沟通也是护理实践中的重要内容,护患沟通是发展良好护患关系的基础及必要手段,护士只有运用良好的沟通技巧,才能获得患者的信任,从而全面地收集与患者相关的信息,并以此为依据,为患者制订个体化的护理计划,以满足患者的生理、心理、精神文化等多方面的需要,促进患者早日康复。

一、人际沟通概述

(一) 人际沟通的概念

人际沟通(interpersonal communication)是指人们运用语言或非语言符号系统将一方的信息、意见、态度、知识、观念及情感传递至对方的过程。

人际沟通可以发生在个人与个人之间,也可以发生在个人与群体或群体与群体之间,还可以发生在大众传播过程中。人际沟通的基本要求是各种信息及其含义的正确表达和理解;人际沟通总是为了达到某种目的、满足某种需要而展开,人们在沟通时,会根据双方的特点选择沟通的内容、途径及策略,从而达到影响对方认知、行为,建立一定人际关系的目的。

(二) 人际沟通的意义

1. 沟通信息、获取知识的功能

人际沟通是人与人之间的信息交流过程,人们既可以将信息传递给他人,又可以获得自己需要的信息。在与他人交换、分享意见、思想及感受的过程中,逐渐理解和掌握更多有益的知识、信息和经验。

2. 心理功能

沟通是人类最基本的社会需要之一,也是人们与外界保持联系的重要途径,通过人际沟通,可促进人们的情感交流,增加个体的安全感与归属感,消除孤独、空虚等情绪,是获得他人认可与尊重的重要方式。因此,人际沟通是维持正常心理健康的重要途径。

3. 自我认知的功能

个体通过与他人沟通,通过了解他人对自己的态度及评价来认识自己,从而形成自我形象及自我概念。

4. 建立和协调人际关系的功能

人们通过沟通增进彼此之间的了解,进而建立并协调人际关系。团体规范和社会行为准则通过社会成员的人际沟通传达信息发挥作用,使人们的社会行为保持一致,保证社会处于和谐、稳定、有序的状态之中,此外,当社会成员之间出现误会或冲突时,也需要通过人际沟通消除矛盾。

(三) 人际沟通的特征

1. 双向互动性

沟通的过程是沟通双方共同参与的行为，是一个相互影响、相互作用的积极过程，在一个完整的沟通过程中，沟通参与者几乎在同时充当着信息发出者与接受者的角色，沟通双方都不断将自己对信息的理解反馈给对方，并积极关注对方的反馈，根据对方的反馈及时调整自己的沟通内容和方式；人际沟通是以改变对方思想、行为为目的的行为，参与双方都会受到影响。

2. 多重性

人际沟通传递的内容包含了观念、思想和感情等多个方面；沟通的方式也包含了语言和非语言，如手势、表情等多种方式。

3. 情境制约性

人际沟通在特定的时间、地点、对象、主题等要素下进行信息的传递，因而始终受情境因素的影响和制约。情境因素可能在某种程度上促进人际沟通，也可能使人际沟通产生特殊的沟通障碍。

4. 客观性

沟通的发生不以个人的意志为转移，在感觉可及的范围内，不论个体是否愿意，人际沟通都会发生。沟通内容即便不以语言的形式表达，也会通过非语言的形式传递。

5. 统一性

在沟通中，内容与关系必须保持统一，才能达到有效地沟通，否则，不仅影响沟通的效果，而且可能引起冲突。

(四) 人际沟通的基本要素

人际沟通是由多个要素组成的动态复杂过程。其主要构成要素如下。

1. 信息背景

信息背景指能触发个体进行沟通的各种生理、心理、精神或物质环境等因素。一个信息的产生常会有一个信息背景，包括了信息发出者的经历、知识水平、感受及对沟通后果的预测等。信息背景反映在沟通者的头脑中，刺激个体产生沟通的需要及愿望，因此是人际互动过程的"触发者"。

2. 信息发出者

信息发出者是将信息编码并传递的人。将观点和情感转换成符号并将其组成信息的认知过程称为编码，即将要传达的信息变成适当的语言或非语言的符号。信息编码受信息发出者个人背景、抽象推理能力等因素的影响。

3. 信息

信息指信息发出者传达的思想、观点、情感、意见、态度和指令等。信息以符号和代码为载体，具有一定的内容和意义，可能还带有信息发出者的风格。

4. 信息接收者

信息接收者指接收信息以及将信息解码的人。信息接收者理解及感受信息发出者所发出的信息的过程称为译码，即理解他人传递的观点和情感的过程。信息接收者译码的准确性很大程度上取决于沟通双方知识层次、文化背景、经历等方面的相似度。信息接收者需要将接收到的信息与信息发出者的背景相联系，才能准确理解信息，而信息接收者也会因自身的教育程度、价值观、抽象推理能力等的不同，对信息产生不同的理解与诠释。

5. 传递途径

传递途径指信息由一个人传递到另一个人所通过的渠道，是通过视觉、听觉、味觉、嗅觉、触觉传递和接收信息的手段或媒介。在人际沟通中，信息往往通过多渠道传递，信息发出者在传递信息时使用的沟通途径越多，信息的内容越容易被正确地理解。

6. 反馈

反馈是信息发出者与信息接收者相互间的反应，指信息接收者回应信息发出者的过程。反馈有利于了解信息是否准确地传递给信息接收者，以及信息的意义是否被准确地理解，是确定沟通是否有效的重要环节。

7. 环境

环境是信息发出者与信息接收者相互作用的场所。舒适的环境可为有效的沟通创造良好的条件。

(五) 人际沟通的层次

Powell 认为，根据人际交往中，交往双方的信任程度、参与程度及个人希望与他人分享感觉的不同，可以将沟通分为以下几个层次。

1. 一般性沟通

一般性沟通是沟通的最低层次。沟通仅涉及一些表面性的、应酬性的话题，适用于初次交往。如"你好！""今天天气真好！"等，此类交谈不涉及双方隐私，无须太多思考，话题比较安全，有利于在短时间内打开交往局面和帮助建立关系。

2. 事务性沟通

沟通的双方仅简单地陈述当时的事实，目的是将信息准确地传递给对方，沟通过程不掺杂个人的意见及感情，也不涉及私人关系。在沟通双方还未建立信任感时，交谈多采用陈述事实的方式，以防产生误解或引起麻烦。如在护患交往中，重点是患者陈述的沟通方式有助于增进护士对患者的了解。

3. 分享性沟通

这一层次的沟通除了传递信息，还分享个人的观点，因而需要建立在一定的信任之上，沟通者希望表达自己的观点和判断，并与对方分享，以达到相互理解的目的。

4. 情感性沟通

该层次沟通的双方除了分享观点外，还表达和分享彼此的感觉、情感及愿望。通常需要较长时间的交往、较高程度的信任基础。

5. 共鸣性沟通

共鸣性沟通是沟通的最高层次，指沟通双方达到了一种短暂的、高度一致的感觉。在这一沟通层次，有时沟通的双方不需要任何语言就能完全理解对方的想法和感受，也能理解双方共同希望表达的含义，但只有非常相熟相知的人才能产生共鸣性沟通。

在人际沟通中，不同的情境下，人们需要根据不同的沟通对象，针对不同的沟通内容和目的进行不同层次的沟通。

(六) 人际沟通的基本方式

按照不同的划分标准,人际沟通有不同的种类。按沟通符号分类,可分为语言性沟通与非语言性沟通。

1. 语言性沟通

人们使用语言、文字或符号进行的沟通称为语言性沟通。语言沟通是人际沟通中最重要的一种形式,大多数的信息编码都是通过语言进行的。语言性沟通又可分为:

(1) 书面语言 即以文字、符号为传递信息工具的交流载体,如报刊、信件、报纸等。书面语言沟通不受时空限制,传播范围广,具有标准性及权威性,便于保存、查阅或核查。

(2) 口头语言 即以语言为传递信息的工具,包括交谈、讨论、汇报、电话等形式。口头语言具备信息传递快速、反馈及时、灵活性大、适应面广以及可信程度高等优点,是最直接的沟通方式,但也存在一定局限,如沟通过程及效果受时空条件和沟通双方条件的限制,且信息不易保留。

(3) 类语言 指伴随沟通所产生的声音,包括音质、音域及音调的控制、口型的控制、发音的清浊、节奏、共鸣、语速、语调、语气等的使用。类语言可以影响到沟通过程中人的注意力,同时不同的类语言可以表达不同的情感及态度。

2. 非语言性沟通

非语言性沟通指通过身体语言传递信息的沟通形式,它是伴随着语言沟通而存在的一些非语言的表达方式,包括面部表情、目光的接触、姿势、手势、气味、着装、沉默、触摸以及空间、时间和物体的使用等。美国心理学家 Albert Mehrabian 提出:信息的全部表达＝7%的语调＋38%的声音＋55%的表情,语言在沟通中只起方向性和规定性的作用,而非语言才能准确地反映人的思想及感情。

非语言沟通具有多渠道、多功能、真实性、文化差异性等特点。非语言沟通可以增加信息传递的途径,补充和强化语言信息的效果,或者替代语言传递信息,就如我们常说的"此时无声胜有声";因为非语言沟通具有无意识性,通常是一个人真实想法、情感的流露。但应注意的是,在不同的文化背景下,非语言行为往往代表不同的含义。例如,美国人的"OK"手势常表示认可,而在巴西、新加坡、俄罗斯这却是一种粗俗的举动。用不匹配的文化背景去解释非语言行为往往会造成误解。

(七) 人际沟通的主要障碍

根据人际沟通的基本要素与过程,引起人际沟通障碍的原因可以归为以下 4 个方面。

1. 信息发出者

可能的原因包括:①信息发出者缺乏沟通动机;②信息量过大,导致信息接收者无法在短时间内完全接收;③缺乏沟通技能;④不注重反馈,信息发出者传递信息后没有及时注意到对方反应,继续传递信息可能会导致对方错误理解信息;⑤编码不当。

2. 信息接收者

可能的原因包括:①信息接收者对信息缺乏兴趣;②心理因素,如紧张、注意力不集中、持有怀疑等;③缺乏接受信息的能力,如听觉障碍等;④解码不当。

3. 传递途径

原因包括:①选择错误的传递途径;②传递方法不利。

4. 环境

环境包括物理环境和心理环境，物理环境包括光线、温度、湿度、装饰、安静程度等；心理环境是指沟通双方在信息交换过程中是否存在心理压力，包括安全性与私密性等，环境不佳，不能满足沟通双方舒适与安全的需要，影响沟通的效果。

（八）促进有效沟通的技巧

1. 微笑和目光

在人际交往中微笑是最有吸引力、最有价值的面部表情，是礼貌与关怀的象征。真诚、自然、适度、适宜的微笑可以表达接纳与友好，甚至打动对方；而目光对视时，通过不同的眼神、视线的方向以及注视时间的长短也可以识别出对方内心的信息。应注意：通常对方两眼到唇心这个倒三角形区域是人们社交场合常用的凝视区域；且应平视以表达尊重和平等。

2. 倾听

倾听指信息接收者集中注意力将信息发出者所传递的所有信息进行整理、评价、证实和理解的过程。倾听可以表达尊重、关心与同情，获得友谊和信任；激发对方谈话的欲望，获取更多重要信息，对于沟通来说至关重要。有效地倾听应做到：①专心听；②仔细看；③认真想；④用心感受；⑤正确回应；⑥记录。

3. 共情

良好的沟通需要从对方的角度来看问题，感受对方希望表达的观点和情感。共情的方法包括：①设身处地，站在对方的立场去体会其内心；②通情达理；③神入，及时用非语言如目光、表情、姿势和动作等表达关注、理解。需要注意的是：表达共情要考虑对方的特征与背景，还要根据对方的反馈及时做出调整。

4. 沉默

沉默可以传递以下信息：①用心聆听和感受；②满意目前谈话；③需要时间；④担心；⑤等待与陪伴。恰当地使用沉默可以给双方时间，表达对对方的尊重，带给对方舒适与轻松。

5. 自我暴露

自我暴露指个体自愿将个人的、真实的内心向他人吐露的过程。自我暴露是人与人建立、发展感情的重要途径之一。通过自我暴露可以向对方传递真诚、信任的情感及深入交往的意愿，并获得对方的信任，使人际关系趋于亲密、稳固。

二、护患沟通

（一）护患沟通的概念及目的

1. 护患沟通的概念

护患沟通（nurse-patient communication）是指护士与患者之间的信息交流及相互作用的过程。所交流的内容是与患者的护理及康复直接或间接相关的信息，同时也包括双方的思想、感情、愿望及要求等多个方面的沟通。

2. 护患沟通的目的

（1）有助于建立良好的护患关系　护患之间积极、有效地沟通有助于建立一个相互信任、相互理解、相互关怀的护患关系，为实施护理创造良好的社会心理氛围。

（2）有助于患者的健康　护患之间良好的沟通有助于全面了解患者的情况，帮助护士收集有关信息，为患者的护理提供充分的依据；同时也有助于向患者提供有关的健康知识及相关信息，帮助患者预防并发症，提高患者的自我护理能力。

（3）有助于护理目标的实现　护士与患者讨论其健康问题、护理措施及护理目标，鼓励患者的参与，取得患者的合作，与患者共同努力，实现护理目标。

（4）有助于提高护理质量　护患间真诚的沟通，有助于护士向患者提供相关的咨询及心理支持，及时收集患者的反馈，促进患者的身心健康，提高护理质量。

（二）护患沟通的特征

1. 特定内容的沟通

护患之间的沟通是专业性、目的性、工作性的沟通，有特定的内容要求。护患间的沟通内容主要涉及患者在患病期间遇到的生理、心理、社会、精神、文化等方面的问题。

2. 以患者为中心的沟通

护患沟通的信息均以患者的健康及安危为中心，以满足患者的需要为出发点，同时尊重、信赖、同情、理解及关怀患者。

3. 多渠道的沟通

护患沟通不仅涉及护士与患者，也涉及护士与患者家属、护士与医生及其他的相关健康工作人员的沟通。

4. 复杂的沟通

在沟通时需要护士应用护理学、社会心理学、人文学、医学等基础知识，并根据患者的年龄、文化程度、社会角色等特点组织沟通的内容，并采取适当的沟通方式，与患者进行有效的沟通，以满足患者的需求。

5. 保护隐私的沟通

护患间沟通的信息有时涉及患者的隐私，具有一定的法律及道德意义，需要护士自觉地保护患者的隐私。

（三）护患关系中常用的沟通技巧

1. 治疗性会谈的技巧

（1）治疗性会谈的概念　治疗性会谈（therapeutic communication）是护患双方围绕与患者健康有关的内容进行的有目的的、高度专业化的相互沟通过程。它是一般性人际沟通在护理实践中的具体应用，是护理程序的基本组成部分，是收集患者健康资料的重要方法。治疗性会谈要求护士对会谈的时间、地点、目的、内容及形式进行仔细的计划与认真的实施，最后对会谈的效果进行评价。

（2）治疗性会谈的过程

准备阶段：①全面了解患者情况；②明确会谈的目标；③选择合适的会谈时间；④根据会谈目标确定会谈内容，并列出提纲；⑤准备好会谈环境，避免干扰，并注意患者隐私的保护；⑥提前通知患者，并确保患者在良好的身心状态下会谈；⑦护士自身的准备。

开始会谈阶段：①尊重患者，使患者感受到平等、尊重；②主动介绍自己，获得患者信任；③向患者介绍会谈的目的、时间等情况；④营造轻松的会谈气氛；⑤帮助患者调整舒适的身心状态，如采取适当的姿势。

正式会谈阶段：①根据会谈的目标及内容，应用会谈技巧，提出问题；②向患者提供帮助；③观察患者表现；④应用沉默、倾听等沟通技巧，以加强会谈的效果。

结束阶段：①提醒患者会谈即将结束；②简单总结本次会谈；③询问患者有没有补充；④预约下次会谈；⑤向患者友好告别，并安排患者休息。

（3）治疗性会谈的注意事项　①关心、同情、尊重、体谅患者；②语言、措辞得体；③实事求是；④会谈紧扣主题；⑤避免使用专业用语；⑥注意患者非语言表现；⑦注意保护患者隐私；⑧做好记录。

2. 日常护患沟通技巧

在日常护理中，护士同样应注意沟通技巧的应用，主要体现在以下几个方面。

（1）通过语言表达对患者的尊重、关心与支持　患者入院后常会产生一系列心理与行为的变化，常通过护士的言语、行为、表情等猜测自己的病情及预后，护士明朗、积极的态度，及时的关怀与支持有助于获得患者信任，减轻患者恐惧与焦虑。

（2）对患者的需要及时作出反应　发现患者的需要，认同患者的需要，鼓励患者说出自己的想法，为患者及时提供有关信息，引导患者主动参与到自我护理中，不仅可以及时地处理患者的问题，也可以帮助患者建立自信，促进护患关系，有利于患者的康复。

（3）保护患者隐私　护士在任何条件下都应保护患者隐私，由于特殊原因需要将患者隐私告知他人时，需征得患者同意。

3. 特殊情况下的沟通技巧

每个患者都是有着不同文化背景、生活经历、宗教信仰的个体，患病后的表现也千差万别，护士在与患者的沟通过程中往往会遇到各种情况，需要灵活运用沟通技巧，下面介绍几种特殊情况。

（1）面对要求过高的患者　一般要求过分的患者可能认为自己患病后没有得到别人足够的重视及同情，从而以苛求的方法来唤起别人的重视，特别是长期住院的患者。面对此类患者，护士应多与患者沟通，允许患者抱怨，对患者合理的要求及时作出反应。多以非语言沟通方式表达对患者的关心与重视。

（2）面对感知觉障碍的患者　有听力或视力等障碍的患者，护士可应用非语言的沟通技巧，如面部表情、手势、手写、绘图等方式沟通。对视力障碍的患者，护士可以用触摸的方式让患者感受到护士的关心，在离开或接近患者时及时告知。

（3）告知不良信息　传达不良信息应注意：①选择安静、平和、方便的环境，通常选择医生办公室；②传达信息要及时，传达后不要急于离开，多停留一会给患者及其家属以精神支持；③选择合适的传达者，传达者应了解患者情况且与患者及其家属较为熟悉；④评估被告知者的人格特点及与患者的关系；⑤语言真实、准确、慎重。

（四）护理工作中常见的沟通错误

在护患沟通中，不当的沟通会导致信息传递受阻，甚至产生信息被扭曲或沟通无效等现象，护士应尽量避免以下错误的沟通方法。

1. 主观判断或说教

护士若以"你不应该……"的劝导方式，会向患者传递一种信息，即患者的想法或做法是不适当甚至是错误的。患者会感到护士不理解自己，从而使得护患沟通无法继续、不能深入。

2. 调查式或过度提问

护士应及时注意到患者的反应，在患者感到不适时调整沟通方式。在违背患者意愿的情况下，对患者持续提问，过多触及患者隐私，会使患者感到不被尊重而产生抵触。

3. 快速下结论，突然终止或改变话题

在护患沟通中，护士直接中断或改变主题会打断患者思绪；患者一般不会在谈话之初很快说出自己的问题的重点，而护士在未接收到患者问题的重点时便快速下结论，会使患者感到不被重视或尊重，阻碍患者说出有意义的信息。

4. 表示不赞成

在护理过程中，直接表达对患者的不赞成会阻碍护患之间的沟通，一些表示不赞成的非语言性行为，如皱眉、摇头等也会起到相同的作用。

5. 虚假或不恰当的保证

在没有明确的事实支持的情况下向患者做出保证，虽然有些情况下可能起到宽慰患者的作用，但也可能令患者感到不被重视或被欺骗，反而不能起到预期的效果。

6. 言行不一致

护士的语言和非语言信息应保持一致，否则会使敏感的患者不信任护士，对自身病情产生更多猜忌。

思考题

1. 如何提高患者的遵医率？
2. 护患沟通有哪些特征？
3. 人际沟通的基本方式有哪些？
4. 护理工作中常见的沟通错误有哪些？
5. 如何进行有效的护患沟通？

（许　燕　田云霞）

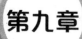

第九章 心理护理

【学习目标】
1. 掌握心理护理的概念、原则;焦虑、抑郁、恐惧、愤怒、记忆障碍、猜疑、疼痛、自杀、失眠、退缩的概念和心理护理。
2. 熟悉心理护理的程序;不同年龄阶段、不同疾病阶段、不同疾病患者的心理特点;焦虑、抑郁、恐惧、愤怒、记忆障碍、猜疑、疼痛、自杀、失眠、退缩患者的表现和评估。
3. 了解心理护理的基本要素。

心理护理是整体护理的核心内容,心理护理的质量高低影响着对患者的护理质量。现代护理模式要求以护理对象为中心,为其提供生理、心理、社会、文化等全方位的护理。因此,护理人员学习并掌握心理护理的有关理论和技术,对患者实施有效的心理护理,是实现现代护理模式的基本要求所在。

案例导入

案例回放:患者,女,50岁,因腹痛、呕吐送到急诊科就诊。入院时痛苦病容。医生为她做完体格检查后,安排其做了 B 超和血液检查,并要求其等待检查结果。期间,患者反应较大,不断地呻吟喊痛,并骂医务人员不顾患者死活,只知检查赚钱。家属更是不理解,要求医生、护士马上用药止痛,情绪激动,辱骂医务人员。

思考问题:患者及家属处在何种情绪状态?护士应如何处理?

第一节 心理护理概述

一、心理护理的概念

心理护理(mental nursing)是指在护理实践中,护士以心理学理论和技术为指导,以良好的人际关系为基础,积极地影响和改变护理对象不良的心理状态和行为,以达到其自身条件下最适宜的身心状态的手段和方法。

心理护理是护理的手段和方法之一,是护理工作的一个重要组成部分。在完成治疗计划的全过程中,及时掌握患者的心理状态和行为,并能够利用心理学的理论和技术为患者实施有效的心理护理，尽最大可能控制或降低疾病对于患者身心的消极影响，帮助其获得最适宜的身心状态。

二、心理护理的基本要素

心理护理的基本要素包括护士、患者、心理学理论及技术、患者的心理问题四个要素。这四个要素是影响心理护理科学性、有效性的关键因素，同时该四个要素之间也是相互依存、彼此联系的，任何一个环节的缺失，都会严重影响心理护理的效果。

当然，作为护患关系的其他要素，如患者亲属、医生及其他工作人员、患者之间也可影响临床心理护理的实施效果，但其仅对心理护理运转具有推动或干扰作用，并不是决定因素。

三、心理护理的原则

1. 服务性原则

心理护理是医疗工作的一部分，也同样具有服务性的特点。护士、护理员以及医生和其他医技人员为患者提供各项服务，其热情、耐心、细致、周到的态度，严谨的工作作风，精湛的技术都对患者起到心理安慰和支持的作用。

2. 交往性原则

心理护理的实施要以良好的护患关系为前提，在与患者的交往中完成。交往不仅有利于医疗护理工作的顺利开展，通过与患者的交往，还可以交流情感，协调关系，减少孤独，满足需要，帮助患者保持良好的心理状态。在交往中要遵循人际交往的一般原则，护士应承担主导作用。

3. 启迪性原则

在心理护理过程中，不断应用医学、心理学及其他相关学科的知识对患者进行宣传教育，给予患者启迪，消除其对疾病的错误认知，改变其对疾病和治疗的认知和态度。

4. 针对性原则

临床疾病复杂多样，不同的患者在面临不同的疾病时会出现不同的心理问题，不同的患者在面临同样的疾病时也会出现不同的心理问题，这不仅是由疾病的复杂性所决定的，也与个体的多元性有密切关系。因此，在进行心理护理时，要认真评估、分析每一个患者的病情、心理需要和社会需要，根据患者的具体情况采取有针对性的心理护理措施。

5. 自我护理原则

随着疾病谱的变化，老年病、慢性病的发病率越来越高，因此患者的自我护理能力也显得尤为重要。自我护理是一种为了自己的生存、健康及舒适所进行的自我实践活动，包括维持健康、自我诊断、自我用药、自我治疗、预防疾病、参加保健。护士在实施心理护理时，应启发、帮助和指导患者尽可能地进行自我护理。让患者以平等的身份参加对自身的治疗和护理活动，有助于维持患者的自尊、自信，也可以满足患者的某些心理需要，为战胜疾病创造有利的条件。

四、心理护理的程序

护理程序是护理工作的基本方法，实施心理护理也按照护理程序的步骤进行，既方便护士掌握，也便于临床的具体实施。整个程序具体包括以下五个步骤。

1. **评估**

评估是护理程序的最初阶段。为实施有效的心理护理,帮助患者达到最适宜的身心状态,护理人员首先要了解患者的心理状态。通常主要采用观察法、晤谈法,如通过观察患者的各种表情、动作,倾听患者或亲属的叙述等,条件许可时,还可使用个案分析法、心理测验法、问卷调查法等心理评估的技术收集患者的心理信息,分析患者基本的心理状态。

2. **护理诊断**

护理诊断是在评估的基础上,对收集到的信息进行分析、综合,确定患者主要的心理问题及其主要的原因和影响因素。比较常用的与心理护理有关的护理诊断有:

(1) 感知觉方面　疼痛、慢性疼痛、感知改变(视、听、运动、味、触、嗅)、单侧感觉丧失、定向力障碍、思维过程改变、记忆力障碍、睡眠状态紊乱等。

(2) 情绪方面　焦虑、恐惧、忧郁、悲伤、绝望等。

(3) 自我认识方面　自我形象紊乱、自尊紊乱、长期自我贬低、情境性自我贬低、自我认同紊乱等。

(4) 意志方面　懒散、活动无耐力、疲乏、娱乐活动缺乏、依赖性增强、缺乏自信心等。

(5) 人际关系及其他方面　语言沟通障碍、社交孤立、角色紊乱、父母不称职、个人应对无效、家庭应对无效、遵守治疗方案无效、不合作等。

3. **计划**

患者的心理状态既可因个体差异而千差万别,又有许多共性规律可循。对患者实施心理护理,首先应考虑患者心理活动的共性规律,再结合患者的个性特征,在具体操作中举一反三、灵活应用。

(1) 针对共性的心理活动选择对策　不同年龄、不同疾病阶段及不同疾病患者在面对疾病时,其心理活动有一定的共性可循,有可能会出现相同的情绪反应,如焦虑、恐惧、愤怒、抑郁等,有可能出现相同的认知反应,如记忆力减退、疼痛、否认等,也有可能出现相同的行为反应,如失眠、自杀等。针对这些共性的心理活动,采用合适的心理护理措施,能有效地改善患者的心理状态,同时也方便护士掌握和使用。

(2) 根据患者的人格特点选择对策　不同人格特征的患者,在面对疾病时,会出现不同的应激反应,表现出不同的心理活动。护士要充分了解患者心理活动出现的主要影响因素,如人格特质、社会因素等,为患者提供个性化的心理护理。

4. **实施**

心理护理虽然可以借鉴心理咨询和心理治疗的理论和技术,但又与它们的工作方式有着本质的区别。因此,心理护理的实施在临床中应尽量模式化,以适应护士工作时间紧、心理学知识不完备的特点。从而使心理护理的措施在有限的条件内达到最优的治疗效果。

5. **评价**

对心理护理措施是否达到预期目标要及时进行评估,并根据评估结果进行相应的调整,如果没有达到预期的效果,就需要重新评估患者的需要并制订新的心理护理措施,以最大限度地满足患者的各项需要。

第二节 不同患者的心理特点

患者患病后会出现不同程度的心理变化,且其变化会形成一定规律;不同的疾病会导致患者出现不同的心理特点,不同年龄阶段、不同疾病阶段的患者也会产生相应的心理变化,具有不同的心理特点。掌握和了解其共性的心理变化和特点,学会面对不同的心理特点采用不同的心理护理措施,将有益于有的放矢、科学有效地开展心理护理。

一、不同年龄阶段患者的心理特点

一般认为儿童指的是从出生到 14 岁,包括新生儿期、婴儿期、幼儿期、学龄前期和学龄期。总体来看,儿童对疾病缺乏深刻认识,加之患病带来的痛苦,以及住院治疗离开自己熟悉的亲人和环境,常引起一系列的心理变化。儿童期不同阶段的心理特点也会有很大差异。因此,在临床心理护理过程中,应根据儿童患者的不同年龄阶段的心理特点,采取有针对性的心理护理措施。

(一) 儿童患者的心理特点

1. 分离性焦虑

儿童从 6 个月开始,与母亲建立了"母子联结"的关系。儿童住院治疗,离开了母亲和熟悉的环境,首先会出现"分离性焦虑",表现为焦虑不安、经常哭闹、拒食、不服药、睡眠不安等。再加上医院陌生的环境、其他患儿的苦恼,均会加重患儿的焦虑。

2. 恐惧、抗拒

恐惧也是患儿的主要表现之一。患儿住院离开了母亲,有的患儿会误认为被父母抛弃或惩罚。对于诊疗措施的不了解以及被强迫接受一些诊疗措施,均会导致患儿出现一些恐惧情绪。在强烈的恐惧情绪影响之下,有的患儿会出现拒绝住院、拒绝接受治疗,或者大喊大叫、摔东西等表现。也有的患儿对前来探视的父母沉默抗拒、不理睬,以此来表现自己不愉快的心情。

3. 皮肤饥饿

心理学研究发现,人类与所有的热血动物一样,都有一种特殊的需要,即相互接触与抚摸,这种现象称之为"皮肤饥饿"。亲子抚触是婴儿非常重要的心理需求,年龄较小的住院患儿,离开了母亲,这些特殊的需要得不到满足,常表现为哭闹、食欲下降、睡眠不安等。

4. 行为退化

疾病带来的痛苦和折磨,加之住院引起的焦虑、恐惧情绪,都可能导致患儿出现行为退化,如尿床、尿裤子、撒娇、拒食、睡前哭闹、被动依赖等。

(二) 青年患者的心理特点

青年期的心理特点是迅速走向成熟而又尚未充分成熟,这就决定了青年患者在面对疾病时情绪往往变化无常,具有明显的两极性,容易从一个极端走向另一个极端。

1. 震惊与否认

青年人正处在人生朝气蓬勃的发展时期,对人生和未来充满了无限的憧憬和向往。此时得知自己得病，尤其是重大疾病，往往会感到震惊，难以接受，进而不相信医生的诊断，出现"否认"的表现，否认自己得病，很难进入患者角色，拒绝接受治疗。直到真正感到病痛的折磨和体力虚弱时才逐渐接受患病的事实。

2. **焦虑与急躁**

一旦承认患病，青年人又常常担心疾病会给学习、工作、恋爱、结婚等带来不利影响，表现为焦虑不安。在治疗中又往往急于求成，缺乏耐心，希望治疗能一蹴而就，一旦治疗效果达不到预期，或者病情出现反复时，就表现出急躁情绪。一旦病情有所好转又往往会盲目乐观，不遵守医嘱用药、不配合治疗。

3. **悲观与失望**

当疾病进入慢性期或留下后遗症甚至恶化时，会对青年人造成很大的打击，容易出现沮丧、悲观、失望甚至抑郁的情绪。在思想和行为上出现极端表现，自暴自弃，放弃治疗，甚至产生自杀的想法。

4. **孤独与寂寞**

青年人活泼好动，需要不断接受新的刺激和事物，住院后，离开了熟悉的家庭、学校、同学和伙伴，住进陌生的医院，不能与同伴玩耍，不能与家人团聚，只能自己默默承受疾病的痛苦，过着单调、无趣的生活。住院时间稍长就会出现孤单、寂寞、无聊的情绪。

（三）中年患者的心理特点

中年人无论在家庭还是在社会中都担负着重要的责任，在家要照顾父母、子女，在单位也往往是中坚力量，同时还是家庭经济的主要来源。一旦生病，中年人的精神负担较大，心理反应复杂。

1. **焦虑与急躁**

中年人由于其重要的社会角色，在患病后更容易出现焦虑情绪。有的患者可能由于无法照顾家庭而出现焦虑情绪，也有的患者因工作被迫停止而出现焦虑。这样的焦虑情绪又会导致其在对待疾病的治疗时表现出急躁的情绪，进而不能安心养病，希望能尽快治愈，尽早出院。甚至有的患者会因为种种原因而放弃自身的健康，中断治疗，提前出院。

2. **悲观与抑郁**

中年人患病后不能正常工作，经济来源减少，加之昂贵的医疗费，以及赡养父母、子女教育等问题，使其产生悲观失望的情绪，感到强烈的无助感和无望感，甚至产生轻生的念头，以此来减轻家庭的经济负担或者逃避其内心的煎熬。

3. **更年期综合征**

中年人在体力和精力上都开始向老年人过渡。面临家庭和事业的重负，常出现体力和精力不济的表现，若此时患病，会加速移行过程的转变，出现更年期综合征。可伴有明显的自主神经功能紊乱症状，如头痛、头晕、失眠、食欲下降、心慌气短、畏寒怕热等。

（四）老年患者的心理特点

衰老是自然规律，但老年人一般都希望自己健康长寿，也不愿别人说自己老。因此，一旦生病，就意味着对健康产生了重大的威胁，容易产生比较强烈的心理变化。

1. **自尊心强**

老年人的自尊心比较强，希望得到医护人员的尊重与关怀。不愿听从别人的安排，尤其不重视年轻医护人员的意见。有时甚至突然拒绝进行治疗和护理，有时又争强好胜，做一些力不能及的事情，如独自上厕所大小便、走路不用搀扶、坚持原有的饮食习惯，这样很容易导致一些意外的发生。

2. 自卑和抑郁

老年人社会地位和家庭地位的下降，以及身体的日渐衰弱，常常产生自卑心理。一旦生病，常感到自己在世的日子不长，许多想做的事情无法去完成，进一步加重自卑感和无价值感。老年人多患慢性或老化性疾病，对疾病痊愈往往信心不足，自怨自艾，进而产生抑郁情绪，因此而自杀的老年人也并不少见。

3. 恐惧、孤独

当病情较重时，老年人常意识到死亡的来临，故表现出怕死、恐惧等情绪反应。这些情绪有时流于言表，更多时候则隐藏在心底。老年人害怕孤独，在患病时表现尤为突出，他们渴望得到别人的慰藉、照料和陪伴。

4. 以自我为中心

有些老年人性情刻板、固执，常常以自我为中心，生病住院后也常要求医护人员的诊疗工作，要符合自己的生活秩序和习惯；也常常要求家人给予自己更多关注，对家人过度依赖。

5. 退化

有的老年人生病后情感和行为变得幼稚，常提出不切实际的要求，情绪波动大，自控能力差，常与家人、病友、医护人员发生冲突。有的老年人小病大养，不愿出院，对医护人员和家人依赖，自己能做的事情也需要别人帮助，甚至和小孩一样，出现"老小孩"现象。

二、不同疾病阶段患者的心理特点

不同疾病阶段的患者其心理反应也有一定的规律性，护士可根据这些特点对患者可能出现的心理反应有一定的预判。但是，病情和个性特点的不同也会影响患者的反应，而使心理反应出现差异。

（一）疾病初期的心理特点

1. 否认与侥幸

患者被诊断为难治性疾病一般都会表现为震惊，接着出现的心理反应就是否认，不相信医生的诊断，不相信自己患病；有的仍然带病坚持上班，想以此向自己或他人证明自己的健康状况良好。也常常存在侥幸心理，希望医生诊断错误，或者在某个环节搞错，往往会要求重新检查或换医院进行检查，迟迟不愿进入患者角色；或者表现为对疾病的严重程度半信半疑。

2. 抱怨

当确认自己患病后，有的抱怨上天不公，有的抱怨工作太忙太累，也有的抱怨家人关心不够，没有照顾好自己的身体。患者常以消极的态度对待疾病，并通过向医护人员、家属寻事争吵来发泄内心的痛苦。

3. 恐惧

急危重症的患者对突发的疾病缺乏心理准备，对疾病所带来的痛苦感、濒死感极度恐惧；面临重大手术的患者也常常会产生恐惧反应，表现为焦虑不安、忧心忡忡、夜不能寐等；遭遇意外创伤的患者在疾病初期常表现为"情绪休克"。

4. 轻视或满足

有的患者由于没有认识到疾病对自身健康的影响，或者因为工作繁忙、经济压力等而轻视疾病，不积极配合治疗；也有部分患者因为疾病病程不长、预后较好，患病可以暂时逃避繁重的学习、工作压力，获得家人的关注和照顾，而感到心理满足。

5. 陌生与孤独感

患者住院脱离了其熟悉的环境和人群进入医院，对病区环境、医院制度的不熟悉，对医护人员和病友的不了解，对医院饮食的不适应而易产生陌生和孤独感。

（二）疾病稳定期的心理特点

患者经过一段时间的治疗，病情稳定，心理反应比较和缓。慢性病患者可因病程长，病情反复发作，而导致情绪不稳。

1. 接受与适应

患者此时已接受自己有病，逐渐适应医院的生活；患者与医护人员的关系和谐，积极配合治疗，希望能参与治疗方案的制订，常常会要求多用药、用好药，早日解除病痛。

2. 担心和焦虑

患者的情绪常常会随着病情的变化而变化，时而高兴，时而失望；常常担心疾病会留有后遗症或者急性病变成慢性病；慢性病患者常常会担心病情反复或迁延不愈。

3. 沮丧与厌倦

病情没有明显好转的患者，常常会陷入沮丧的心境中，对于很多治疗方案不再积极配合，反而觉得厌倦。还有的患者认为自己给家人造成沉重的经济和照顾负担，失去生活的信念，悲观失望，产生厌世的念头。

（三）疾病恢复期的心理特点

1. 欣慰与兴奋

有些患者因疾病痊愈或好转，即将离开医院，回到正常的生活中而感到欣慰。也有少数患者则因为病痛缓解而产生兴奋情绪，忘记医护人员的嘱咐，过多活动或过度饮食，出现不良反应。

2. 焦虑与忧伤

疾病治疗不彻底而形成慢性迁延性疾病者、疾病或外伤导致残疾者，均对未来的生活、工作、社会适应等问题而忧虑，产生焦虑和忧伤的情绪。

3. 悲观与绝望

疾病或外伤造成永久性严重伤残者，无法承受残疾造成的巨大心理压力，对未来的生活和人生感到悲观绝望，自暴自弃，甚至出现轻生的念头。这样的患者出院后往往会放弃功能康复锻炼，结果可导致"小残大废"。

4. 依赖与退缩

久病后患者依赖性增强，不能脱离患者角色，小病大养，安心于别人的照顾。有些患者出现退缩表现，如手术后怕痛而放弃功能锻炼，或者不能面对自己残障的身体。

(四）临终患者的心理特点

临终患者的心理状态极其复杂，美国精神病学家、著名的临终关怀心理学创始人罗斯（Ross K）将临终患者的心理活动变化分为五个时期。

1. 否认期

当患者得知自己的疾病已进入晚期时，不承认自己病情的严重，对可能发生的严重后果缺乏思想准备，总希望有奇迹出现。一般来说，此时患者并非不知道自己病情的严重性，只是采取否认的心理防御机制，以得到心理上的满足。

2. 愤怒期

患者度过否认期后，面对自己临终的事实，常怨天尤人，怨恨命运对自己不公。表现为悲愤、烦躁、克制力下降，甚至拒绝治疗；对家属横加指责；或者因疾病痛苦得不到缓解、各种治疗无效而抱怨，甚至伤害医务工作者。

3. 妥协期

患者由愤怒期转入妥协期后，承认死亡的来临，为了延长生命，患者会提出种种"协议性"的要求，希望能缓解症状。有些患者认为许愿或做善事能扭转死亡的命运；有些患者则对所做过的错事表示悔恨。此期患者心态平静、配合治疗，期望得到及时有效的救助，能延缓死亡的到来。

4. 抑郁期

尽管经过多方努力，但病情仍然恶化，死亡终究要到来，此时患者心情极度悲伤，对于身后事考虑较多，如关心死后家人的生活、财产的分配等。许多人很急切地要见到自己的亲人或朋友，希望得到更多人的同情和关心。

5. 接受期

这是临终患者的最后阶段，患者对于面临的死亡已有了准备。极度疲劳衰弱，表情淡漠，常处于嗜睡状态。原有的恐惧、焦虑和最大的痛苦已逐渐消失，表现平静。

临终患者心理活动的五个发展阶段，因人而异，时间长短不等，五个阶段并非前后相随，也并非一定一一经历。所以，要求护理人员能够准确的识别患者的心理变化，实施有效的心理护理。

三、不同疾病患者的心理特点

（一）手术患者的心理特点

手术是一种有创性医疗手段，手术效果、并发症的发生及康复时间等均有很大的不确定性，给手术患者带来一系列的心理反应。

1. 术前心理反应

由于手术类型的不同及个体之间的差异，不同患者术前的心理反应存在一定差异，常见的心理反应概括如下。

（1）情绪反应　最常见的是焦虑与恐惧，表现为睡眠差，食欲减退，频繁向术后患者和主治医师询问与手术相关的事情，并对个人和家庭的未来充满忧虑。还有的患者担心自己的疾病会给亲属、子女造成经济和其他方面的负担，因而出现内疚、自责的心理。另外，面临大手术的患者也常常会出现悲哀、失望、无助和绝望等情绪。还有些患者则变得易激动，产生愤怒、忿恨和敌对情绪。上述情绪反应均会对患者的手术造成不良影响。产生情绪反应的原因：①对手术的安全性缺乏了解；②害怕手术和麻醉会对自己造成伤害，甚至失去生命；③害怕手术引起剧烈疼痛、术后痛苦和不适；④害怕手术会留下后遗症，使自己丧失工作、学习和生活能力，成为家庭和社会的负担。

（2）期望　患者在手术前大都对手术充满了各种期望，如期望能得到技术高超、责任心强、关心体贴自己的医生的帮助；期望从医务工作者或有过相同经历的病友处了解有关手术与麻醉的相关信息；期望能了解手术的效果；期望能尽可能减少术中和术后的痛苦与不适；期望医生能尽可能减少手术创伤和出血，保持脏器的完整性。

（3）心理冲突　有些患者对是否进行手术存在心理冲突，一方面想通过手术去除多年的病痛；另一方面又担心手术会有生命危险，担心手术引起疼痛与痛苦，担心手术后影响工作、生活和学习，因而陷入趋避冲突之中。通常情况下，患者入院时多希望进行手术，以解除自己的痛苦。但随着手术日期的临近，患者则开始更多地考虑手术的危险与代价，回避手术的倾向急剧增大，有时甚至超过对手术的期待。

2．**术后心理变化**

（1）烦躁、抑郁　手术后患者由于伤口疼痛、身体虚弱、疲惫不堪引起烦躁情绪。当疼痛减轻，烦躁情绪平息后，又往往出现抑郁情绪。

（2）患者角色行为强化　患者因为手术后的疼痛及生活不便等原因，常常出现角色强化和心理退化的现象。

（3）担忧　术后患者担忧手术效果的情况也较多。如果手术进行了器官切除，则担心手术对自己健康、工作、学习和家庭的不利影响；泌尿生殖器官手术的患者可出现性心理和性功能障碍，担心影响夫妻关系和家庭生活；接受器官移植的患者可产生心理上的排斥反应。

（4）无助、绝望　颜面部手术和截肢术的患者由于躯体的正常形象受到破坏，出现无助、悲观、绝望等较严重的心理反应，患者的自尊与自信心下降。

（二）重症监护患者的心理特点

重症监护患者因为病情危重，所以出现心理问题的比例高。患者进入重症监护病房（ICU）后常出现如下心理反应。

1．**恐惧**

初入 ICU 1～2 天的患者，恐惧是最突出的表现，严重者可出现惊恐发作或精神性症状。主要与患者对疾病严重程度的自我暗示和 ICU 的环境相关，如昼夜不分地受监护、身体的各种导管和换能装置造成了压迫感、同室患者的抢救或死亡、医护人员的工作气氛、与外界隔离等。

2．**否认**

进入 ICU 后的第 2 天即可出现否认心理，主要表现为从心理上否认自己有病或认为虽有病但并不需要住进 ICU，第 3～4 天达到高峰。

3．**孤独、抑郁**

约 30% 的患者在进入 ICU 第 5 天后出现孤独、忧郁的情绪，患者长期与外界隔离，同时认识到自己的身体状况、社会功能受损，导致了孤独、抑郁情绪的出现。表现为孤僻寡言、悲观失望、自我评价过低，严重时可出现自杀倾向。

4. 撤离焦虑

许多患者在撤离 ICU 时由于缺乏足够的心理准备或已对 ICU 产生心理依赖，担心出 ICU 后出现病危得不到及时救助，而不愿轻易离开 ICU。

(三) 恶性肿瘤患者的心理特点

患者得知自己被诊断为恶性肿瘤后，其心理反应可大致分为以下四期。

1. 休克-恐惧期

当患者初次得知自己患恶性肿瘤时会出现一个震惊时期，称为"诊断休克"。患者反应强烈，极力否认恶性肿瘤的诊断，表现为震惊和恐惧，同时会出现一些躯体反应，如心慌、眩晕及昏厥、茫然、面无表情，甚至木僵状态。当进一步证实疾病诊断的确切消息后，则主要表现为恐惧。

2. 否认-怀疑期

患者从剧烈的情绪反应中平静下来后，常借助于否认机制来保护自己。患者开始怀疑医生的诊断是否正确，到处求医，希望能找到一位能否定恶性肿瘤诊断的医生，希望有奇迹发生；或千方百计探索民间治疗秘方，采用一些不切实际的治疗方案，以求生存。这种心理防御机制的运用可以暂时缓解患者的精神压力，但是如果持续时间过长，则有可能延误患者的最佳治疗时机。

3. 愤怒-沮丧期

当患者确信自己患有恶性肿瘤时，便会陷入极度的痛苦之中，情绪变得异常脆弱，易激惹、愤怒，有时还会伴有攻击行为，这种行为表现在医院治疗期间常常会影响医患关系；患者还会感到悲哀、沮丧甚至绝望，有的患者甚至会产生轻生的念头或自杀行为。

4. 接受-适应期

患者最终不得不接受自己患癌的事实，并逐渐适应，此时患者能冷静地面对事实，心境平静，治疗合作。但多数患者很难恢复到患病前的心境，而进入一种长期的抑郁和悲哀之中。这种心态可一直延续到生命终结之时。

(四) 传染病患者的心理特点

传染病患者作为传染源可通过直接或间接的途径将病原体传播给他人。患者除了要忍受疾病的痛苦，还要承受自己成了威胁他人的传染源的心理负担，其主要的心理反应如下。

1. 自卑孤独

传染病患者因其所患疾病的传染性，家庭、社会生活中需要注意采取各种隔离措施，大都会产生自卑心理。住院治疗的传染病患者被隔离在医院中，限制家人及亲朋的探望，孤独的情绪较其他患者更严重。

2. 回避心理

由于人们对传染病患者存在一些顾虑，导致许多传染病患者不敢说出自己所患的疾病。例如，把肺结核说成"肺炎"，把"艾滋病"说成"免疫系统疾病"，把"性病"说成"尿路感染"等。

3. 愤懑情绪

不少患者埋怨别人把疾病传染给自己，而产生愤懑情绪，甚至还会迁怒于他人和社会，故意做出一些把疾病传染给他人的行为。

第三节 常见临床身心问题的心理护理

此部分内容以往教材多采用分别介绍不同年龄阶段、不同疾病阶段及不同的病症患者的心理护理的方式进行编写。但是考虑到不同患者在患病后出现的心理反应有一定的共性，从心理学的角度来看大致可以分为三种类型，即情绪问题、认知问题和行为问题。因此，本节将从这三个方面入手介绍患者出现的心身问题的识别和心理护理措施。

一、情绪问题

患者在患病后常出现的情绪问题主要有焦虑、抑郁、恐惧、愤怒。

(一) 焦虑

焦虑是一种普遍的现象，几乎人人都有过焦虑的体验，适当的焦虑有助于提高人们工作、学习的效率，过度、无端的焦虑则属于一种病理性情感。

1. 焦虑的含义

焦虑（anxiety）是指对未来的事情感到难以预测与驾驭而紧张不安的一种情绪状态。焦虑是临床患者最常见的情绪反应，常见于以下患者：儿童或老年患者、新入院及新入监护室患者、手术患者以及其他进行特殊或有创的诊疗护理措施前的患者。根据焦虑的原因不同，把患者焦虑分为3种类型。①期待性焦虑：面临即将发生但又未能确定的重大事件的不安反应，常见于尚未明确诊断、初次住院、等待手术、疗效不显著的患者等；②分离性焦虑：与自己所熟悉的环境和亲人分离而产生的分离感所伴随的情绪反应，依赖性较强的儿童和老年人容易发生；③阉割性焦虑：自我完整性受到破坏或威胁时所产生的心理反应。最易产生这类反应的是手术切除某脏器或肢体的患者，也有的患者认为抽血、引流也是对躯体完整性的一种破坏。

2. 焦虑的表现

病理性焦虑主要有以下表现。

(1) 情绪反应 典型表现为无确定的客观对象和具体而固定的内容的提心吊胆、恐惧和不安。感到危险马上发生，内心处于警觉状态，但是自己却无能力应对。患者常常出现与所处处境不相符的情绪体验，如担忧、紧张、着急、烦躁、害怕、不安、恐惧、不祥预感等。

(2) 行为反应 主要是外显情绪和躯体运动症状为主的表现。如表情紧张、双眉紧锁、笨手笨脚、姿势僵硬、坐立不安、来回走动、小动作多（抓耳挠腮、搓手等）、不自主震颤或发抖、哭泣等；说话唐突、语无伦次；注意力不集中、思路不清晰；情绪易激动等，极度焦虑患者还可出现回避、退缩行为。

(3) 生理反应 不同患者的表现有很大差异，主要表现为呼吸系统、心血管系统、神经系统、泌尿生殖系统、消化系统以及皮肤血管反应性症状。呼吸系统：胸闷、气短、过度换气等；心血管系统：心前区不适、胸痛、心慌、心悸、血压升高等；神经系统：头晕、耳鸣、视物模糊、记忆力减退、入睡困难、少眠多梦等；泌尿生殖系统：尿频、尿急、排尿困难、阳痿、早泄、性冷淡、月经紊乱等；消化系统：食欲下降、腹痛、腹泻等；面色潮红、皮肤出汗、寒战、手足心发冷等皮肤血管反应性症状。

3. 焦虑的评估

评估患者有无躯体功能、心理功能和社会功能的损害。焦虑状态的评估不仅可通过上述临床表现进行定性分析，还可通过焦虑评定量表进行定量分析。国内常用的比较成熟的评定量表有焦虑自评量表（SAS）、汉密顿焦虑量表（HAMA）和贝克焦虑量表（BAI）等。

4. 焦虑的心理护理

（1）建立良好的护患关系　建立良好的护患关系对心理护理的效果有重要影响，要求护士在实施心理护理过程中，始终把良好的护患关系放在头等重要位置，并贯穿心理护理过程的始终。要建立良好的护患关系，必须做好以下两个方面：一是遵循伦理学三原则，护士在实施心理护理过程中，必须切实做到无损于患者身心健康、不违背患者主观意愿、不泄露患者个人隐私，只有这样才能赢得患者的信任，取得患者友好合作的态度；二是掌握有效的沟通技巧，护士正确地运用语言沟通和非语言沟通的技巧，是与患者建立融洽、友好的护患关系不可或缺的条件（详见第八章）。

（2）提供适当的支持　护士能提供给患者的支持包括信息支持、情感支持和社会支持。信息支持主要指患者所需要的各种知识，如医院的规章制度，疾病的诊断、治疗、预后等相关知识，手术的过程和注意事项等。情感支持则主要是指护士要在患者面临心理危机或挫折时，给予积极倾听、安慰、同情、鼓励和关心等心理支持。社会支持主要指患者的内在或者外在的支持资源，鼓励患者利用各种社会支持资源解决自身问题，这些资源包括自身的优势、长处及潜在的解决问题能力等内在资源，以及亲人、朋友、同事、邻居、慈善机构等社会支持系统。

（3）综合采用心理咨询和治疗的技术　①放松训练：是缓解焦虑的一种有效方法。焦虑常伴有身体的紧张，放松训练可以缓和身体的紧张，同时间接缓解心理的焦虑状态；②系统脱敏疗法：让患者在想象的医疗环境中放松自己的身心；③生物反馈技术：有条件者可以使用生物反馈技术帮助患者实现身体的放松；④认知行为疗法：为患者答疑解惑，消除其对疾病的错误认知，建立对疾病的正确态度，进而消除焦虑情绪。具体参照第七章。

（4）心理治疗或精神药物治疗　焦虑状况比较严重的患者，可以建议请精神科会诊，进行心理治疗或药物治疗。

（二）抑郁

1. 抑郁的含义

抑郁（depression）是一种消极的情绪状态，表现为情绪低落、思维迟钝，感到生活无意义、前途无望而闷闷不乐，郁郁寡欢，严重者甚至有自杀观念。抑郁强度与个人心理素质有关。如果抑郁程度较重，持续的时间较长，且伴有一定的躯体症状，对社会生活影响明显，则属于病理性抑郁状态。抑郁多见于身患重病、久治不愈的患者和老年患者。

2. 抑郁的表现

病理性抑郁状态以心境低落、思维迟缓、意志活动减退和躯体症状为主。

（1）心境低落　是抑郁状态的特征性症状，表现为显著而持久的情感低落。轻者缺乏愉悦感，重者悲观绝望。核心表现是"丧失感"，即快乐、希望、醒悟、价值、欲望等的下降和丧失。

（2）思维迟缓　联想抑制和困难，联想到的速度减慢及数量减少。表现为语速慢、语量少、语音低，对询问反应迟钝，回答简单，但思维内容不荒谬，能正确反映现实。

(3) 意志活动减退　行为缓慢，生活被动，不想做事，常闭门独居、回避社交。严重者生活基本不能自理，可出现抑郁性木僵，无任何自主行动和要求，反应极端迟钝，不食不语，呆坐不动或卧床不起。

(4) 躯体症状　普遍有躯体不适或原有躯体不适加重主诉。主要有睡眠障碍、乏力、食欲减退、体重下降、便秘、身体疼痛等。

3．抑郁的评估

评估患者有无躯体功能、心理功能和社会功能的障碍。抑郁状态的评估不仅可通过上述临床表现进行定性分析，还可通过抑郁评定量表进行定量分析。国内常用的比较成熟的评定抑郁的量表和问卷有：抑郁自评量表（SDS）、汉密顿抑郁量表（HAMD）、贝克抑郁量表（BDI）、抑郁状态问卷、流行病学调查用抑郁自评量表（CES-D）、抑郁体验问卷等。往往还采用功能失调性状态评定量表（DAS）、认知偏差问卷、自动思维问卷（ATQ）等心理测验评估患者与抑郁状态有关的不良认知。

4．抑郁的心理护理

根据评估的结果，根据心理问题的层次，结合临床具体情况选择合适的心理护理技术，对患者实施心理护理。

(1) 良好的护患关系。

(2) 积极寻求社会支持　鼓励患者多向亲人、朋友、医务人员倾诉，寻求更多社会支持。

(3) 心理咨询和治疗的技术　①认知疗法：理性情绪行为疗法对于解决抑郁情绪有明显效果，通过与患者交谈或运用调查问卷或量表的方式，找到与抑郁情绪产生有关的不合理认知，与不合理认知进行辩论，促进患者放弃不合理信念，建立新的认知；②家庭治疗：取得家庭成员的积极配合和支持，对患者家属或亲密朋友进行恰当的教育，为患者提供一个理解、温暖的环境，协助并帮助患者进行各种训练，鼓励患者乐观对待生活，缓解抑郁情绪；③放松训练：放松训练可以使处于抑郁状态的人从特定事件和环境中摆脱出来，给自己一个轻松的空间，有利于抑郁的缓解；④催眠疗法：运用催眠疗法，充分调动患者的身体和心理的潜能，也能帮助患者缓解抑郁情绪。

(4) 积极参加社会活动　当患者处于抑郁状态时，可以鼓励其在身体条件允许的情况下，多参加各种社会活动，以转移对疾病和躯体症状的注意力。

(5) 心理治疗或精神药物治疗　抑郁状况比较严重的患者，可以建议请精神科会诊，进性心理治疗或药物治疗。

(三) 恐惧

1．恐惧的含义

恐惧（fear）是一种消极的情绪状态，是人类和动物共有的原始情绪之一，是指有机体在面临并企图摆脱某种危险或威胁而又无力抗争时产生的一种情绪体验。临床上儿童和手术患者出现恐惧最为常见。引起恐惧的因素有医院特殊的氛围和环境、疼痛、一定危险性或有创性的检查、手术、预后不良或威胁生命的疾病等。

2．恐惧的表现

恐惧是患者常见的心理反应之一，主要表现为害怕、受惊的感觉，有回避、哭泣、颤抖、警惕、易激动等行为，生理方面可出现血压升高、心悸、呼吸加快、尿频、尿急、厌食等症状。

3. 恐惧的心理护理

（1）消除或减弱恐惧的对象和原因　护士要分析确认患者最常出现恐惧的原因和情境，预计可能产生恐惧之前，护士应主动把可能给患者带来的痛苦和威胁作适当说明，使患者感到危险情境的减弱或消除，并给予患者暗示和保证。

（2）心理咨询和治疗的技术　①示范法：这种方法以社会学习理论为基础，让患者提前观看自己要做的手术或检查的视频资料，视频可以多次播放，让患者逐渐适应这种刺激，当面临真实的治疗环境时，可以降低恐惧水平。②强化法：强化是指对某种行为给予肯定、奖励，使该行为巩固和保持或对某种行为给予否定、处罚，使该行为减弱和消退的心理过程。将患者恐惧的刺激和情境与他喜欢的事物相联系，如在进行胃镜检查时让患者想象自己所经历的愉快或喜欢的事物。此方法可以在患者进行恐惧诊疗之前提前进行练习，练习可与示范法结合进行，即在观看视频出现恐惧情绪时，想象自己所经历的愉快事件，来减轻恐惧情绪。③放松训练：能够有效舒缓恐惧情绪。④宣泄：让患者把自己的恐惧情绪发泄出来也能有效缓解恐惧。

一般来讲，如果将几种方法结合使用，效果会更好。

（四）愤怒

1. 愤怒的含义

愤怒（punitive）是个人需要不能得到满足，愿望不能实现，追求某一目标的道路上遇到障碍，受到挫折时产生的情绪体验。引起愤怒的原因很多，主要有：医患、护患之间的沟通障碍，对医务人员服务态度不满意，觉得未能及时满足他们提出的要求，没有受到重视等；与所患疾病有关的障碍，如无法治愈的疾病、患者期望过高而无法实现的目标；自然环境不便，如遥远的路途、不便的交通、不良的就医环境等；社会与家庭障碍，如家庭关系紧张、经济负担沉重、社会对某些疾病的偏见等。

2. 愤怒的表现

愤怒往往伴有攻击、冲动等不可控制的行为反应。表现为对使其受挫的人或事物的攻击性行为，如打人、摔东西等；有时由于各种原因不能对致挫源直接攻击，而将攻击对象转移到无关的人或事，称为转移性攻击，如恶性肿瘤无法治愈而打骂医务工作者。攻击行为可使心理活动强度增加，表现为烦躁不安、行为失控、吵闹哭泣、敌意仇恨，还可有血压、血糖升高，脉搏、呼吸加快。

3. 愤怒的心理护理

由于医疗行业的特殊性，医务人员工作中时常会遇到各种患者愤怒的情景。患者出现愤怒情绪不仅会降低其对治疗护理的配合及医务人员的信任，影响疾病的治疗，而且容易加深医患矛盾，引起医疗纠纷，严重损害医院和医务人员的形象。与愤怒患者实现有效沟通，实施良好的心理护理，在当今医疗环境下显得尤为重要。

（1）理解、接纳患者的愤怒情绪　问至少3句可能与诊疗核心情况无关的其他"看似废话"的问题，让患者能回答出"是的"，让患者对护士形成认同，如针对上述病例护士可以问"你感觉到腹痛？""您希望尽快缓解疼痛？""您很着急？"。这样的问话能使患者感觉被理解、被接纳，为实现进一步的沟通打下基础。

（2）改变环境　患者情绪稳定之后，找一个利于沟通的环境，如安静、舒适的办公室或会议室，脱离引起患者愤怒的情境和人物。同时也要做好自我保护措施，沟通环境中不能有能造成伤害性的物件，如刀具、玻璃器械等；用固定不能移动的凳子，护理人员坐靠门边的位置。

（3）情绪宣泄　认真倾听，让患者（家属）发泄不满情绪，寻找愤怒原因。

（4）支持性心理干预　采用共情技术理解患者（家属）的感受；从专业角度进行正确解释，随时关注患者的情绪，多用安慰性、鼓励性语言，疏导、平息患者的愤怒情绪。

（5）放松训练　应用放松训练可以舒缓患者的愤怒情绪，使其达到身心放松。

二、认知问题

（一）记忆障碍

1. 记忆障碍的含义

记忆障碍（memory block）指个体处于一种不能记住或回忆信息或技能的状态，有可能是由于病理生理性的或情境性的原因引起的永久性或暂时性的记忆障碍。这里所说的记忆障碍主要是指由于病理生理原因引起的永久性记忆障碍。主要见于老年患者，老年人记忆力障碍是老年人认知功能减退的主要表现，是阿尔茨海默病早期症状；另外某些疾病也是引起记忆障碍的重要因素，如冠心病、脑卒中、糖尿病、高血压、慢性阻塞性肺疾病、高脂血症等。

2. 记忆障碍的表现

记忆障碍可以按临床表现分为以下几种类型。

（1）记忆减弱　记忆过程的全面功能减退，最常见于脑器质性精神障碍，如阿尔茨海默病患者，也可见于正常老年人。

（2）遗忘　①顺行性遗忘：近事遗忘甚于远事遗忘，常见于老年患者；②逆行性遗忘：患者不能回忆起本症发生前一段时间的经历，如非特异性脑疾病（脑震荡、电击等）和麻醉等；③心因性遗忘：所遗忘的事情选择性地限于痛苦经历或可能引起心理痛苦的事情。多在重大心理应激后发生，可见于急性应激障碍。

（3）错构　指患者在回忆自己亲身经历的事件时，对地点尤其是时间的记忆出现错误或混淆，如将此时间段内发生的事情回忆成在另外时间里发生的。

（4）虚构　指患者对自己亲身经历但发生遗忘的经历，用完全虚构的故事来填补和代替。多见于脑器质性精神障碍，如阿尔茨海默病患者和慢性酒精中毒性精神病。

（5）歪曲记忆　患者将别人的经历或者自己曾经的所见所闻回忆成自己的亲身经历，或者将本人的真实经历回忆成自己所见所闻的别人经历。

3. 记忆障碍的心理护理

（1）积极调整情绪，培养兴趣爱好　如书法绘画、养花养鸟、读书看报、跑步爬山、练气功、打太极拳等。兴趣爱好可以使人心情愉快、提高生活热情，忘却"疾病年龄"和自己的"实际年龄"，从而降低"心理年龄"，促使记忆力提高。

（2）加强脑功能锻炼，促进记忆力康复　提倡主动用脑，每天有计划地按时看书、看报、看新闻，然后有意识地检验自己记忆了多少，如有时间可简明扼要地书写一段日记，从而起到增强记忆力的目的。如此反复，增强记忆。如条件允许还可进行记忆训练，如拼图训练、图形记忆、往事回忆、数字运算、讲述小故事、手指保健操等。

（3）合理安排活动日程　减少被动静坐及卧床时间，做到手勤、脚勤、眼勤，刺激患者的记忆力及反应能力，促进有关疾病的康复及记忆力的提高。

（4）制订合理的膳食结构和培养良好的饮食习惯　尽量不用或者少用铝制锅，每日荤素搭配合理，多食新鲜蔬菜和水果，加上少量的坚果和豆制品，木耳、菌菇、海带、紫菜及粗粮、杂粮，每日摄入足量的水分，饮水1000～2000ml，饮食以清淡为主。禁食高脂肪、高胆固醇、高盐饮食。

(5) 与疾病有关的促进记忆的训练　①失眠及神经衰弱的患者：要保证充足睡眠；②慢性阻塞性肺疾病的患者：鼓励其进行肺功能训练，每天坚持吸氧5h以上；③脑卒中患者：尽早进行康复训练，对失写者，要求其练习抄写；对失语者，要求其练习朗诵，练习的量不断增加，以增强脑细胞的活力。

(二) 猜疑

1. 猜疑的含义

猜疑 (jealous) 是指对人对事不放心，没有根据地怀疑别人，或者怀疑别人做事针对自己。常见于某些慢性病患者、急危重症患者和有多疑个性的患者。

2. 猜疑的表现

猜疑主要表现为在人际交往中，自我牵连倾向太重，即总觉得其他什么事情都会与自己有关，对他人的言行过分敏感、多疑。它是一种缺乏依据的消极自我暗示，会影响人对客观事物的正确判断。由于人们主观上都不愿得病，便对诊断产生疑问，甚至泛化涉及整个医疗过程。患者的猜疑主要表现在两个方面：一是怀疑疾病诊断和治疗的正确性，总是担心误诊、怕吃错药、打错针等。有些患者在就诊前，可能道听途说地了解了一些肤浅的医学常识，甚至对自身疾病事先做了"自我诊断"，当医护人员诊断与其"自我诊断"发生矛盾时，就怀疑临床诊断的正确性。二是过度自我牵连，听到别人低声细语，就以为是在议论自己的病情，觉得自己的病情加重，甚至没救了；对别人好言相劝也半信半疑，甚至曲解别人的意思。

3. 猜疑的心理护理

在对猜疑的患者实施心理护理时，要提前与患者家属做好沟通，确保医护人员与家属言行的一致性。

(1) 护士举止大方、得体　不在患者面前议论病情，不和其他人员低声说话，以避免引起患者的猜疑。

(2) 暗示疗法　多疑的患者比较容易接受暗示，对此类患者实施心理护理时可以采用暗示疗法。以语言暗示为主，辅以药物和理疗暗示，能起到更大疗效。

(3) 行为消退　对于极度敏感的患者，先与家属做好沟通，取得家属的配合，适当采取"冷处理"，适当减少探视次数或护士巡视次数，避免因重视过度，引起患者对疾病的猜疑，误以为病情加重。

(4) 示范法　合理安排床位，将敏感多疑的患者与生活态度积极、治疗效果显著、疾病恢复良好的患者安排到一起，潜移默化地改变患者对待疾病的态度。病友的榜样示范作用能够让患者逐渐淡化对疾病的恐惧心理。

(5) 转移注意力　通过与患者交谈、提供各类书籍报纸或让患者观看其感兴趣的电视节目等措施，分散患者的注意力，从而改善他们的情绪。

另外，避免患者独处、医务人员的权威性保证、仪器的先进性、适宜的环境等，均能减轻患者的猜疑心理。

(三) 疼痛

疼痛是临床上最常见的症状之一，对患者的诊治和康复有重要影响。

1. 疼痛含义

国际疼痛研究协会（International Association for the Study of Pain）将疼痛（pain）定义为伴随着组织损伤或潜在的组织损伤并由这种损伤引起的一种不愉快的感觉和情绪体验。疼痛对患者有两方面的含义：一是生物学意义，如同发热一样，疼痛是机体组织受到伤害的一种信号，提醒人们采取保护措施，因而对个体生存有重要意义；二是心理学意义，日常生活中，疼痛促使人们寻找医生帮助或取得别人的同情和理解，所以疼痛被看做是一种求助的信号。理解这一点，有助于理解心理社会因素对疼痛的影响。

疼痛不仅包含感觉和情绪情感成分，还伴有自主神经活动改变和运动反应，如个体在感受疼痛的同时常伴有紧张、焦虑、抑郁甚至恐惧等情绪，同时还有血压、心率、呼吸、汗腺等自主神经功能改变，出现畏缩、逃避等运动反应。因此，疼痛不是简单的感觉，而是属于知觉的范畴。

2. 影响疼痛的心理社会因素

（1）早期经验　以往经受过的疼痛体验，特别是幼年时期的经验，对疼痛可产生明显影响，如"一朝被蛇咬，十年怕井绳"，如果儿童从小受到的疼痛警告过多，成年后容易对疼痛过度敏感。

（2）对情境的认知评价　同等程度的疼痛，对其意义的认识不同，主观感受的疼痛会不同。研究发现，相对于在和平环境中受伤的市民，战场上的士兵对疼痛有更大的耐受力，因为对一个受伤的士兵来说，从战场上死里逃生已经很庆幸了；而对一个和平环境的市民来说，受伤或接受手术则是一场灾难。

（3）注意力　对疼痛的感觉与人的注意力集中的方向和程度密切相关。如果将注意力集中在自己疼痛的器官或组织上，疼痛就会更加剧烈，而被加强了的疼痛又会使人进一步把注意力集中于疼痛上，由此形成恶性循环；如果把注意力转向疼痛以外的事情，疼痛就会减轻，甚至意识不到。例如，护士打针时与患者聊天，趁其不注意完成了操作，患者也不觉得疼痛。

（4）暗示　指通过语言或安慰剂的作用影响个体的心理状态的过程。暗示既可提高也可降低个体对疼痛的耐受性。应用安慰剂止痛便是通过暗示提高疼痛耐受性的最好例证。研究发现，外科手术后的疼痛，30%可被安慰剂缓解，而大剂量的吗啡也只能使70%的患者减轻疼痛。相反，负性暗示作用也可以引发或加重疼痛。

（5）情绪状态　积极的情绪（如愉快、兴奋）使人们对有害刺激的敏感性降低，痛阈升高，因而不易感觉到痛。相反，消极的情绪（如恐惧、焦虑、悲伤、抑郁等）则使痛阈降低。对疼痛的焦虑和恐惧，会导致比实际更严重的疼痛，越是恐惧，疼痛越明显。

（6）人格　疼痛的敏感性和对疼痛的表达方式与人格类型有很大关系。暗示性强者痛阈和耐痛阈变化较大，自尊心强的人常表现出较高的疼痛耐受性。外向性格的人对疼痛的耐受性要比内向性格的人强。一般来说，性格刚毅、勇敢者对疼痛的忍耐力较强，反应也较平淡，而性格脆弱、敏感者对疼痛的忍受力较差，反应也比较强烈。

3. 疼痛的心理护理

疼痛是多种疾病共有的症状，但与心理因素有着密切的关系，除器质性疾病所致的疼痛外，一般功能性疼痛（如头痛、胃痛、腹痛、关节痛等），采用心理疗法，都可收到明显效果。

（1）支持疗法　应加强疼痛的心理教育，详细地解释疼痛的机制，进行疼痛的合理解释，并及时给予安慰、关心、支持和鼓励。

（2）转移注意力　当患者疼痛时，可通过多种形式分散对疼痛的注意力，从而起到减轻疼痛的作用，如看电视、听故事、读书、逛公园、与朋友交谈等。疼痛时还可通过刺激疼痛部位对侧的健康皮肤,来分散注意力,使其注意不到患处的疼痛感觉,刺激的方法有按摩、捏挤、冷敷及涂抹清凉油等。

(3) 放松训练　放松训练能解除患者的心理紧张,使肌肉松弛,这样就会减轻或阻断疼痛反应,从而起到止痛作用。

(4) 暗示和催眠疗法　选择适宜的患者进行言语和药物暗示及催眠疗法,经常可产生特殊的作用。也可让患者进行自我暗示,当疼痛难忍时,让患者告诉自己疼痛是机体的一种保护性反应,表明机体正处于调整状态,便于战胜病魔,以增强与痛苦做斗争的决心和信心,这样其心理上的疼痛感也就会随之减轻。

(5) 音乐疗法　疼痛患者可通过欣赏自己喜欢的乐曲,以缓解疼痛。可以边听边唱,也可以闭目静听,或随节拍轻微活动手脚,这样既可分散注意力,又可缓解紧张情绪。

(6) 认知行为疗法　对于因为非理性观念导致疼痛的患者,必须从早期经历中找出引起疼痛的心理原因,并让患者对此加以领悟,通过患者疼痛观念的改变而消除或减轻疼痛。

三、行为问题

(一) 自杀

有些患者不能承受疾病所带来的生理、心理和经济上的重负,希望通过死亡来结束这痛苦的折磨。这是每一个医务工作者都有可能面对的问题。患者的自杀不仅是医疗活动的失败,也会对医务人员的心理产生强烈的影响,更是导致医患冲突和矛盾升级的导火索。

1. 自杀的含义

自杀(suicide)是一种有意识地自愿结束自己生命或自我毁灭的行为,其结果可以是死亡、致残或安全抢救。根据自杀发生的情况将自杀行为分为:自杀意念、自杀计划、自杀准备、自杀未遂、自杀死亡5种形式。自杀意念是指有自杀的想法,没有采取自杀行为;自杀计划是指有自杀的想法,考虑了什么时间、什么地点、用什么方式自杀;自杀准备是指准备了自杀所需要的条件;自杀未遂是指采取了自杀行为,但没有导致死亡;自杀死亡是指采取了自杀行为,而且导致了死亡的结局。肿瘤患者、临终患者、抑郁患者是自杀的高危人群。

2. 自杀的评估

对相关患者进行自杀危险性的评估,是预防自杀的重要一环。

(1) 自杀前的心理特点　自杀者在自杀前具有共同的心理特征,表现为:①大多数自杀者的心理活动呈矛盾状态,处于想尽快摆脱生活的痛苦与涌动着求生欲望的矛盾之中;②自杀行为多具有冲动性,常被日常的负性生活事件所触发,且自杀行为常常仅维持几分钟或几小时;③自杀者在自杀时的思维、情感及行为明显处于僵化之中,拒绝或无法用其他方式考虑解决问题的方法。

(2) 自杀危险性的基本线索　自杀行为的发生并非完全是突然的和不可预测的,大多数自杀行为的发生存在一定的预兆,可以通过对有关因素的分析和评估,提高对自杀行为的预测和防范。自杀危险性评估的基本线索有:①对自己关系亲近的人,直接或间接地表达过想死的念头,或在日记、绘画、信函中流露出来;②近期遭受了难以弥补的严重丧失性事件,在事件发生的早期容易自杀,在经过心理危机干预后自杀的危险性虽然有所下降,但绝望的意念仍可能使他们采取自杀行为,等到他们"习惯"以后,危险性会逐渐减少;③近期内有过自伤或自杀行为,既往行为是将来行为的最佳预测因子,当患者采取自杀并没有真正解决其问题后,再次自杀的危险性会增加,此外,在自杀行为多次重复后,周围人常会认为患者其实并不想死而放松警惕,此时自杀的成功率将大大增加;④人格改变,如易怒、悲观、抑郁和冷漠，出现退缩行为，不与家人和朋友交往，出现自我憎恨、负疚感、无价值感和羞愧感，感到孤独、无助和无望。无缘无故收拾东西，向人道谢、告别、归还所借物品、或送出自己很珍贵的物品；⑤慢性难治性躯体疾病患者突然不愿接受医疗干预，或突然出现"反常性"情绪好转，与亲友交代家庭今后的安排和打算；⑥精神疾病特别是抑郁症、精神分裂症、酒精或药物依赖患者是公认的自杀高危人群。

(3) 自杀的评估量表　目前有大量的自杀风险评估量表，其中较为常用的有贝克绝望量表（BHS）、贝克自杀意念量表（SSI）、自杀意向量表（SIS）、护士用自杀风险评估量表（NGASR），以及我国学者肖水源等从自杀态度的角度编制的"自杀态度问卷（QSA）"，夏朝云等编制的"自杀意念自评量表（SIOSS）"。

3. 自杀的预防与干预

(1) 正确认识治疗的目的　要明确预防自杀只是治疗的目的之一，积极处理患者的精神和躯体问题，帮助其解决生理和心理的痛苦，才能真正提高患者的应对能力。

(2) 重视可能发生的自杀行为　注意患者可能发生的自杀行为，在预防自杀中具有重要意义。及时将患者的自杀危险性告知患者家属，争取其密切的配合；医务人员之间应就患者的自杀危险性及时沟通，在病历等医疗文书中应有关于自杀危险性的评估和干预记录，必要时请专科医生会诊。

(3) 保障高危患者的安全　加强对自杀高危人群的护理，就患者的自杀危险性与家属进行沟通，要求特护24h陪伴，甚至采取保护性措施；撤除任何可能用于自杀的工具和条件；请精神科或自杀预防专家会诊，如有可能立即转诊。

(4) 关心和支持患者　倾听和理解患者的痛苦和自杀意念，杜绝无效甚至起反作用的"劝慰"；明确表达医务人员的关心和支持，在危机期内保持与患者的有效联系，如提供24h电话支持；帮助亲人、朋友理解患者的自杀行为，关心和支持患者。

(5) 将自杀行为"正常化"　使患者认识到可以公开、诚恳地谈论自杀行为，不把自杀行为看作是懦弱的、有罪的、愚蠢的或报复性的行为；就事论事地谈论患者的自杀行为，尊重患者的隐私；不代替患者作出任何价值判断，而是引导患者进行积极思考。

(6) 将自杀行为"边缘化"　承认自杀是解脱痛苦的方法之一，理解患者有这样的选择，帮助患者思考解决痛苦的其他方法，将自杀作为解决问题的选择之一，而不是唯一的选择；帮助患者认识自杀可能带来的痛苦，以及其他的解决问题方法的好处；帮助患者做出正确有效地解决问题方案，继而做出计划并执行。

(7) 采取积极措施，解决患者的痛苦　缓解患者的疼痛，处理焦虑和抑郁情绪，尽量解决重要性的功能障碍，也是减少患者自杀行为的重要措施。

(8) 改变患者的认知　使患者看到希望，认识到他所面临的问题是可以解决的，是最关键的一点；使自杀患者认识到，他可以与痛苦负性情绪共同生存。

(9) 自杀行为发生后的处理　紧急抢救患者，不要指责患者家属或其他相关人员，诚恳地向患者家属介绍医院为预防自杀所做的努力，帮助相关人员缓解因患者自杀带来的后悔和痛苦，总结自杀案例的教训，避免以后再次发生。

（二）失眠

1. 失眠的定义

失眠（insomnia）是指患者对睡眠时间和（或）质量不满足并影响日间社会功能的一种主观体验。失眠表现为入睡困难（入睡时间超过30min）、睡眠维持障碍（整夜觉醒次数≥2

次）、早醒、睡眠质量下降和总睡眠时间减少（通常少于6h），同时伴有日间功能障碍。失眠根据病程分为：急性失眠（病程＜1个月）；亚急性失眠（病程≥1个月，＜6个月）和慢性失眠（病程≥6个月）。失眠按病因可划分为原发性和继发性两类。原发性失眠通常缺少明确病因，或在排除可能引起失眠的病因后仍遗留失眠症状，主要包括心理生理性失眠、特发性失眠和主观性失眠3种类型。继发性失眠包括由于躯体疾病、精神障碍、药物滥用等引起的失眠，以及与睡眠呼吸紊乱、睡眠运动障碍等相关的失眠。

2. 失眠的评估

患者睡眠状况资料获取的具体内容包括失眠表现形式、作息规律、与睡眠相关的症状以及失眠对日间功能的影响等。可以通过自评量表工具、家庭睡眠记录、症状筛查表、精神筛查测试以及家庭成员陈述等多种手段收集患者的睡眠资料，常用的量表包括自评与他评失眠相关测评量表：Epworth思睡量表（ESS）、失眠严重程度指数（insomnia severity index，ISI）、匹茨堡睡眠质量指数量表（pittsburgh sleep quality index，PSQI）、贝克抑郁量表（BDI）、状态特质焦虑问卷（state-trait anxiety inventory，STAI）、疲劳严重程度量表（fatigue severity scale，FSS）、生活质量问卷（SF-36）、睡眠信念和态度问卷（dysfunctional beliefs and attitudes about sleep questionnaire）。

3. 失眠的心理干预

目前非药物治疗失眠的方法常采用失眠认知行为疗法（cognitive behavioral therapy for insomnia，CBTI），其短期效果能够达到与药物同等的疗效，长期疗效则优于药物。失眠认知行为疗法包括：睡眠卫生教育、刺激控制疗法、睡眠限制疗法、放松训练和认知疗法。

（1）睡眠卫生教育　大部分失眠患者存在不良睡眠习惯，破坏正常的睡眠模式，形成对睡眠的错误概念，从而导致失眠。睡眠卫生教育主要是帮助失眠患者认识不良睡眠习惯在失眠的发生与发展中的重要作用，分析寻找形成不良睡眠习惯的原因，建立良好的睡眠习惯。睡眠卫生教育的内容包括：①睡前数小时（一般下午4点以后）避免使用兴奋性物质（咖啡、浓茶或吸烟等）；②睡前不要饮酒，酒精可干扰睡眠；③规律的体育锻炼，但睡前应避免剧烈运动；④睡前不要大吃大喝或进食不易消化的食物；⑤睡前至少1h内不做容易引起兴奋的脑力劳动或观看容易引起兴奋的书籍和影视节目；⑥卧室环境应安静、舒适，光线及温度适宜；⑦保持规律的作息时间。

（2）刺激控制疗法　刺激控制疗法是治疗失眠的一线行为干预措施。其核心是限制清醒时躺在床上的时间和待在卧室或床上的行为，这些限制是为了加强床、卧室、就寝时间与快速而稳定的睡眠之间的联系。

> **知识拓展**
>
> **刺激控制疗法典型指令**
>
> 刺激控制疗法典型指令包括：①只有在有睡意时才上床；②如果卧床20min不能入睡，应起床离开卧室，可从事一些简单活动，等有睡意时再返回卧室睡觉；③不要在床上做与睡眠无关的活动，如进食、看电视、听收音机及思考复杂问题等；④不管前晚睡眠时间有多长，保持规律的起床时间；⑤日间避免小睡。

（3）睡眠限制疗法　通过缩短卧床清醒时间，增加入睡的驱动能力，以提高睡眠效率。根据被试的睡眠日记将在床时间限制至其平均总睡眠时间。

> **知识拓展**
>
> **睡眠限制疗法具体做法**
>
> （1）计算上一周的平均每晚睡眠总时数和平均每晚睡眠效率。
>
> （2）计算睡眠效率：
>
> $$睡眠效率 = (睡眠总时数/总卧床时间) \times 100\%$$
>
> （3）依据睡眠效率，调整下周卧床时间 当上周的睡眠效率超过85%，下周增加15~20min的卧床时间；当睡眠效率低于80%时，则减少15~20min的卧床时间；睡眠效率在80%~85%则保持卧床时间不变。

（4）放松训练 应激、紧张和焦虑是诱发失眠的常见因素。放松治疗可以缓解上述因素带来的不良效应，因此是治疗失眠最常用的非药物疗法，其目的是降低卧床时的警觉性及减少夜间觉醒。减少觉醒和促进夜间睡眠的技巧训练包括渐进性肌肉放松、指导性想象和腹式呼吸训练。

（5）认知疗法 失眠患者常对失眠本身感到恐惧，过分关注失眠的不良后果，常在临近睡眠时感到紧张、担心睡不好，这些负性情绪使睡眠进一步恶化，失眠的加重又反过来影响患者的情绪，两者形成恶性循环。认知疗法的目的就是改变患者对失眠的认知偏差，改变患者对于睡眠问题的非理性信念和态度。认知疗法常与刺激控制疗法和睡眠限制疗法联合使用，组成失眠的认知行为疗法。

认知行为疗法的基本内容：①保持合理的睡眠期望；②不要把所有的问题都归咎于失眠；③保持自然入睡，避免过度主观的入睡意图（强行要求自己入睡）；④不要过分关注睡眠；⑤不要因为一晚没睡好就产生挫败感；⑥培养对失眠影响的耐受性。

（三）回避、退缩

1. 回避、退缩的表现

回避、退缩（flinch）主要表现为孤僻、胆小，退缩，不愿与其他人交往，更不愿到陌生的环境中去，把自己封闭起来以获得安全感。无特殊原因的行为退缩多发生在5~7岁的儿童身上，成年人在受到外界某种刺激或遭遇变故后也可发生，如艾滋病患者、烧伤患者、因病致残患者等。

2. 回避、退缩的心理护理

（1）支持疗法 介绍疾病的相关知识，尤其是传染性疾病的防护等知识，合理解释病情的进展和预后，并及时给予安慰、关心、支持和鼓励。

（2）认知疗法 了解、分析患者在交往人际交往中存在的问题，帮助其调整对于交往的不合理认知，建立正确的交往观念。

（3）社交训练 说明积极、主动语言和情感表达对疾病恢复的好处，指导患者学习表达语言及情绪情感方法，鼓励其主动与他人交流、沟通。分析患者需要纠正的交往行为方式，学习社交问题解决方法，重建正确的交往行为，增强其自信心。

（4）社会支持 指导、培训患者的家属和亲朋好友，使其能配合患者进行社交训练。

（5）系统脱敏疗法 鼓励患者先与熟悉的人在熟悉的环境中交往，逐渐过渡到与陌生的人在陌生的环境中交往。

（6）正念减压疗法　正念减压疗法是 1979 年由马萨诸塞大学医学中心的 Kabat-Zinn 教授以"正念"为核心概念建立的一种关于压力管理的心理治疗方法。正念指不加任何判断和抵抗而全身心地关注自身的体验，是一种平稳、不被干扰、警觉和清晰的清醒意识状态。正念作为一种自我调节的心理训练方法，可帮助患者调节心理状态，改善负性情绪，帮助患者提高社会适应性。

思考题

1. 儿童患者常出现的心理反应有哪些？
2. 如何对焦虑患者实施心理护理？
3. 如何确定患者有自杀倾向？
4. 失眠患者的非药物干预措施有哪些？

（许　燕）

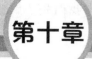

第十章 护士职业心理健康

【学习目标】
1. 掌握护士职业角色、护士职业心理素质的概念；优秀护士的职业心理素质包括的内容；护士心理健康的维护措施。
2. 熟悉职业角色适应不良的表现；影响护士职业角色化过程的因素；护士常见的应激源与常见的心理健康问题。
3. 了解角色相关概念。

护理工作是健康所系、性命相托的职业。护士作为提供医疗服务的特殊群体，他们的心理健康是发展人类健康事业、提高人们生活质量的先决条件。积极维护和调节护士的身心健康是社会以及护理组织中每位成员需要致力解决的重要问题，而探析护士职业心理素质内涵、形成及影响因素，明确护士职业心理素质培养的要求与途径，维护护士心理健康，不仅关乎护理心理学学科自身的发展，也是社会发展对新时代护士提出的要求与挑战。

案例导入

案例回放：小李是一名重症监护病房的护士，还是一位两岁孩子的母亲。在工作中，她每天面对的几乎都是危重患者，毕业后工作的这 10 年，她和同事们在科里看过了太多生离死别，经历了太多的感动、冷漠甚至残酷。她觉得医院是人间悲喜最为集中的场所，想要在满怀热情救死扶伤的同时，又冷静理性地看待痛苦和生死是一件太难的事。

儿子是小李极大的精神安慰，和孩子在一起的时候，她觉得最为放松。她总是提醒自己，不要把工作中的任何情绪带回家中，但随着孩子不断长大，她觉得对家庭对孩子都越来越力不从心。

思考问题：1. 你怎样看待小李的心理状况？
2. 请就小李的状况，提出你的建议。

第一节 护士的职业角色

在第八章的内容当中，我们已经学习过"患者角色"。"患者"是一种特殊的社会角色，同样，护士作为一种职业，也是一种社会角色。护士的职业角色化是一个逐步内化的过程，是个体社会化的继续和完善。在学习护士职业角色之前，我们先了解一些角色相关概念。

一、角色相关概念

1. 角色期待

角色期待是指群体成员对自己和他人应有的行为规范和行为方式的一种共识。既包括他人对自己提出的符合自己身份的希望，也包含自己必须理解和接纳的他人对自己的期待。

2. 角色认知

角色认知即角色意识，指个体对这个角色的认识、了解程度以及自我认知。人们对角色的行使很大程度上依赖于自己对角色的认识和理解。角色的认知包括两个方面。

（1）角色规范的认知　角色规范是指群体中每一个成员都必须遵守某些行为准则而形成的角色行为模式。个人接受角色规范的过程，就是实现社会化的过程。

（2）角色评价的认知　角色评价是人们对角色行为的评论与估价。人们根据角色期待对角色行为进行评价，角色行为与角色期待差距越小，人们对角色行为的评价越高。角色评价分为他人评价与自我评价，自我评价很大程度上依赖于他人评价。通过角色评价，角色行使者获得了对角色行为的信息反馈，从而不断调节自己的角色行为，使之与角色期待一致。

3. 角色行为

角色行为是指在角色概念、角色期待基础上，实现自己所行使的角色行为，即角色实现。角色实现的过程，也就是主体对环境的适应过程。它具有以下三个特点。

（1）角色行为是一种特定的行为　人的不同社会角色对人的行为均提出了不同的要求。按角色的社会要求而产生的行为是一种外在目标诱发与控制的特定行为，人们在行使角色的特殊场合或环境中所表现出的言行均受到本身角色和人与人之间相互关系的制约。例如，普通女性会因为陌生男性的无礼或责难而非常生气并有所反抗，但作为女护士，对患者受疾病影响而表现出的烦躁与攻击则不会以怒制怒；而如果面对丈夫的暴躁，态度和对对方的要求就会发生明显变化。

（2）角色行为受自我意识影响　人在社会实践活动中，在与他人相互作用的过程中，评价他人的角色行为，表现自己的角色行为，并在这种分析对比中产生、检查、校正自己的自我意识，调节自己的角色行为。

（3）角色行为具有完整性和统一性　尽管每个人都承担着多种不同的社会角色，且每种角色都有特定的角色行为要求，但人的行为具有相对稳定性、完整性和统一性，所以人的各种角色行为之间具有内在联系，具有相对统一的特征。如：一个谨慎的人，无论在工作场合，还是在家庭中的表现，都具有这种统一的特征。

4. 角色学习

角色学习是指在特定的社会活动中掌握角色的行为规范、权利与义务、态度与情感、知识与技能的过程，也是角色个体不断社会化的过程，是角色行使的基础和前提。护士职业角色学习则是指学习护士应具有的与职业相适应的社会行为模式。

二、护士职业角色及其适应

千差万别的个体，因"扮演"同一角色而具有相似的行为模式，共性化的行为模式或人格特征一旦形成，就被用以衡量"扮演"这一角色的个体行为。人们常可根据个体的行为判断其职业角色，也可对其行为与其职业角色的"匹配"程度进行评价。

（一）护士职业角色的概念

护士职业角色是指在护理活动中，从事护理工作的个体应具有的职业心理素质和行为模式。护士在护理实践活动和医疗执业环境中承担着多种护理职业角色，不同的角色为护理对象提供不同的服务。

护士的职业角色形象随着时代的发展、社会需求的提高不断演变。在历史上经历了"母亲形象""宗教形象""仆人形象"，自19世纪60年代南丁格尔创办世界上第一所护士学校开始，护士职业逐渐被公众认可，有了明确的职业发展目标，社会声誉不断提高。护士职业形象在经历了"南丁格尔时代早期形象"后，又扩展了"技艺形象"和医生"助手形象"。半个多世纪以来，高等护理教育呈现全球化趋势，培养目标和培养层次更加清晰，职业形象更加鲜明。

现代护士职业角色可以概括为：①护理服务的提供者；②教育者；③协作者；④管理者；⑤咨询者；⑥代言者；⑦研究者。在实际工作中，护士的多种职业角色常常是相互重叠、相互关联的。例如，护士在为患者注射的同时，观察患者的反应，为患者讲解注意事项等，此时，护士既是护理服务的提供者，还是教育者与管理者。

国际护士会对护士提出的角色要求是：①有端庄的仪表；②有专业责任心；③有敏锐的洞察能力；④有同情心，并能设身处地为患者着想；⑤有扎实的理论知识和技能；⑥有良好的沟通、咨询及教育能力；⑦有主动性及进取心；⑧有独立的学习能力；⑨有自我反思和完善能力；⑩有科研能力。

（二）护士职业角色的适应

护士职业角色的适应是指其职业特性的内化及发展过程。为顺利适应工作，护士必须及时完成角色的转变。而护理职业赋予了护士特殊的职业内容、规范和行为标准，也使护士承担起特殊的社会地位与期待。但每个护士都有自己不同的个性特点与人生经历，也有不同的家庭关系与社会背景，因而，护士个体对护士职业角色的适应性并不相同。护士在职业角色适应过程中，受多种因素的影响，常常会表现出角色适应不良。

1. 角色混乱

角色混乱即角色模糊、定位不准确。护士的角色混乱常表现为个体对角色期待不明确，不知道该做什么、怎么做。这是新护士常见的角色适应不良。

2. 角色冲突

角色冲突是指角色承担者在众多的角色之间因各个角色在行为规范上的要求不同甚至相反而产生的行为矛盾和冲突。护士职业是一种角色行为、道德规范要求严格、人际关系复杂的职业，每个护理人员还承担着诸多社会角色，当职业角色与社会角色产生矛盾冲突不能妥善解决时，就会导致护士角色适应不良。

3. 角色减退

角色减退指个体已经适应了护士的角色，但由于某种原因，使其角色行为出现消退的现象。在职业角色化的过程中，不是所有的个体都无条件、无选择地接受来自职业环境的各种影响，而是以本身已具有的主观倾向，随时随地对外界信息加以识别，再确定接受或拒绝。少数职业角色化发展不顺利或不成熟的护士个体，因社会偏见、误解等各种因素的影响，易对职业价值感到困惑,产生消极思想,职业角色化进程形成受阻,使其角色行为出现消退。

4. 角色倦怠

角色倦怠即职业倦怠。护士职业倦怠是指由于护理工作应激过强或过于持久,使个体产生情感、态度和行为等方面的一系列衰竭状态。由于护理职业的服务对象多为伤痛患者,工作繁重,作息也不规律,护士的体力和脑力常过度消耗,超过了个体所能承受的限度,导致角色倦怠。

(三) 影响护士职业角色化过程的因素

护士的职业角色化,是指护士在护理职业的特定环境中,逐渐形成的能胜任该职业的心理素质和行为模式的过程。其影响因素如下。

1. 社会文化因素

一方面,人们受传统观念、社会偏见的影响,常轻视护士及其繁重的护理工作;另一方面,因为护理工作与患者的健康甚至生命息息相关,人们对护士职业的群体期望又极高,并常常不自觉地将对护士的群体期望与护士个体的职业角色行为加以对照。面对社会的高期望与低评价,护士对自己的角色常感到无所适从,力不从心。

2. 职业教育因素

职业教育应关注其培养对象是否有积极的职业态度或职业价值观。传统的护理职业教育注重专业知识的传授和操作技能的训练,对护生职业情感的培养较为欠缺;而护理是一种对工作者情感要求很高的职业,护理学科发展也需要有积极职业情感的护理人才。职业情感教育是促进职业情感领域发生积极转化的重要方法,培养护士积极的职业情感以适应护理职业发展需求,对深化护理职业教育、稳定护理职业队伍具有重要意义。

3. 价值观因素

护士的人生价值观是职业角色化的前提。由于护理职业的特殊性,其职业价值的体现往往需要长时间的付出与积累,使得护理工作者深感理想与现实不符,在职业角色化过程中比较消极。

4. 自我调控因素

角色行为的自我调控,建立在个体对角色行为的自我认识和评价之上,护士个体可从同事和患者对自己工作的认可程度了解其角色行为适宜与否,并据此调整自己的行为。如护士在工作中的人际关系、工作成效、患者满意度等方面产生积极的体验与评价,则职业角色化过程会形成良性循环,反之则产生消极影响。

第二节 护士职业心理素质及其培养

护理工作者除了应具有高尚的职业道德、扎实的专业知识、精湛的护理技能外,必须具有良好的职业心理素质,才能应对各种紧张、复杂的护理问题;并对护理对象的身心健康起到积极的影响;在漫长的职业生涯中,维护好自身的心理健康。

一、护士的职业心理素质

护士的职业心理素质(professional psychological quality of nurse)指护士职业群体从

事护理工作时的综合心理能力的表现及稳定的心理特征,是做好护理工作的心理基础;护士职业心理素质以形成"角色适应性行为"为基本目的,隐含着护士个体心理特征与心理素质的"匹配"要求。优秀护士的职业心理素质主要包括以下内容。

(一) 完备的认知能力

1. 敏锐的观察力

护士须具备敏锐的观察力,随时观察患者的病情及其心理活动,获取患者信息,洞悉患者的心理需要,以作出正确的护理诊断,预测病情的发展,拟定护理计划,并对护理效果及时作出评价。

2. 优质的注意力

护士的注意力既要有良好的指向性和集中性,还要具备一定的注意广度,同时处理好注意的稳定、分配、转移的关系,才能在嘈杂的工作环境中排除干扰,在繁忙的工作中同时监测多个患者的生命体征,能将注意力重点分配到危重患者身上,在紧急情况下,又能及时将注意力转移以处理紧急状况。

3. 准确的记忆力

护士要有良好的记忆品质,准确识记操作规程、药物名称与剂量等重要信息,避免差错,才能为患者提供可靠、准确的护理服务。

4. 独立思维的能力

护士面对的患者常常是多个,病情也可能轻重不一,面对患者变化的病情,护士常常需要自己做出判断与相应的护理,因此,护士必须具备独立思维的能力,做出客观、准确的判断,采取及时、有效的措施。

(二) 积极稳定的情绪

护理工作的服务对象特殊,因而需要护士始终以良好的情绪状态,为患者营造良好的情绪氛围。护士积极稳定的情绪,可能安慰患者并唤起患者的信心;而护士情绪低落、焦躁,不但容易导致护理差错的发生,还会使患者焦虑、不安与不悦。因此,护士应具备良好的情绪调节与自控能力。

(三) 人际关系

护理工作需要面对复杂的人际关系,护士应具备良好的人际沟通能力,促进医护、医患、护患等之间的沟通与协调,避免或减少矛盾冲突的发生。

(四) 适应能力

随着社会的发展,人们的健康需求日益增高,社会对护理工作的期待与要求也越来越高;而且护理工作充满不确定性,时刻面对病情变化、情绪波动起伏的患者,突发、紧急事件时常发生。因此,护士必须在提高自身知识与技能的同时,适应社会的发展和环境的变化。

(五) 高尚的心理品格

心理品格是指导个体做出正确行为的性格倾向特性。一名优秀的护士,应忠于职守,富有责任心、同情心与爱心，热爱护理职业，无私奉献。自觉遵守职业道德、严格执行职业规范。一个人没有高尚的心理品格，即便拥有渊博的知识、超常的智力，也可能一无是处。

（六）人格特征

个体的人格特征是护士职业心理素质的核心成分，护士职业心理素质建立于个体人格特征构筑的基本框架之上。气质与性格类型影响着人们在各自职业中的表现。一般来说，具有多血质、黏液质及各种混合型、稳定外向型和稳定内向型性格的人，具有谨慎、深思、节制、平静、随和、活泼、健谈等特征，适合从事护理职业。

一名优秀的护士，对患者应是礼貌、亲切、耐心、富于同情的；对工作应是忠于职守、满腔热情、认真负责、正直严谨、积极上进的；对家庭应是温柔体贴、关怀负责的；对自己应是自尊、自强、自信、自控和乐观的。

二、护士职业心理素质的培养

心理素质的培养是在一定的理论指导下对个体进行心理素质的训练，依照心理素质的养成原理，塑造个体经历与阅历的过程；需要在日常生活、学校教育与工作实践中逐步实现；既需要职业教育的不断跟进，也有赖于自我管理的不断提升。

（一）重视专业思想教育

树立职业理想、培养积极地职业情感，促进职业情感与个性和谐发展，是对护生最基本的要求，是培养护士良好心理素质的基础。

（二）优化职业态度与价值观

当今社会对护士职业的传统观念与社会偏见依然存在，以至于出现了"职业的高发展目标"与"社会的低期望值"之间的矛盾，少数护生和护士不免对职业前景出现困惑与动摇。因此，应教育护生及护士树立正确的职业态度与价值观，使其掌握心理学的知识、学会自我调控的方法，培养良好的行为规范和职业道德，提高职业心理素质。

（三）强化适宜的职业行为

积极的职业角色行为可对护士职业心理素质的培养产生良好的反馈作用。应创设良好的护理情景氛围，反复模拟、角色扮演，逐步校正学生与职业行为不符的日常习惯，也可通过树立榜样，强化适宜的职业行为。发达国家的职业行为模拟教育开展较早且较为普遍，护生在正式进入护理情境前，一般需反复经过规范的模拟化角色扮演训练，以矫正不良的行为习惯，形式主要包括了职业仪容、行为举止、情绪调控和模拟情境的适应性训练。此类职业行为培训已为我国借鉴和逐步推广。

（四）不断自我完善

不断更新专业知识，拓宽知识面，改善知识结构，学习人文、社会科学知识，陶冶情操，加强道德修养，在实践中不断提升、完善自我，以积极豁达的心态面对各种环境。

任何角色的职业心理素质都是个体在其社会角色扮演过程中体验的积累、巩固、发展与完善；护士的职业角色素质也会随着其职业经历的丰富逐步走向成熟与完善，职业经历的潜移默化也在不断优化护士自身的人格特质。

第三节 护士职业心理健康与维护

一、心理健康的概念

心理健康（mental health）是指以积极有效的心理活动、稳定正常的心理状态，对当前发展的社会环境保持良好的适应。

广义的心理健康是指一种高效而愉快、稳定的心理状态；狭义而言，心理健康是指人的基本心理活动的过程内容完整、协调一致，认识、情感、意志、行为、人格完整，顺应社会，与社会保持协调。

二、护士常见的应激源

大量研究表明：护理是一项高应激职业。护士的应激是护士在环境适应过程中实际上或认识到的要求或应对能力之间的不平衡所引起的心身紧张状态。应激对护士的影响有积极地一面，如能引起适度的情绪唤醒、动机调整、注意力的集中和思维的活跃等。这些反应有助于护士做出准确的判断与决定，但如果应激强度过高、时间过长，超过护士的应对能力，则可能损害护士的身心健康，影响护理工作质量。护士常见的应激源如下。

1. 组织管理

如管理模式不能满足护士角色范围扩大的要求；组织结构人员缺编，导致护士工作负荷增加；激励机制不完善，为护士提供的职业发展条件不足；组织变革频繁，导致护士职业压力增加等。

2. 工作环境

护理工作紧张、繁忙，工作负荷重，休息时间不规律；护士每天面对的服务对象往往处于消极的身心状态中；加之护士工作常常面临各种风险，如感染、锐器伤等，都可能引起护士的应激。

3. 工作的不确定性和责任

护理工作的不确定因素多，需要随时对患者的病情变化做出迅速反应；而医疗差错、事故的发生往往带来极为严重的后果。

4. 人际关系

护士在为患者提供服务的过程中，往往需要处理好护患、医护、护护等多种关系，在现实工作中，常常会因为沟通、处理不及时、不恰当，出现相互推卸责任、不配合等现象，影响护士的身心健康。

5. 价值感

受各种因素影响，目前我国护士的社会地位不高，自身发展受到各种限制，护士的能力在护理工作中不能得到充分的体现，回报与付出不匹配等现状均降低了护士的职业价值感。

6. 社会支持

医患冲突严重影响到医护人员的心理状况；当下社会上一些人对护理工作的不理解甚至误解导致护士心理失衡；而繁重的日常工作、紧张的知识更新和激烈的竞争，都可能影响护士在家庭中的角色承担，导致角色冲突。

7. 个体因素

护士的个体因素如年龄、阅历、人格特征、应对方式等也是护士产生应激的影响因素。

三、护士常见的心理健康问题

(一) 职业紧张

职业紧张（occupational stress）是由于工作或工作有关因素引起的紧张，即当工作的要求超过了劳动者的应变能力时，个体特征与环境之间相互作用而发生的紧张。过重的职业紧张如果持续存在，会给个体的身心健康带来不良后果，导致工作能力的下降。职业紧张已成为影响生活质量和工作效率的重要因素。职业紧张作为护士的一种职业危害，已严重影响到护士的身心健康。护士的高度职业紧张对个体的身心健康、工作及其所在组织产生巨大的消极影响，包括心理、生理、行为三个方面。

1. 生理方面

生理方面主要体现在对自主神经系统、内分泌系统和免疫系统、肌肉骨骼系统的影响。护士常见的异常生理应激反应有：心血管疾病、过敏和皮肤疾病、呼吸系统疾病、头痛和睡眠障碍等，如血压升高、脉搏呼吸加快、手足发冷、疲惫乏力、紧张性头痛、入睡困难或易醒、肌肉紧张、腰背酸痛、月经紊乱等。

2. 心理方面

对心理健康的影响包括认知能力和情绪状态两个方面。认知能力方面可表现为注意力不集中、思维能力紊乱、判断力下降、犹豫不决等；情绪方面主要表现为急躁不安、易激惹、紧张、焦虑、情绪低落、工作满意度下降、自我价值感降低等。

3. 行为方面

引起的有害行为反应分为两大类：①个体行为，如吸烟、酗酒、滥用药物、不良饮食行为等，常出现敌意、人际交往困难等。②组织中的表现，如矿工、离职、工作失误增多、效率低下等。

(二) 职业倦怠

倦怠（burnout）一词指耗竭、燃尽。1974年美国精神病学家Freudenherger首次将它应用于心理健康领域，用来指员工由于工作要求的持续感情付出，因与他人互动过程中遇到的各种矛盾冲突而引起的挫折感加剧，最终导致情绪、情感、行为方面的身心耗竭状态。大量研究证明：护士是职业倦怠的高发人群。

职业倦怠包括情绪耗竭、个人无效能感、人格解体三个方面。情绪耗竭是指个人认为自己所有的情绪资源都已耗尽，对工作缺乏主动性，有失败感、紧张感，甚至害怕工作，是职业倦怠的基本维度；个人无效能感指个体对自己持有负面评价，认为自己不能胜任工作，缺乏成就感，工作效率低，代表职业倦怠的自我评价维度；人格解体指个体对工作的各个方面产生消极的、冷漠的或过度疏离的态度和反应，代表职业倦怠的人际关系维度。职业倦怠将会对护士的生理、心理及行为等多方面造成消极后果，影响身心健康。在躯体上表现为疲惫、头痛、睡眠问题、肌肉疼痛及慢性病等；心理上表现为抑郁、焦虑、失望无助、自尊心下降等；行为上表现为对工作的厌恶、缺乏热情、无法关爱他人、迟到早退、缺勤旷工、工作满意度下降；回避朋友、减少社交、人际关系差等。

护士职业倦怠将严重影响护士的心理健康，影响临床护理工作质量，如不能得到解决和缓解，将导致护士身体健康状况及护理服务质量下降，出现护理差错事故，甚至导致离职。

四、护士的心理健康维护

护士心理健康是发展人类健康事业、提高人们生活质量的先决条件。积极维护护士的身心健康是社会以及护理组织中每位成员需要致力解决的重要问题。

护士心理健康的维护可从个人层面和组织层面两方面综合考虑。

（一）个人层面

1. 掌握基本的心理学知识与技术，学会自我评估与调适

国内的有关研究表明，护士对心理学知识和技术的掌握较为有限，对自身和患者的应激的来源、发生过程、影响、后果等缺乏系统的学习，更不能很好地应对。因此，护士应掌握基本的心理学知识与技术，学会自我评估与调适，选择积极有效的应对策略，从而促进身心健康。

2. 保持良好的生理状况

良好的身体健康是管理生活压力的基础和保障，护士应通过日常的运动锻炼、恰当的饮食与休息，保持良好的生理状态。

3. 建立良好的人际关系

良好的人际关系是缓解应激的有效途径，友善、关怀、理解、赞扬将会成为个体心理积极健康、愉快向上的动力。

（二）组织层面

1. 明确护士工作责任、合理配备护理人力资源

相关部门应明确界定护士的工作职责，配备符合标准的人力资源，保证护士工作负荷与护士的能力及组织资源一致，保障足够的护士、合理的工作负荷、充足的物质供应和设备、良好的工作环境，以提高护士的心理健康水平。

2. 全方位测评，选拔优秀护理人才，加强护士职业素养的培养

人力资源部门应运用合理的测评手段、工具，对护理求职者进行全方位测评，对其性格、能力、心理健康水平、职业倾向等作出综合测评，选拔优秀的、职业认同水平较高的护理人才。强化护士职业意识，提高护士职业素质。

3. 加强护士社会支持系统的构建，关注护士心理健康

应加强护理组织机构对护士的支持，关怀护士家庭，加强社会支持，提高社会认同。管理部门应设置机构与场所，缓解或消除护士压力，帮助护士宣泄负性情绪、交流情感；为护士建立心理档案，并定期进行评估、咨询与辅导。

4. 满足护士职业心理需求，营造人性化的工作环境，促进护士身心健康

认同并了解护士职业心理需求，利用多种方式优化、引导和满足其主导需求；营造愉悦的工作氛围，组建积极、团结、互助、合作的工作团队；建立并维护良好的人际关系，促进护士交流。

> **知识拓展**
>
> **心理资本**
>
> 　　心理资本是促使个体在组织中产生积极行为的心理状态。有研究表明：心理资本对工作压力具有调节效应。较高的心理资本能提升工作的幸福感和工作满意度。心理资本高的护士职业倦怠水平低，能用较为积极乐观的心态应对工作压力，遇到挫折困难时会付出更多努力寻找解决途径，并通过不断学习增加知识和经验储备；而护士如果没有较强的心理资本做支持，及时调试心理状态，可能会导致更大的压力、职业倦怠加重进而产生离职意愿。
>
> 　　此外，心理资本对护士的职业生涯具有直接正效应，即心理资本越高，职业生涯状况越好。心理资本对职业生涯有正向预测作用，是护士的职业生涯在面对压力源时的保护性因素。
>
> 　　因此，护士需要正确认识、舒缓工作压力，注重自我激励和调试；护理管理者也应该多途径降低工作压力，注重护士心理支持，促进护士职业生涯发展，提高护士对负性情绪、负面事件的应对能力，培养健康心理，增加职业韧性。

思考题

1. 优秀护士应具备怎样的职业心理素质？
2. 护士职业角色适应不良有哪些表现？
3. 影响护士职业角色化过程的因素有哪些？
4. 护士常见的应激源有哪些？
5. 如何维护护士心理健康？

（田云霞）

附 录

附录一 常用心理测验量表

一、症状自评量表（SCL-90）

指导语：

下面是一些关于您可能会有的问题陈述。请您仔细地阅读每个条目，然后根据最近一星期内这些情况对您影响的实际感觉，在最符合的一项上划"√"。答案没有对、错之分。不要对每个陈述花太多的时间去考虑，但所给的回答应该最恰当地体现你现在的感觉。

本问卷共90题，作答时间约15分钟。每一条文字后有四级评分，其标准为：

(1) 没有　自觉无该项症状。
(2) 轻度　自觉有该项症状，但对受检者并无实际影响，或影响轻微。
(3) 中度　自觉有该项症状，对受检者有一定影响。
(4) 偏重　自觉常有该项症状，对受检者有相当程度的影响。
(5) 严重　自觉该症状的频度和强度都十分严重，对受检者影响严重。

序号	题目	没有	轻度	中度	偏重	严重
1	头痛	1	2	3	4	5
2	神经过敏，心中不踏实	1	2	3	4	5
3	头脑中有不必要的想法或字句盘旋	1	2	3	4	5
4	头昏或昏倒	1	2	3	4	5
5	对异性的兴趣减退	1	2	3	4	5
6	对旁人责备求全	1	2	3	4	5
7	感到别人能控制您的思想	1	2	3	4	5
8	责怪别人制造麻烦	1	2	3	4	5
9	忘性大	1	2	3	4	5
10	担心自己的衣饰整齐及仪态的端正	1	2	3	4	5
11	容易烦恼和激动	1	2	3	4	5
12	胸痛	1	2	3	4	5
13	害怕空旷的场所或街道	1	2	3	4	5

续表

序号	题目	没有	轻度	中度	偏重	严重
14	感到自己的精力下降，活动减慢	1	2	3	4	5
15	想结束自己的生命	1	2	3	4	5
16	听到旁人听不到的声音	1	2	3	4	5
17	发抖	1	2	3	4	5
18	感到大多数人都不可信任	1	2	3	4	5
19	胃口不好	1	2	3	4	5
20	容易哭泣	1	2	3	4	5
21	同异性相处时感到害羞不自在	1	2	3	4	5
22	感到受骗，中了圈套或有人想抓住您	1	2	3	4	5
23	无缘无故地忽然感到害怕	1	2	3	4	5
24	自己不能控制地大发脾气	1	2	3	4	5
25	怕单独出门	1	2	3	4	5
26	经常责怪自己	1	2	3	4	5
27	腰痛	1	2	3	4	5
28	感到难以完成任务	1	2	3	4	5
29	感到孤独	1	2	3	4	5
30	感到苦闷	1	2	3	4	5
31	过分担忧	1	2	3	4	5
32	对事物不感兴趣	1	2	3	4	5
33	感到害怕	1	2	3	4	5
34	您的感情容易受到伤害	1	2	3	4	5
35	旁人能知道您的私下想法	1	2	3	4	5
36	感到别人不理解您，不同情您	1	2	3	4	5
37	感到人们对您不友好，不喜欢您	1	2	3	4	5
38	做事必须做得很慢以保证做的正确	1	2	3	4	5
39	心跳得很厉害	1	2	3	4	5
40	恶心或胃部不舒服	1	2	3	4	5
41	感到比不上他人	1	2	3	4	5
42	肌肉酸痛	1	2	3	4	5
43	感到有人在监视您、谈论您	1	2	3	4	5
44	难以入睡	1	2	3	4	5
45	做事必须反复检查	1	2	3	4	5
46	难以做出决定	1	2	3	4	5
47	怕乘电车、公共汽车、地铁或火车	1	2	3	4	5
48	呼吸有困难	1	2	3	4	5
49	一阵阵发冷或发热	1	2	3	4	5
50	因为感到害怕而避开某些东西、场合或活动	1	2	3	4	5

续表

序号	题目	没有	轻度	中度	偏重	严重
51	脑子变空了	1	2	3	4	5
52	身体发麻或刺痛	1	2	3	4	5
53	喉咙有梗塞感	1	2	3	4	5
54	感到前途没有希望	1	2	3	4	5
55	不能集中注意力	1	2	3	4	5
56	感到身体的某一部分软弱无力	1	2	3	4	5
57	感到紧张或容易紧张	1	2	3	4	5
58	感到手或脚发重	1	2	3	4	5
59	想到死亡的事	1	2	3	4	5
60	吃得太多	1	2	3	4	5
61	当别人看着您或谈论您时感到不自在	1	2	3	4	5
62	有一些不属于您自己的想法	1	2	3	4	5
63	有想打人或伤害他人的冲动	1	2	3	4	5
64	醒得太早	1	2	3	4	5
65	必须反复洗手、点数目或触摸某些东西	1	2	3	4	5
66	睡得不稳不深	1	2	3	4	5
67	有想摔坏或破坏东西的冲动	1	2	3	4	5
68	有一些别人没有的想法或念头	1	2	3	4	5
69	感到对别人神经过敏	1	2	3	4	5
70	在商店或电影院等人多的地方感到不自在	1	2	3	4	5
71	感到任何事情都很困难	1	2	3	4	5
72	一阵阵恐惧或惊恐	1	2	3	4	5
73	感到公共场合吃东西很不舒服	1	2	3	4	5
74	经常与人争论	1	2	3	4	5
75	单独一人时神经很紧张	1	2	3	4	5
76	别人对您的成绩没有做出恰当的评价	1	2	3	4	5
77	即使和别人在一起也感到孤单	1	2	3	4	5
78	感到坐立不安心神不定	1	2	3	4	5
79	感到自己没有什么价值	1	2	3	4	5
80	感到熟悉的东西变成陌生或不像是真的	1	2	3	4	5
81	大叫或摔东西	1	2	3	4	5
82	害怕会在公共场合昏倒	1	2	3	4	5
83	感到别人想占您的便宜	1	2	3	4	5
84	为一些有关性的想法而很苦恼	1	2	3	4	5
85	您认为应该因为自己的过错而受到惩罚	1	2	3	4	5
86	感到要很快把事情做完	1	2	3	4	5

续表

序号	题目	没有	轻度	中度	偏重	严重
87	感到自己的身体有严重问题	1	2	3	4	5
88	从未感到和其他人很亲近	1	2	3	4	5
89	感到自己有罪	1	2	3	4	5
90	感到自己的脑子有毛病	1	2	3	4	5

结果解释：

SCL-90包括9个因子，每一个因子反映出个体某方面的症状情况，通过因子分可了解症状分布特点。因子分等于组成某一因子的各项总分除以组成某一因子的项目数。当个体在某一因子的得分大于2时，即超出正常均分，则个体在该方面就很有可能有心理健康方面的问题。

(1) 躯体化　包括1、4、12、27、40、42、48、49、52、53、56和58，共12项。

(2) 强迫症状　包括3、9、10、28、38、45、46、51、55和65，共10项。

(3) 人际关系敏感　包括6、21、34、36、37、41、61、69和73，共9项。

(4) 抑郁　包括5、14、15、20、22、26、29、30、31、32、54、71和79，共13项。

(5) 焦虑　包括2、17、23、33、39、57、72、78、80和86，共10项。

(6) 敌对　包括11、24、63、67、74和81，共6项。

(7) 恐怖　包括13、25、47、50、70、75和82，共7项。

(8) 偏执　包括8、18、43、68、76和83，共6项。

(9) 精神病性　包括7、16、35、62、77、84、85、87、88和90，共10项。

(10) 其他项目（睡眠、饮食等）　19、44、59、60、64、66及89，共7项。

SCL-90的90个项目单项分相加之和，按照全国常模结果，总分超过160分，或阳性项目数超过43项，或任一因子分超过2分，可考虑筛选阳性。

二、焦虑自评量表（SAS）

指导语：

填表注意事项：下面有二十条文字（括号中为症状名称），请仔细阅读每一条，把意思弄明白，每一条文字后有四级评分，其标准为：

"1"表示没有或很少时间。

"2"表示小部分时间。

"3"表示相当多的时间。

"4"表示绝大部分或全部时间。

根据您最近一星期的实际情况，在分数栏1~4分适当的分数下划"√"。

序号	题目	没有或很少时间	小部分时间	相当多的时间	绝大部分或全部时间
1	我觉得比平时容易紧张和着急（焦虑）	1	2	3	4
2	我无缘无故地感到害怕（害怕）	1	2	3	4
3	我容易心里烦乱或觉得惊恐（惊恐）	1	2	3	4
4	我觉得我可能将要发疯（发疯感）	1	2	3	4

续表

序号	题目	没有或很少时间	小部分时间	相当多的时间	绝大部分或全部时间
*5	我觉得一切都很好,也不会发生什么不幸(不幸预感)	4	3	2	1
6	我手脚发抖打颤(手足颤抖)	1	2	3	4
7	我因为头痛、颈痛和背痛而苦恼(躯体疼痛)	1	2	3	4
8	我感觉容易衰弱和疲乏(乏力)	1	2	3	4
*9	我觉得心平气和,并且容易安静坐着(静坐不能)	4	3	2	1
10	我觉得心跳得很快(心悸)	1	2	3	4
11	我因为一阵阵头晕而苦恼(头昏)	1	2	3	4
12	我有过晕倒发作,或觉得要晕倒似的(晕厥感)	1	2	3	4
*13	我呼气吸气都感到很容易(呼吸困难)	4	3	2	1
14	我手脚麻木和刺痛(手足刺痛)	1	2	3	4
15	我因胃痛和消化不良而苦恼(胃痛或消化不良)	1	2	3	4
16	我常常要小便(尿意频数)	1	2	3	4
*17	我的手常常是干燥温暖的(多汗)	4	3	2	1
18	我脸红发热(面部潮红)	1	2	3	4
*19	我容易入睡并且一夜睡得很好(睡眠障碍)	4	3	2	1
20	我做噩梦(噩梦)	1	2	3	4

结果解释:

正向评分题,依次评分为1、2、3、4;反向评分题(题号有*号)评分为4、3、2、1。将20个项目的各个得分相加,再乘以1.25以后取得整数部分,就得到标准分。一般来说,SAS标准分低于50分者为正常,50~60分者为轻度焦虑,61~70分者是中度焦虑,70分以上者是重度焦虑。

三、抑郁自评量表(SDS)

指导语:

填表注意事项:下面有二十条文字(括号中为症状名称),请仔细阅读每一条,把意思弄明白,每一条文字后有四级评分,其标准为:

"1"表示没有或很少时间。

"2"表示小部分时间。

"3"表示相当多的时间。

"4"表示绝大部分或全部时间。

根据您最近一星期的实际情况,在分数栏1~4分适当的分数下划"√"。

序号	题目	没有或很少时间	小部分时间	相当多的时间	绝大部分或全部时间
1	我感到情绪沮丧,郁闷(抑郁心境)	1	2	3	4
*2	我感到早晨心情最好(晨重夜轻)	4	3	2	1

续表

序号	题目	没有或很少时间	小部分时间	相当多的时间	绝大部分或全部时间
3	我要哭或想哭（哭泣）	1	2	3	4
4	我夜间睡眠不好（睡眠障碍）	1	2	3	4
*5	我吃饭像平时一样多（食欲减退）	4	3	2	1
*6	我的性功能正常（性功能减退）	4	3	2	1
7	我感到体重减轻（体重减轻）	1	2	3	4
8	我为便秘烦恼（便秘）	1	2	3	4
9	我的心跳比平时快（心悸）	1	2	3	4
10	我无故感到疲劳（易倦）	1	2	3	4
*11	我的头脑和往常一样清楚（思考困难）	4	3	2	1
*12	我做事情像平时一样不感到困难（能力减退）	4	3	2	1
13	我坐卧不安，难以保持平静（不安）	1	2	3	4
*14	我对未来感到有希望（绝望）	4	3	2	1
15	我比平时更容易激怒（易激惹）	1	2	3	4
*16	我觉得决定什么事很容易（决断困难）	4	3	2	1
*17	我感到自己是有用的和不可缺少的人（无用感）	4	3	2	1
*18	我的生活很有意义（生活空虚感）	4	3	2	1
19	假若我死了别人会过得更好（无价值感）	1	2	3	4
*20	我仍旧喜爱自己平时喜爱的东西（兴趣丧失）	4	3	2	1

结果解释：

正向评分题，依次评分为1、2、3、4；反向评分题（题号有 * 号）评分为4、3、2、1。将20个项目的各个得分相加，再乘以1.25以后取得整数部分，就得到标准分。我国SDS标准分分界值是53分。53～62分为轻度抑郁；63～72分为中度抑郁；72分以上为重度抑郁，仅做参考。

四、A型行为类型评定量表（TABP）

指导语：

答案无所谓对与不对，好与不好。请尽快回答，不要在每道题目上有太多思考。回答时不要考虑"应该怎样"，只回答你平时"是怎样的"就行了。符合自己情况的选"是"；不符合自己情况的选"否"。

序号	题目	是	否
1	尽管时间很宽裕，我吃饭也快		
2	无论做什么事，即使看着别人做不好我也不想拿来替他做		
3	有时我会想到一些坏得说不出口的事		
4	我上班或赴约会时，从来不迟到		
5	我常常感到时间晚了，可一看表还早呢		

续表

序号	题目	是	否
6	聊天时,我也总是急于说出自己的想法,甚至打断别人的话		
7	如果犯有错误,我每次全都愿意承认		
8	我总不能像有些人那样,做事不紧不慢		
9	排队买东西,要是有人加塞,我就忍不住指责他或出来干涉		
10	人们认为我是一个相当安静、沉着的人		
11	我常常因为一些事大发脾气或和人争吵		
12	当别人对我无礼时,我会立即以牙还牙		
13	即使受工作能力和水平很差的人所领导,我也无所谓		
14	人们认为我做事很有耐性,干什么都不会着急		
15	我觉得我有能力把一切事情办好		
16	对别人的缺点和毛病,我常常不能宽容		
17	即使是决定了的事,别人也很容易使我改变主意		
18	我觉得我是一个非常敏感的人		
19	在公园里赏花、观鱼等,我总是先看完,等着同来的人		
20	假如我可以不买票白看电影,而且不会被发现,我可能会这样做		
21	我有时会把今天该做的事拖到明天去做		
22	无论做什么事,我都比别人快一些		
23	即使跟别人合作,我也总想单独完成一些更重要的部分		
24	当我正在做事,谁要是打扰我,不管有意无意,我都非常恼火		
25	听到别人发表不正确见解,我总想立即纠正他		
26	有些工作我根本安排不下,只是临时挤时间去做		
27	我做事总是匆匆忙忙的,力图用最少的时间做尽量多的事情		
28	有时我简直忙得透不过气来,因为该做的事情太多了		
29	我常常力图说服别人同意我的观点		
30	许多事本来可以大家分担,可我喜欢一人去干		
31	我做事喜欢慢慢来,而且总是思前想后		
32	有时我也会说人家的闲话		
33	很多事如果由我来负责,情况要比现在好得多		
34	我常常为工作没做完,一天又过去而忧虑		
35	别人托我办的事,只要答应了,我从不拖延		
36	每天的事都使我的神经高度紧张		
37	人家说我是个厉害的暴性子的人		
38	我从来没想过要按照自己的想法办事		
39	人们认为我是一个干脆、利落、高效率的人		
40	听人讲话或报告时我常替讲话人着急,我想还不如我来讲		
41	我经常感到应该做的事情很多,有压力		
42	我总看不惯那些慢条斯理、不紧不慢的人		

续表

序号	题目	是	否
43	遇到买东西排长队时,我宁愿不买		
44	对未来我有许多想法,并总想一下子都能实现		
45	我觉得世界上值得我信任的人实在不多		
46	当事情不顺利时我就想放弃,因为我觉得自己能力不够		
47	我觉得别人对我的话理解太慢,甚至理解不了我的意思似的		
48	我每天看电影,不然心里就不舒服		
49	有时连我自己都觉得,我所操心的事远远超过我应该操心的范围		
50	我常常比较容易看到别人的缺点而不容易看到别人的优点		
51	在我所认识的人里,个个我都喜欢		
52	我觉得自己是一个无忧无虑、逍遥自在的人		
53	必须等待什么的时候,我总是心急如焚,"像热锅上的蚂蚁"		
54	有时我真想骂人		
55	约会或乘车、船,我从不迟到,如果对方耽误了,我就恼火		
56	坐公共汽车时,我总觉得司机开车太慢		
57	无论做什么事,即使比别人差,我也无所谓		
58	有人对我或我的工作吹毛求疵时,很容易挫伤我的积极性		
59	即使没有什么要紧事,我走路也很快		
60	即使有人冤枉了我,我也能够忍受		

结果解释:

计分方式

1. 答"是"计分

TH 项目:2、3、6、7、10、11、21、22、26、27、32、34、40、42、44、46、50、53、55、58(20 个题目)。

CH 项目:4、5、9、12、15、16、17、23、25、28、29、31、35、38、39、41、47、57、59、60(20 个题目)。

L 项目:8、20、24、43、52(5 个题目)。

2. 答"否"计分

TH 项目:1、14、19、30、54(5 个题目)。

CH 项目:18、36、45、49、51(5 个题目)。

L 项目:13、33、37、48、56(5 个题目)。

根据 TH 和 CH 的分数和确定类型:50~37 分属于典型的 A 型;36~29 分属于中间偏 A 型;28~27 分属于中间型;26~19 分属于中间偏 B 型;18~1 分属于典型 B 型。L 的得分只供研究和使用者参考,L≥7 分可以认为是无效问卷。

附录二　放松训练指导语

放松训练是一种常用的心理行为治疗技术，主要帮助我们应对紧张、焦虑等情绪和情境，用于振奋精神、消除疲劳，恢复体力和稳定情绪。放松的效果更多取决于我们每位同学的注意的集中、想象能力、自我暗示性等。

准备：现在坐在靠椅上，找到一个舒服的姿势，让你感到轻松，没有紧张之感。光线不是很亮，慢慢地闭上我们的双眼。

深呼吸放松：现在，深深地吸气，屏住5、4、3、2、1，慢慢地呼出去；深深地吸气，屏住5、4、3、2、1，慢慢地呼出去。

想象放松：让我们的思绪跟随着我们来……想象我静静地俯卧在海滩上，周围没有其他的人，我感受到了阳光温暖的照射，触到了身下海滩上的沙子，我全身感到无比的舒适，微风带来一丝丝海的腥味，海涛在有节奏地唱着自己的歌，我静静地、静静地谛听着这永恒的波涛声……

渐进肌肉放松：

1. 手臂放松

现在把注意力集中在你的右臂。慢慢地伸出你的右手，握紧拳，使劲地握住，就好像要握碎什么东西一样，注意手臂紧张的感觉（集中注意和肌肉紧张）……坚持一下，再坚持一下（保持紧张）……好，放松……现在感到手臂很放松了……（解除紧张和肌肉放松）。现在把注意力集中在你的左臂。慢慢地伸出你的左手，握紧拳，使劲地握住，就好像要握碎什么东西一样，注意手臂紧张的感觉……坚持一下，再坚持一下……好，放松……现在感到手臂很放松了……

2. 头部放松

（1）现在把注意力集中在你的前额，皱起你前额的肌肉，就似一位老人的额部，注意额部紧张的感觉……坚持一下，再坚持一下……好，放松……现在感到前额很放松了……

（2）现在把注意力集中在你的眉头，皱起你眉头的肌肉，注意眉部紧张的感觉……坚持一下，再坚持一下……好，放松……现在感到眉头很放松了……

（3）现在把注意力集中在你的鼻子和脸颊，使劲咬紧牙关，使嘴角尽量向两边咧，鼓起两腮，似在极度痛苦状态下使劲一样，注意脸颊紧张的感觉……坚持一下，再坚持一下……好，放松……现在感到前额很放松了……

3. 躯干放松

（1）现在把注意力集中在你的肩部，耸起你的双肩，使肩部肌肉紧张，非常紧张，注意这种紧张的感觉……坚持一下，再坚持一下……好，放松……现在感到肩部很放松了……

（2）胸部　同（1）。

（3）背部　同（1）。

4. 脚部放松

（1）现在把注意力集中在你的右腿，伸出你的右腿，右脚向前用力像在蹬一堵墙，注意这种紧张的感觉……坚持一下，再坚持一下……好，放松……现在感到右腿很放松了……

(2) 现在把注意力集中在你的左腿，伸出你的左腿，左脚向前用力像在蹬一堵墙，注意这种紧张的感觉……坚持一下，再坚持一下……好，放松……现在感到左腿很放松了……

现在我们全身的肌肉都得到了放松，你感到很安静、很放松……非常非常安静，非常放松……全身都放松了……数1、2、3……10，请睁开眼睛。

附录三 实践指导

实践一 常用临床心理测验实践

【实践要求】
1. 掌握团体心理测验的基本方法。
2. 熟悉常用临床心理测验的使用方法,客观评估患者的心理和行为特点,为心理咨询与治疗提供依据。

【实践内容】
使用下列量表进行心理测验:①抑郁自评量表(SDS);②焦虑自评量表(SAS);③症状自评量表(SCL-90);④艾森克人格问卷(EPQ);⑤明尼苏达多项人格问卷(MMPI)。

【实践方法】
参阅教材中有关量表的使用方法,按标准化程序进行。

【作业布置】
1. 对各量表心理测验做出结果判断,并分析原因。
2. 根据所测结果给予评价和指导。

实践二 会使用放松训练

【实践要求】
1. 掌握常用放松训练的基本方法。
2. 能针对患者不同情况进行放松训练。

【实践内容】
使用下列方法进行放松训练:①渐进式肌肉放松;②想象性放松;③深呼吸放松。

【实践方法】
参照教材附录二中的指导语,两人一组,交替进行,体验放松。

【作业布置】
1. 如何针对不同患者或来访者选择放松训练方法?
2. 有哪些可观测性的指标来判断患者的放松程度?

实践三 会使用理性情绪行为疗法

【实践要求】
1. 能运用理性情绪行为疗法理论解释心理问题的形成原因。
2. 能运用理性情绪行为疗法解决心理问题。

【实践内容】

结合案例（教师可提供或结合自身情况的案例，可提供恰当的 C、A 和 B），分析来访者出现心理问题的原因，并通过心理诊断、领悟、疏通和再教育四个阶段及常用的理性情绪行为疗法的技术解决来访者心理问题。

【实践方法】

参阅教材相关内容，两人一组，分别扮演咨询师和来访者，运用理性情绪行为疗法解决心理问题。

【作业布置】

寻找自己生活中有哪些不合理信念，并学会与不合理信念辩论，获得合理信念，找到自己的 A（诱发事件）、B（不合理信念）、C（由事件引发的结果）、D（对不合理信念加以驳斥和辩论）、E（最终达到新的情绪及结果）。

附录四 历年护士执业资格考试护理心理学真题和强化试题

一、真题

1. 拟行胆总管结石切除术的某患者感到焦虑，对于减轻焦虑最为合适的护理措施是（　　）
   A. 告知患者手术是常规治疗方法
   B. 为患者提供其想知道的有关术后信息
   C. 告知患者转移注意力，以减轻焦虑
   D. 强调术后遵从医嘱的重要性
   E. 强调术前情绪稳定的重要性

2. 患者男，65岁。急性心肌梗死冠状动脉支架术后半年，在家休养，心情低落，少与人交流，对周围事物不感兴趣。其最可能的心理问题是（　　）
   A. 谵妄　　　　　B. 抑郁　　　　　C. 焦虑
   D. 恐惧　　　　　E. 愤怒

3. 患者女，44岁，敏感多疑，怀疑单位同事有意和她作对，故意给其工作和生活设置障碍，近期经常听到耳边有人说话，对其行为进行评论，护士对其心理护理中，正确的是（　　）
   A. 经常与患者讨论单位同事对她的评价
   B. 明确告诉患者没有人陷害她
   C. 与患者争辩其说话的对象不存在
   D. 耐心倾听患者诉说，尽量满足患者合理要求
   E. 在患者面前应低声交谈，以免引起患者猜疑

4. 孕妇29岁，孕37周，G_2P_0，前置胎盘入院。现有少量阴道流血，孕妇担心胎儿安危会产生的心理问题是（　　）
   A. 无助感　　　　B. 恐惧　　　　　C. 悲哀
   D. 自尊低下　　　E. 倦怠

5. 患儿男，3岁。奔跑时摔倒，诊断为左前臂闭合骨折。患儿在急诊科留观期间哭闹不止，护士提供正确的心理护理措施是（　　）
   A. 安慰，解释治疗的重要性
   B. 请患儿妈妈进入留观室陪伴
   C. 让患儿听舒缓的音乐
   D. 询问患儿需求，给予满足
   E. 请主治医师与患儿交谈

6. 患儿女，10岁。剑突下突发阵发性"钻顶样"剧烈腹痛3h，呕出一条蛔虫，患儿立即全身发抖，双目紧闭，面色苍白，查体不配合。患儿的主要心理反应为（　　）
   A. 焦虑　　　　　B. 自卑　　　　　C. 孤独
   D. 恐惧　　　　　E. 绝望

7. 现代医学模式为（　　）

A. 生物-社会医学模式
B. 生物-心理医学模式
C. 生物-医学模式
D. 生物-生理-社会医学模式
E. 生物-心理-社会医学模式

8. 为因化疗后脱发的患者佩戴假发是为了满足患者的（　　）
   A. 基本生活需要
   B. 心理需要
   C. 治疗需要
   D. 自尊的需要
   E. 自我实现的需要

9. 患者男，19岁。尿道损伤后出现排尿困难。护士遵医嘱为其置尿管。患者表情紧张问："会不会很痛呀？"下列回答较妥当的是（　　）
   A."放心，一点儿也不痛！"
   B."当然会痛，谁让你受伤了呢！"
   C."不太清楚。"
   D."为了治病，痛也得忍着！"
   E."会有一些疼痛，我会尽量帮你减轻痛苦。"

10. 患者女，45岁。反复不规则发热6个月，半个月前出现左下肢酸痛，行走困难，伴胸闷、心悸，被诊断为"亚急性感染性心内膜炎，二尖瓣脱垂伴关闭不全"，建议手术治疗。患者对手术非常担心，适宜的护理措施是（　　）
    A. 建议患者转院
    B. 告知患者手术已经安排，无法更改
    C. 向患者介绍手术成功的例子
    D. 告诉患者手术很简单
    E. 建议患者签字放弃治疗

11. 陆女士，60岁，乳腺癌晚期，患者伤心悲哀，急于要求见亲朋好友，并交代后事，问该患者的心理反应属于（　　）
    A. 愤怒期　　　　B. 否认期　　　　C. 协议期
    D. 接受期　　　　E. 忧郁期

12. 患儿女，9个月，因患肺炎而入院，入院当天患儿哭个不停，不愿离开母亲。该患儿主要的心理压力来源是（　　）
    A. 身体形象改变
    B. 缺乏对疾病的认识
    C. 中断学习
    D. 离开亲人和接触陌生人
    E. 失眠，做恶梦

13. 下列护患沟通中，属开放式提问的是（　　）
    A."您今天早上吃过药了吗？"
    B."您为什么不愿意选择手术治疗？"
    C."您的学历是本科吧？"
    D."您现在有疼痛的感觉吗？"

E."您每天运动时间有1小时吗?"

14.患者女,60岁。痛风病史5年。因担心疾病的预后,思想负担重,情绪低落,此时,护士给予最恰当的护理措施是向患者说明(　　)

A.疼痛会影响进食

B.疼痛会影响睡眠

C.痛风是一种终身性疾病

D.疾病反复发作会导致关节畸形

E.积极坚持规范的治疗可维持正常的生活

15.在治疗性沟通的交谈阶段,护士提出问题时应注意的是(　　)

A.最好一次把所有的问题都提出

B.问题要符合患者的职业、年龄和文化程度

C.为准确表达,应多使用专业术语

D.为了简洁,尽可能使用医学名词的简称或英文缩写

E.只需使用闭合式提问

二、强化试题

1."患者仰卧在躺椅上畅所欲言,治疗者在倾听和释问中解释患者的潜意识、情绪或幼年的特殊生活事件的方法"称为(　　)

A.梦的分析　　　　B.自由联想　　　　C.系统脱敏

D.厌恶疗法　　　　E.生物反馈

2.在德国莱比锡大学建立世界上第一所心理实验室,使心理学成为科学的学科创建者是(　　)

A.韦伯　　　　B.卡特尔　　　　C.比奈

D.冯特　　　　E.费希纳

3."认为焦虑症症状产生是由于错误学习养成易焦虑的人格后,一旦遇到生活事件便产生焦虑的条件反射",持这种观点的理论是(　　)

A.精神分析理论　　　　B.认知理论　　　　C.人本主义理论

D.行为理论　　　　　　E.心理生理理论

4.根据马斯洛的理论,人最低层次的需要是(　　)

A.生理的需要

B.安全的需要

C.归属和爱的需要

D.尊重的需要

E.自我实现的需要

5.与A型行为关系最密切的疾病是(　　)

A.溃疡病

B.风湿性心脏病

C.冠状动脉粥样硬化性心脏病

D.癌症

E.神经症

6.下列疾病中属于心身疾病的是(　　)

A.精神分裂症　　　　B.抑郁症　　　　C.消化性溃疡

D. 大叶性肺炎　　　　　　E. 精神发育迟滞

7. 思维的两大特征是（　　）
   A. 逻辑性和层次性
   B. 抽象性和综合性
   C. 概括性和间接性
   D. 比较性和判断性
   E. 分析性和理解性

8. 比较微弱而持久的，具有一定渲染性的情绪状态，指的是（　　）
   A. 心境　　　　　　B. 激情　　　　　　C. 挫折
   D. 应激　　　　　　E. 情感

9. 癌症的易感人格为（　　）
   A. A型行为　　　　B. B型行为　　　　C. C型行为
   D. D型行为　　　　E. A+C型混合型行为

10. 某患者，13岁，在生活中养成不良的抽烟习惯，父母非常恼火，心理医生建议其采取的较有效的行为治疗是（　　）
    A. 条件刺激和非条件刺激相结合
    B. 环境因素和操作动作相结合
    C. 厌恶刺激与不良行为相结合
    D. 通过对不良行为的认识来矫正
    E. 用转变注意力的方法来矫正

11. 女性，19岁，大学一年级新生，从山区来到城市上学，自述不能见马路上的汽车，当汽车经过时总感觉汽车很可能撞上自己，因此十分恐惧，来心理门诊就诊，最好采用的方法是（　　）
    A. 自由联想　　　　B. 厌恶治疗　　　　C. 生物反馈
    D. 系统脱敏　　　　E. 梦的分析

12. 某患者，竞争意识强，总想胜过他人；老觉得时间不够用，说话快、走路快；脾气暴躁，容易激动，常与他人的意见不一致。其行为类型属于（　　）
    A. A型　　　　　　B. B型　　　　　　C. C型
    D. AB混合型　　　　E. BC混合型

13. 将所有纵向的、横向的、特定的"观察"集中于某一个特例进行详细的、深入的分析的心理学研究方法是（　　）
    A. 实验法　　　　　B. 调查法　　　　　C. 观察法
    D. 测验法　　　　　E. 个案研究法

14. 心理学的研究对象是（　　）
    A. 心理活动和行为　　B. 情绪和行为　　　　C. 心理活动和观念
    D. 智力和观念　　　　E. 智力和情绪

15. 心理实质是（　　）
    A. 心脏的功能　　　B. 思维的结果　　　C. 大脑的功能
    D. 个性的反映　　　E. 行为的目标

16. 能够分辨同时或先后出现的刺激物之间的最小差异量的感觉能力称为（　　）
    A. 感受性　　　　　B. 绝对感受性　　　C. 差别感受性
    D. 差别感觉阈限　　E. 感觉敏感性

17. 已获得的知识经验对学习新知识技能所产生的一种影响称为（　　）
 A. 定势　　　B. 迁移　　　C. 功能固着
 D. 知觉特点　　　E. 外射

18. 激情是一种（　　）
 A. 快乐时的情绪状态
 B. 短时爆发的情绪状态
 C. 积极的情绪状态
 D. 持久的情绪状态
 E. 消极的情绪状态

19. 情绪将通过哪些途径影响人的躯体健康（　　）
 A. 神经、呼吸、循环系统
 B. 神经、循环、内分泌系统
 C. 神经、内分泌、免疫系统
 D. 内分泌、循环、呼吸系统
 E. 神经、内分泌系统

20. "前有狼，后有虎"的动机冲突属于（　　）
 A. 双趋冲突　　　B. 双避冲突　　　C. 趋避冲突
 D. 双重趋避冲突　　　E. 双趋双避冲突

21. 按照希波克拉底对气质的分类，不属于气质类型的为（　　）
 A. 多血质　　　B. 胆汁质　　　C. 黏液质
 D. 神经质　　　E. 抑郁质

22. 心理障碍的判别标准不包括（　　）
 A. 症状标准　　　B. 经验标准　　　C. 时间标准
 D. 社会适应标准　　　E. 统计学和心理测验标准

23. 根据WHO的分类方法，智商为65分的儿童属于（　　）
 A. 智力正常　　　B. 轻度精神发育迟滞
 C. 中度精神发育迟滞　　　D. 重度精神发育迟滞
 E. 无法判断

24. 以下关于心理应激的说法错误的是（　　）
 A. 应激源是心理社会因素
 B. 对工作肯定会产生不良影响
 C. 可产生心理反应
 D. 可危及个人的健康
 E. 可产生生理反应

25. 以下可能导致高血压的社会环境因素是（　　）
 A. 战争　　　B. 工作压力大　　　C. 工作环境巨变
 D. 特殊职业（如警察、飞行员）
 E. 以上都对

26. 心理应激对人健康的消极影响，不包括（　　）
 A. 加重已有疾病　　　B. 导致新的疾病　　　C. 功能紊乱
 D. 人体外伤　　　E. 损害人的适应能力

27. 关于心身疾病的叙述不正确的是（　　）

A. 确定有肯定的心理社会刺激存在
B. 社会心理刺激与发病有密切关系
C. 病情的波动与心理社会刺激有关
D. 有一定的性格特征或心理缺陷
E. 药物治疗对于心身疾病无效

28. 某人在自行车道上骑车,突然对面有一辆小汽车迎面逆行驶来,险些撞倒骑车人,幸亏骑车人躲闪及时。事后骑车人感到手心出汗,心跳加快,两腿发软。他所处的情绪状态是(　　)
　　A. 应激　　　　　　　B. 激情　　　　　　　C. 抑郁
　　D. 兴奋　　　　　　　E. 恐怖

29. 按照目的,心理测验大致可分为(　　)
　　A. 智力测验、人格测验、神经心理学测验
　　B. 智力测验、投射测验、神经心理学测验
　　C. 语言测验和操作测验
　　D. 个别测验和团体测验
　　E. 纸笔测试和操作测验

30. 两受试者接受了智力测验的测查后,智商均为85,其中一位是山区农民,结合他受教育程度和所处环境,考虑其智力基本正常;另一位是某大学教授,结合其他临床表现,则考虑他有大脑退行性病变的可能。这样的分析和判断是遵循心理测验的(　　)
　　A. 标准化原则　　　　B. 保密性原则　　　　C. 客观性原则
　　D. 统一性原则　　　　E. 针对性原则

31. 有关心理治疗,描述不正确的有(　　)
　　A. 以一定的心理学理论为指导
　　B. 以良好、通情的医患关系为基础
　　C. 治疗师具备心理治疗和心理诊断技术
　　D. 有计划有步骤地进行的过程
　　E. 心理治疗只适用于无器质性病变的心理障碍患者

32. 不属于行为疗法的心理治疗方法为(　　)
　　A. 系统脱敏疗法　　　B. 厌恶疗法　　　　　C. 代币法
　　D. 暗示疗法　　　　　E. 模仿学习疗法

33. 以下类型的患者入院后孤独感最强的是(　　)
　　A. 青年患者　　　　　B. 中年患者　　　　　C. 女性患者
　　D. 慢性病患者　　　　E. 老年患者

34. 以下哪些属于患者常见的情绪情感活动(　　)
　　A. 情绪不稳定,易冲动
　　B. 焦虑
　　C. 恐惧
　　D. 孤独
　　E. 以上都正确

35. 患者术后的情绪反应一般属于(　　)
　　A. 焦虑　　　　　　　B. 恐惧　　　　　　　C. 愤怒
　　D. 内疚　　　　　　　E. 抑郁

参考答案

一、真题

1～5 BBDBB 6～10 DEDEC 11～15 EDBEB

二、强化试题

1～5 BDDAC 6～10 CCACC 11～15 DAEAC 16～20 CBBCB
21～25 DCBBE 26～30 DEAAC 31～35 EDEEB

参考文献

[1] 郭念锋. 心理咨询师（基础理论）. 北京：民族出版社，2005.
[2] 王雁. 普通心理学. 北京：人民教育出版社，2002.
[3] 林崇德，黄希庭，杨治良等. 心理学大辞典. 上海：上海教育出版社，2003.
[4] 钱明. 护理心理学. 北京：人民军医出版社，2007.
[5] 彭聃龄. 普通心理学. 北京：北京师范大学出版社，2012.
[6] 张贵平. 护理心理学. 北京：科学出版社，2010.
[7] 范振生. 医护心理学基础. 北京：中国科学技术出版社，2010.
[8] 娄凤兰，徐云，厉萍等. 护理心理学. 北京：北京大学医学出版社，2006.
[9] 林崇德. 心理测量学. 北京：人民教育出版社，2002.
[10] 乐国安. 咨询心理学. 天津：南开大学出版社，2002.
[11] 姜乾金. 医学心理学. 北京：中国科学技术出版社，2010.
[12] 杨凤池. 心理咨询学. 第2版. 北京：人民卫生出版社，2016.
[13] 胡佩诚. 心理治疗. 北京：人民卫生出版社，2015.
[14] 岳晓东. 心理咨询基本功技术. 北京：清华大学出版社，2015.
[15] 张理义，严进. 临床心理学. 第2版. 北京：人民军医出版社，2008.
[16] 科里. 心理咨询与治疗的理论及实践. 谭晨译. 第8版. 北京：中国轻工业出版社，2015.
[17] 郭念锋. 心理咨询师（三级）. 第2版. 北京：民族出版社，2015.
[18] 顾瑜琦. 心理危机干预. 北京：人民卫生出版社，2013.
[19] 马辛. 心理危机干预手册. 北京：中国盲文出版社，2016.
[20] 马存根. 医学心理学. 第4版. 北京：人民卫生出版社，2014.
[21] 姚树桥，杨彦春. 医学心理学. 第6版. 北京：人民卫生出版社，2013.
[22] 胡佩诚，蒋继国. 医护心理学. 第3版. 北京：北京大学医学出版社，2014.
[23] 李小妹. 护理学导论. 第3版. 北京：人民卫生出版社，2013.
[24] 史瑞芬，史宝欣. 护士人文修养. 北京：人民卫生出版社，2012.
[25] 杨艳杰. 护理心理学. 第3版. 北京：人民卫生出版社，2014.
[26] 王凤荣. 护理心理学. 北京：北京大学医学出版社，2013.
[27] 钟志兵. 护理心理学. 北京：中国医药科学技术出版社，2016.
[28] 李丽华. 护理心理学. 第2版. 北京：人民卫生出版社，2014.
[29] 林崇德. 发展心理学. 第2版. 北京：人民教育出版社，2016.
[30] 陈方超，王米渠. 心理咨询中的心理评估层次模型. 中小学心理健康教育，2013，(4)：7-9.